Jean-Noël Hallé

Historiques

Collection dirigée par Vincent Laniol
avec Bruno Péquignot et Denis Rolland

La collection « Historiques » a pour vocation de présenter les recherches les plus récentes en sciences historiques. La collection est ouverte à la diversité des thèmes d'étude et des périodes historiques.

Elle comprend trois séries : la première s'intitulant « travaux » est ouverte aux études respectant une démarche scientifique (l'accent est particulièrement mis sur la recherche universitaire) tandis que la deuxième intitulée « sources » a pour objectif d'éditer des témoignages de contemporains relatifs à des événements d'ampleur historique ou de publier tout texte dont la diffusion enrichira le corpus documentaire de l'historien ; enfin, la troisième, « essais », accueille des textes ayant une forte dimension historique sans pour autant relever d'une démarche académique.

Série Travaux
Dernières parutions

Claude-Youenn ROUSSEL, *Des capitaines protestants et Louis XIV. Des Antilles au golfe de Gascogne*, 2023.
Pierre-Henri ZAIDMAN, *Le combat de Châteaudun, 18 octobre 1870,* 2023.
Odon ABBAL, *Les prisonniers de guerre français dans* L'Illustration *(1914-1919),* 2023.
Benjamin CHAUVET, *Épurer les derniers collaborateurs à Bordeaux (1946-1948)*, 2023.
Sous la direction de Gilles LE BEGUEC et Jérôme POZZI, *Jean Charbonnel, Un intellectuel gaulliste en politique*, 2023.
Catherine BERTHO LAVENIR, *Anne Marie Palardy, écrire pour vivre*, 2023.
Raphaëlle TACCONE, *Philippote de Bourgogne. La bâtarde du duc Jean sans Peur,* 2023.
Michel GAUTIER, *Du bois pour Paris. Les marchands de bois de Paris XVIIIe et XIXe siècles*, 2023.
Gérard SÉBASTIEN, *Le premier Flic de Lourdes sous l'Occupation, D'après les minutes d'un des procès les plus fournies de l'épuration dans les Hautes-Pyrénées*, 2022.

Docteur Alain GOLDCHER

Jean-Noël Hallé

Médecin des pauvres, de Napoléon Ier,
du Roi Louis XVIII et du futur Charles X

Professeur d'hygiène et Savant

L'Harmattan

Du même auteur :

- *Abrégé de Podologie.* Alain Goldcher, éditions Elsevier-Masson, 6e édition, 2012, 339 p., traduit en italien, espagnol et portugais.
- *La drépanocytose. Guide médical pratique.* A. Goldcher, F. Galactéros, D. Bachir, éditions l'Assistance Publique-Hôpitaux de Paris et Doin, 1997.
- *Maux de pied,* Alain Goldcher, éditions Hermann, 1998, 130 p.
- *Informatiser son exercice médical*, Alain Goldcher et Marc Szejwach, collection « exercer au quotidien », éditions Masson, 1999, 160 p.
- *Podologie du sport*, Alain Goldcher et Éric Nataf, collection « médecine du sport », éditions Masson, juillet 2002, 192 p.
- *Napoléon Ier. L'ultime autopsie.* Alain Goldcher, éditions S.P.M., Paris, 430 p. 2012. Prix J.-F. Coste de l'Académie nationale de médecine, 2013.
- *Petit guide illustré. Pied-Chaussure*, Alain Goldcher, éditions Aedis, Vichy, 2019, 6 p.
- *Au chevet des Bonaparte. De quoi sont-ils morts ?* Alain Goldcher, éditions Soteca, Paris, 2020, 298 p.
- *Bien vivre avec un « oignon ». Questions/réponses illustrées sur l'hallux valgus, le trouble statique le plus fréquent.* Alain Goldcher. L'Harmattan, 2021, 176 p.
- *Histoire de la bipédie, du pied nu au pied chaussé*, en attente d'édition
- *Anecdotes et secrets médicaux sur Napoléon Bonaparte,* en attente d'édition

5-7, rue de l'École polytechnique, 75005 Paris

www.harmattan.fr

ISBN : 978-2-14-033867-0
EAN : 9782140338670

Préface

Chaque génération a tendance à penser qu'elle a tout commencé ou, pis, qu'elle a tout inventé. Une telle pensée effleure les hommes et les femmes de toutes les époques mais est en principe corrigée par l'âge, l'instruction, le savoir et l'expérience. L'histoire de l'humanité est en effet largement composée d'accumulations, d'additions et de perfectionnements, comme pour un jeu de lente construction au sommet duquel la dernière pièce ne serait rien sans la première, pourtant posée il y a longtemps. Les hommes de demain nous seront peut-être reconnaissants pour ce que nous leur laisserons, mais nous devons encore bien plus à ceux d'hier et d'avant-hier, sans toujours connaître leurs noms ni même le domaine où ils ont apporté ce petit ou grand quelque chose sans lequel aucun progrès n'aurait été possible.

C'est la première pensée qui vient et, nous l'espérons, viendra aux lecteurs de l'ouvrage que le docteur Alain Goldcher consacre à son lointain confrère Jean-Noël Hallé, dont le sous-titre résume les œuvres : un savant, un hygiéniste, un médecin des pauvres mais aussi des souverains, Napoléon et ses deux successeurs sur le trône. Il les soigna tous, conseilla les grands et eut avec le premier d'entre eux de fréquentes conversations.

Et comme le grand homme polyvalent et « polyagissant » faisait son miel de toutes les données qui éveillaient son attention, son extraordinaire « Médecin ordinaire » -tel était le titre d'Hallé- l'intéressa non seulement à son art médical proprement dit, mais aussi à ce qu'il définissait comme « l'ensemble des dispositifs et des savoirs favorisant l'entretien de la santé », ce qu'on dénomma ensuite par « l'hygiène ». On verra plus loin que le gouvernement napoléonien et ceux de la Restauration en tirèrent des conclusions pratiques non-négligeables pour leurs sujets. Et, de même, Alain Goldcher, à qui pas grand-chose de ce qui est l'histoire de la médecine de l'époque n'échappe, nous dira tout ce que nous devons d'autres à son personnage à toutes les époques de sa vie et de sa carrière. On se rendra vite compte qu'Hallé était un médecin moderne, qui n'aurait rien eu à envier à ceux qui firent le succès de la profession dans les décennies suivantes, qu'ils soient de campagne ou de ville. Pour lui, déjà, chaque patient valait la peine de se battre pour lui et ses soins étaient un tout.

Pourtant, injustice de l'histoire et de nos mémoires, en dehors de quelques spécialistes, Jean-Noël Hallé est probablement le moins connu des grands médecins et savants qui peuplèrent le début du XIXe siècle, époque de progrès décisifs. Son nom devrait aujourd'hui s'afficher en lettres de bronze à côté de celui de ses confrères dont on se rappelle des noms encore deux cents ans après : Xavier Bichat, médecin-chef de l'Hôtel-Dieu ; François Broussais, qui fut notamment médecin-chef de l'armée d'Espagne ; Jean-Nicolas Corvisart, titulaire de la chaire de médecine à l'école de santé de Paris, professeur et inspirateur de Théophile-Hyacinthe Laennec, inventeur du stéthoscope et auteur d'un essentiel Traité d'auscultation interne (1819) ; Dominique-Jean Larrey, chirurgien de la Grande Armée ; Pierre-François Percy, créateur d'un corps mobile de chirurgiens ; Guillaume Dupuytren, chirurgien en second à l'Hôtel-Dieu ; René-Nicolas Desgenettes, médecin-chef de la Grande Armée ; Philippe Pinel, souvent considéré comme l'inventeur de la psychiatrie ; etc.

En plus d'une biographie impeccable et d'une érudition accessible, le docteur Goldcher se livre ici à un utile exercice de réveil de notre mémoire, presqu'à la réparation d'une injustice.

Thierry Lentz
Directeur général de la Fondation Napoléon
Professeur à l'ICES-Institut catholique de Vendée

Notes de l'auteur

Ce livre fait appel à de nombreux termes médicaux qui justifient un glossaire en annexe IV.
Dans la plupart des citations d'époque, l'orthographe reste respectée car toujours compréhensible de nos jours.
Abréviations fréquentes : AP-HP : Assistance Publique–Hôpitaux de Paris. BNF : Bibliothèque nationale de France. CNRS : Centre national de recherche scientifique. SMP : Société de Médecine de Paris. SRM : Société Royale de Médecine ; t. : tome.

Avant-propos

Le nom *Hallé* acquiert la célébrité dans notre pays grâce à Claude-Guy (1652-1736), peintre ordinaire du Roy Louis XV.
Son fils Noël, peintre le plus connu de la famille et père de notre médecin Jean-Noël, devient à son tour peintre du Roy. Nommé inspecteur de la Manufacture des Gobelins en 1771, le roi le charge de remettre de l'ordre à l'Académie de France à Rome qui grâce à lui retrouve son prestige ce qui lui vaut son anoblissement par Louis XVI en 1776 avec le titre héréditaire de Chevalier de l'ordre de Saint-Michel.

Jean-Noël Hallé voit le jour le 6 janvier 1754 à Paris, au sein d'une grande famille d'artistes illustres. Doué en dessin et en peinture mais aussi en littérature, en langues, en science et dans d'autres domaines de l'activité humaine, il décide de s'inscrire en médecine, choix fortement influencé par un de ses oncles Anne-Charles Lorry, le plus jeune frère de sa mère.
À peine diplômé, il croit en une médecine modernisée, basée sur des connaissances scientifiques en particulier sur celles qu'il possède, à savoir la chimie, la physique, la physiologie, la botanique et quelques autres grâce à ses lectures de publications anciennes et innovantes en français, en langues classiques, le latin étant la base des écrits médicaux à son époque, mais aussi en langues étrangères car il « lit à livre ouvert le latin et le grec et parle l'italien, l'espagnol, l'anglais et l'allemand. »[1]
Quelques mois avant l'obtention de son diplôme de docteur en médecine, le 14 septembre 1778, grâce à son oncle, il intègre en qualité d'associé ordinaire la prestigieuse Société Royale de Médecine (SRM), l'équivalent de notre Académie nationale de médecine actuelle.
Travailleur infatigable, il cumule pendant toute sa vie des fonctions de médecin libéral dans un cabinet à Paris, de professeur en médecine à l'école de santé puis à la nouvelle faculté de médecine, de chercheur au sein de plusieurs sociétés savantes prestigieuses pour lesquelles il publie des centaines d'articles, tout en assurant une vie familiale réussie et des amitiés solides.
Un des aspects remarquables de sa carrière réside dans le fait qu'il va continuer toutes ses activités malgré la période troublée de notre Histoire, poursuivant sans relâche son art de guérir sous la royauté, la période révolutionnaire, l'épopée napoléonienne et la restauration, sans jamais avoir été inquiété bien qu'héritier d'un titre paternel de Chevalier royal qu'il conserve avec fierté.
En dépit de son excellente réputation et de ses connaissances encyclopédiques, aussi bien en médecine qu'en sciences, Jean-Noël Hallé

se considère avant tout comme un consultant que tout malade qui le souhaite peut visiter.
Il se comporte toute sa vie en bon chrétien convaincu et en honnête homme. Tous ses travaux, toutes ses recherches ont pour but essentiel d'améliorer la prise en charge médicale des malades quelle que soit leur fortune ou leur notoriété. Il soigne de la même façon avec le même professionnalisme, le notable comme l'ouvrier, le pauvre comme le riche ce qui lui a valu le titre de *médecin des pauvres* et une entière liberté d'exercer son art pendant les différents régimes politiques qu'il a traversés y compris pendant la période de la terreur. Il va connaître dans l'intimité plusieurs rois et souverains, ainsi que leur famille, et un grand nombre de personnalités de premier rang parmi les dirigeants, les hommes politiques, les nobles, les artistes dans tous les domaines, les scientifiques et bien sûr ses confrères qui le considèrent comme l'un des meilleurs.
Lui seul assure la défense de son collègue, le célèbre chimiste Antoine Lavoisier, devant le tribunal révolutionnaire. Lui seul accepte de prendre en charge Marie-Josèphe Rose de Beauharnais pendant son incarcération aux Carmes ce qui va lui permettre de devenir son médecin de famille lorsqu'elle sort de prison, veuve avec ses deux enfants à charge Hortense et Eugène.
Nommé par son ami Jean-Nicolas Corvisart, Médecin ordinaire de Napoléon Ier, au sein de la Maison médicale de l'Empereur, il va être amené à consulter plusieurs membres de la fratrie et de la famille Bonaparte, tout particulièrement Louis, Elisa et Pauline. Napoléon, membre comme lui de la première classe de l'Institut, le connaît bien et envisage dans un premier temps de le prendre comme médecin personnel. Après réflexion, le Premier Consul choisit Corvisart mais fait souvent appel aux compétences d'Hallé en lui confiant de multiples missions en faveur de la santé et du bien-être des Français, notamment sur les questions d'hygiène publique et privée.
Lors de la Restauration, Louis XVIII le choisit comme médecin personnel de sa famille ainsi que son frère le futur Charles X.

Bien que méconnu de nos jours, à son époque, les médecins, les savants, les politiciens et de nombreux malades le considèrent comme un des meilleurs praticiens français mais également comme un savant parmi les plus grands. Le chirurgien militaire Pierre-François Percy, désigne Hallé comme « l'arbitre et le flambeau »[2] de la science de guérir. Pour cette raison, Jean-Noël est mis à contribution par ses confrères de toutes les sociétés savantes qu'il fréquente pour rédiger de nombreux rapports, plusieurs d'entre eux étant encore disponibles, nous les évoquerons.

Les thèmes abordés concernent avant tout la santé quotidienne des Français du début du XIXe siècle, en particulier la prise en charge de maladies problématiques telles que les fièvres, la gale, la vérole, la goutte, la variole, le cancer du sein et bien d'autres. Nous lui devons la création du mot *anémie* à l'occasion de l'autopsie d'un corps de mineur, presque vide de sang, mort sans aucun saignement externe apparent. Terme banal de nos jours dont on ignore souvent l'origine en France !
Sa plus grande contribution au bien-être des Français reste ses recherches et ses actions en faveur de l'*hygiène* publique et privée qu'il distingue très tôt. Dès 1787, il rédige l'entrée « Hygiène » dans le traité de médecine de l'Encyclopédie Méthodique publiée par Charles-Joseph Panckoucke qui succède à la célèbre *Encyclopédie ou Dictionnaire raisonné* de Denis Diderot et Jean Le Rond d'Alembert.

Il s'illustre également dans le perfectionnement des remèdes, dans la validation de leur efficacité et parmi ses écrits de référence, citons sa contribution active à la rédaction et l'édition en 1813 du premier *codex medicamentorum*, écrit en latin puis traduit en français.
Sur le plan thérapeutique, il milite avec passion en faveur de la vaccination. A ce propos, il se montre un farouche défenseur de l'utilisation de la vaccine, reprenant et diffusant les travaux de l'anglais Edward Jenner en France, malgré la rivalité politique chronique entre les deux pays, n'hésitant pas à combattre les médecins opposants par des arguments scientifiques validés ; un pionnier par la variolisation de ses deux enfants et de ce qu'on désigne de nos jours par la *médecine préventive.*
Il innove dans l'utilisation de l'électricité médicale et ses travaux favorisent la reconnaissance des recherches d'André-Marie Ampère, Luigi Galvani et d'autres physiciens devenus illustres.
Cet ouvrage offre la découverte des liens étroits que Jean-Noël Hallé entretient avec tous les savants et les grands médecins de son époque.

La Révolution française ayant fait table rase de toutes les institutions d'enseignement et de recherche, Hallé collabore personnellement à la naissance, ou plutôt à la renaissance, à un nouvel enseignement de l'art de guérir digne des techniques actuelles, grâce à son ami Antoine François Fourcroy nommé responsable de l'enseignement, sous la Révolution et l'Empire. Tous les deux, bien que figurant parmi les meilleurs élèves à la fin de leur cursus universitaire, se voient rejetés par la faculté de Paris comme enseignant (docteur régent), sous la royauté, en raison de leur adhésion précoce à la Société Royale de Médecine, société concurrente de la faculté de médecine de Paris et bête noire des docteurs régents parisiens. Grâce à la période révolutionnaire et à l'épopée napoléonienne, Fourcroy, Hallé et Corvisart vont donner naissance à un véritable enseignement

moderne de la médecine dont nous sommes encore les héritiers, en grande partie. Fourcroy et Thouret créent pour Hallé la première chaire d'hygiène en France. Jean-Noël va consacrer la plus grande partie de son activité médicale, scientifique et éducative, à enrichir ce cours qu'il dispense chaque année de 1794 jusqu'à sa mort en 1822. Pour débuter son cours, il s'inspire des travaux de Johann Peter Frank, médecin hygiéniste allemand, un des fondateurs de la santé publique et de la médecine sociale. Nous connaissons son approche formatrice grâce à l'existence de plusieurs cahiers de notes prises par des étudiants, dont un contenant 742 pages manuscrites disponibles sur Internet. Rien que le plan de ses cours comporte une centaine d'items et l'on comprend que son savoir encyclopédique en bloque la rédaction d'un livre de référence que tous ses confrères espèrent pendant des années ! Ses connaissances scientifiques multidisciplinaires approfondies l'empêchent de rédiger un texte qui lui donne entière satisfaction. Trop perfectionniste, trop savant, voulant être trop exhaustif, il ne parvient pas à rédiger ce qu'on appelle une « bible » en jargon médical, un ouvrage que tous ses collègues souhaitent posséder et qui lui aurait certainement ouvert une notoriété internationale durable comme le confirme Percy dans son éloge : « Il devait rassembler ses leçons si précieuses et en composer un ouvrage régulier qui eût mis le sceau à sa réputation, et rempli la longue attente du public, des maîtres et des élèves. » La mort le surprend alors qu'il se décide enfin de s'atteler à la rédaction de cet ouvrage de référence tellement attendu. Ça sera un de ses disciples, Étienne Tourtelle qui le publiera sous le titre « Élément d'hygiène, ou de l'influence des choses physiques et morales sur l'homme, et les moyens de conserver la santé. »[3]
La compétence reconnue du professeur Hallé dans le domaine de l'*hygiène* publique le fait désigner par ses collègues des sociétés savantes, les dirigeants politiques et les autorités administratives, en particulier la municipalité de Paris, comme le plus compétent pour lutter contre le *méphitisme* des fosses d'aisances, la *pollution* des eaux de la Bièvre et de la Seine. Un écologiste avant l'heure.

De nombreuses sociétés et des grandes institutions savantes créées au début du XIXe siècle le sollicitent pour des travaux d'expertise et l'admettent comme membre, souvent dès leur fondation. Certaines demeurent encore reconnues de haut niveau dans notre société actuelle et dans de nombreux pays du monde à savoir l'Université, la Faculté de médecine de Paris, l'Académie de médecine, l'Institut avec en particulier l'Académie des Arts et des Sciences, le Collège de France, la Société de médecine de Paris (SMP)[4], la Société philomathique, la Société médicale d'émulation de Paris, la Société des observateurs de l'homme (berceau de

l'anthropologie), l'École des Arts et Métiers et quelques autres institutions. Hallé y côtoie et travaille avec tous les savants de son temps aussi bien en médecine qu'en sciences physiques, en chimie, en physiologie... Aucun de ses collègues a eu, comme lui, le privilège d'être reconnu et accepté, dans le même temps, dans toutes ces institutions prestigieuses.
Plusieurs de ses étudiants acquièrent une célébrité encore persistante. Tout le monde connaît René T.H. Laennec, son « chouchou » comme on dirait aujourd'hui, qui lui doit en grande partie sa notoriété et son ascension jusqu'au sommet de l'élite médicale.

Malgré sa contribution incontestable à la naissance d'une médecine plus scientifique, le nom de Jean-Noël Hallé reste confidentiel. Demandez à un historien professionnel ou amateur de citer quelques noms de médecins ou de savants de la période révolutionnaire ou du début XIXe siècle, il en donnera sans difficulté plusieurs comme Lavoisier, Monge, Corvisart, Larrey, Percy, Desgenettes, Cuvier, Chaptal, Arago, Ampère, Laennec, Bichat, Baudelocque, Dupuytren, Pinel, Esquirol, etc. Tous les personnages cités ont eu des relations avec Jean-Noël et « tous ses confrères reconnaissaient qu'il était un des médecins les plus instruits, et certainement un des mieux instruits. »[5]
La plupart des noms de médecins cités précédemment restent connus du grand public de nos jours pour des raisons différentes :
- Jean-Nicolas Corvisart porteur du prestigieux titre de Premier Médecin de l'Empereur qui aime à répéter « Je ne crois pas en la médecine, je crois en Corvisart »[6], une de ses quelques contradictions car comme le fait remarquer Chaptal dans ses Mémoires, comment apprécier un médecin sans croire en sa médecine !
- Dominique Larrey figure dans le livre Guinness des records pour sa rapidité à démembrer une épaule ; il y figure d'ailleurs avec le titre usurpé de chirurgien de Napoléon Ier, titre qu'il aurait aimé se voir attribuer mais qu'il n'a jamais obtenu. Le chef d'État le nomme Chirurgien en chef de la Garde puis de la Grande Armée, toujours après Pierre-François Percy.
- Percy, nom d'un hôpital d'instruction des armées à Clamart[7], avait sans conteste la préférence de Napoléon qui lui attribue la primeur de chaque nouvelle promotion à la direction du système de santé au sein de son armée ainsi que son acquiescement d'appartenance à la Maison médicale de l'Empereur, contrairement à Dominique Larrey. Napoléon l'apprécie particulièrement, l'invite parfois à sa table en campagne[8] et l'impose sur le tableau d'Antoine Jean Gros de 1808 qui représente Napoléon parcourant à cheval le terrible champ de bataille d'Eylau. Il reste pourtant moins connu et moins cité dans les ouvrages historiques que Larrey. Comme Hallé, Percy est aussi un bon médecin proche de ses patients, un bon

enseignant, professeur à la faculté de médecine, un inventeur d'instruments de chirurgie et un brillant savant reconnu par ses collègues. Probablement restent-ils tous deux méconnus car ils ne recherchent ni prestige ni fortune et consacrent toute leur énergie au bien-être de leurs malades. Comme l'a écrit Percy dans ses Mémoires, son confrère et rival Larrey avait tendance à reporter sur les autres la cause d'éventuels échecs et à prendre ombrage du succès des autres chirurgiens militaires. Il écrit à son sujet : « Ce chirurgien serait plus intéressant et plus estimé s'il n'avait la fureur de vouloir être le maître partout. »[9] Napoléon, bon observateur de la nature humaine, ne se trompe pas dans le choix de son Chirurgien en chef préféré.

- René Laennec reste connu du monde entier pour son invention du stéthoscope permettant l'auscultation médiate. Cet instrument symbolise de nos jours, avec le caducée, la profession médicale. Un ancien hôpital parisien du groupe AP-HP fermé en 2000 portait son nom.[10]
- On associe spontanément le nom de Xavier Bichat à l'hôpital du nord de Paris appartenant toujours au groupe de l'AP-HP. Ce nom revient tous les ans dans les médias, pendant une semaine en septembre, pour relater les nouveautés présentées aux fameux « Entretiens de Bichat »[11] qui assurent la formation continue post-universitaire de tous les médecins.
- Guillaume Dupuytren évoque le nom d'une pathologie de la main assez répandue de nos jours. Il existe dans l'Essonne un hôpital Joffre-Dupuytren de l'AP-HP qui dispose de toutes les structures pour accueillir les personnes âgées.
- D'autres noms d'hôpitaux évoquent les médecins de cette époque : Esquirol à Saint Maurice dans le Val de Marne, Baudelocque la grande maternité parisienne, Desgenettes à Lyon, Pinel à Montréal, pour n'en citer que quelques-uns.
- Quant à Chaptal, son nom reste probablement plus connu pour son action viticole, la chaptalisation, que comme médecin ou Premier Ministre de l'intérieur du Ier Consul Bonaparte.

Hallé n'a qu'une rue qui porte son nom à Paris ! Pourquoi lui, qui a participé au bouleversement de la médecine vers une discipline plus scientifique et moderne à laquelle il a fortement contribué, en publiant plusieurs centaines de rapports et quelques livres, reste-t-il méconnu de nos jours ? Pourquoi ce savant médecin reste-t-il un oublié de l'Histoire ? Pourquoi n'existe-t-il aucune biographie digne de ce nom sur ce passionnant personnage ?

Plusieurs arguments semblent justifier les raisons de l'oubli de son nom. Comme nous l'avons évoqué pour Percy, Jean-Noël n'a jamais recherché ni la gloire ni la fortune personnelle. « Secourir l'homme souffrant, se dévouer tout entier à son salut, étaient pour lui un devoir pur et sacré, qu'aucun calcul vénal ne devait souiller » [Percy].

Hallé n'invente aucun outil révolutionnaire. Il n'initie pas de discipline fondamentale comme l'importance des tissus organiques de Bichat mais ouvre la voie à l'*hygiène* pour « conserver la vie » et à l'*électrothérapie*. Il n'appartient à aucun régiment militaire comme Desgenettes ou d'autres chirurgiens des armées, tels que Larrey et Percy, très privilégiés par de nombreuses publications historiques depuis deux siècles comme pionniers de la médecine de guerre. Tout aurait été différent s'il avait publié son propre traité sur l'hygiène. En revanche, si les médecins qui ont soigné l'empereur français prisonnier sur l'île de Sainte-Hélène avaient connu sa publication sur l'*anémie* de 1803, ils auraient pu soulager efficacement et probablement prolonger la durée de vie de leur patient illustre ; en effet, Napoléon meurt d'une exsanguination progressive consécutive à une anémie chronique pendant près de cinq ans en raison d'un saignement à bas bruit d'une gastrite chronique ou *gastrorragie*[12], le 5 mai 1821.

Hallé mérite d'être le héros d'une étude approfondie, une vraie biographie. Il existe un essai publié la première fois en 2005, puis réédité en 2011 et 2012, par un membre de la famille Hallé, Felix Madeline, sous le titre de *Jean-Noël Hallé, Médecin ordinaire de Napoléon*. Malheureusement, cette étude succincte, sans référence précise, ne permet pas de retrouver l'origine des affirmations qu'elle contient.

Autre particularité, les héritiers de Jean-Noël ont dispersé ses travaux dès la troisième génération au lieu de les confier aux Archives nationales comme plusieurs grandes familles qui ont participé à la grandeur de la France. De ce fait, la rédaction d'une véritable biographie s'avère très difficile à notre époque, les documents d'époque existent toujours mais se trouvent dispersés dans un grand nombre de familles en France et à l'étranger comme au Canada.

Après la mort de Jean-Noël Hallé, six éloges publics rappellent ses nombreuses actions dans les différents domaines de la médecine et de la science : Percy au nom de l'Institut royal de France, Leroux comme doyen de la faculté de médecine de Paris, Duméril pour l'Académie royale de médecine, Desgenettes comme professeur de la faculté de médecine, Cuvier pour l'Académie royale des sciences puis Dubois d'Amiens pour l'Académie nationale de médecine. Tous soulignent la grande perte pour la médecine française et tous ses collègues constituent ma principale source d'information justifiant les nombreuses citations.

En fait, mon ouvrage ne prétend pas offrir une biographie détaillée et intime du personnage mais il permet à chacun d'entrevoir le début de la médecine moderne, la transition du médecin à la Molière au professeur de médecine digne de ce nom responsable d'un enseignement révolutionnaire dans l'art de guérir, de découvrir la diversité des institutions nationales de haut niveau de compétence dans ce domaine et de comprendre leur rôle et leur fonctionnement, d'aborder l'apport de personnages essentiels au développement de la santé publique en France et tout cela grâce à la contribution et au labeur acharné d'un modeste praticien reconnu par l'élite de l'époque comme le meilleur et le plus instruit. Ce fut un médecin recherché aussi bien par les gens modestes que par les dirigeants.

En dehors de l'aspect médical et scientifique, il faut aussi considérer Jean-Noël Hallé comme un fervent catholique respectant les dogmes de l'Église. Son humanisme profondément altruiste a guidé ses actions, pendant toute sa vie professionnelle et familiale.

Enfin, doué d'un grand sens artistique, il a bénéficié d'une généalogie positive et d'un environnement favorable. Plusieurs contemporains lui reconnaissent un sens aigu de la critique aussi bien en peinture qu'en littérature : « Il dissertait sur la peinture avec un goût fin, éclairé, qui eut fait honneur à un artiste de profession. »[13]

En résumé, une vie riche, passionnante et instructive à découvrir.

PARTIE I - De l'enfance à la médecine

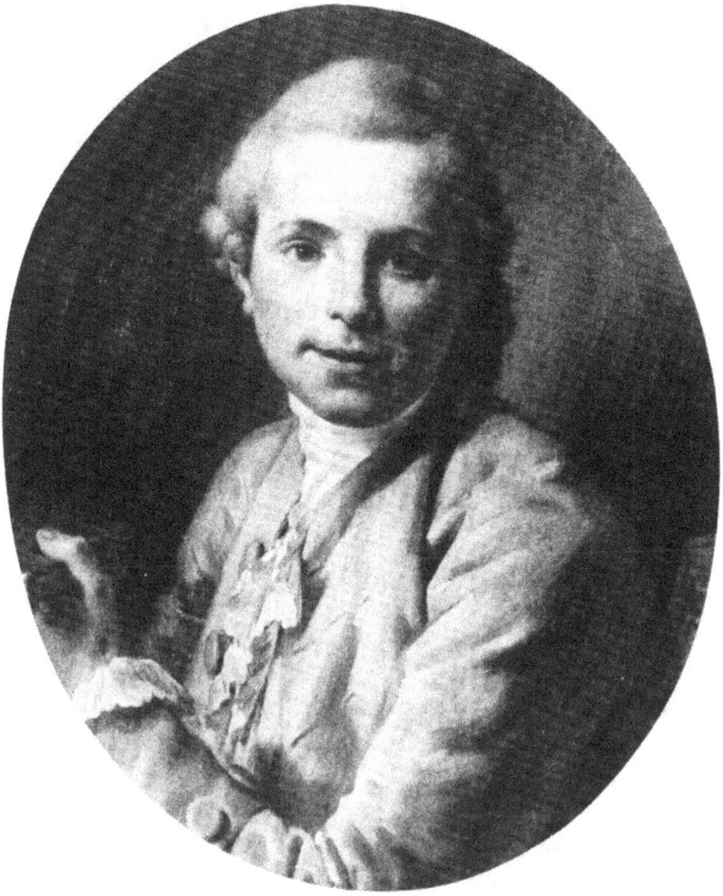

Fig. 1 : Jean-Noël âgé de 18 ans. Portrait fait par son père Noël Hallé en 1772. Collection privée. Reproduction interdite.

L'origine de la famille Hallé se situe dans la ville de Rouen à partir du XVIe siècle. Les premiers grands peintres, membres les plus connus de cette famille, n'apparaissent qu'au milieu du XVIIe siècle, après leur installation à Paris. Bien que né au sein de cette famille d'artistes illustres, le jeune Jean-Noël va s'orienter dans une autre voie, l'art de guérir, la science médicale, soutenu par le plus jeune frère de sa mère, son oncle Anne-Charles Lorry.

Une enfance enrichissante

Jean-Noël voit le jour le 6 janvier 1754, à Paris, au domicile de ses parents *Noël* Hallé (1711-1781) et Françoise *Geneviève* née Lorry (1733-1807). Il est le premier né d'un couple heureux et prospère.
Son père, Noël âgé de 42 ans est également né dans la capitale le 2 septembre 1711. Peintre du Roi, il vit grassement des revenus de son art. Premier prix de l'Académie Royale, il occupe une fonction de professeur dans cette Académie depuis 1748. A 40 ans, le 6 février 1751, il épouse Françoise Geneviève Lorry, plus jeune que lui d'environ 21 ans.

La mère de Jean-Noël, fille d'un conseiller du Roi, naît à Paris le 30 janvier 1733. Elle a 21 ans le jour de la naissance de son premier enfant.

Hallé : une lignée d'artisans et d'artistes

Un certain Jacques Hallé exerçant comme maître-plombier est connu pour avoir couvert la flèche de la cathédrale de Rouen en 1544. Il représente le premier ancêtre connu de notre médecin. Plusieurs générations d'Hallé vont vivre à Rouen.
À partir du XVIIe siècle, les frères *Jean-Baptiste* et *Daniel* Hallé donnent naissance à deux lignées de peintres français des XVIIe et XVIIIe siècles[14].
- **Jean-Baptiste**, marchand-orfèvre et bourgeois de Rouen, marié le 5 juin 1624 à Marguerite de la Fosse décède en 1651.
Jean-Baptiste II, un de ses fils qui meurt en 1741, semble être le premier parisien et le premier peintre de la famille. Il se marie avec Louise Barbier[15], et le couple donne naissance à plusieurs enfants : Claude né en 1692, Nicolas Jean-Baptiste en 1694, André en 1697, Catherine-Angélique en 1700, Gérard 1701 et Louis Jean Baptiste né en 1707.

- **Daniel Adrien** (27 août 1614 - 14 juillet 1675), fils du drapier Jeufroy Hallé et de Marguerite de Tourny naît à Rouen. *Arrière-grand-père* de notre médecin, il est reçu maître-peintre en 1636 et devient le premier artiste réputé de la famille Hallé.
Il se marie le 28 février 1650 avec Catherine Coquelet puis habite à Paris 3 rue de Buci, dans la maison des Coquelet. D'après les registres d'état civil, le couple donne naissance à plusieurs enfants dont plusieurs meurent en bas âge : Jean, Claude, *Claude-Guy*, Catherine-Angélique, Pierre, Paul, Marie-Marguerite, Daniel, Jean-Baptiste-Claude, Marie Marguerite, Guillaume, Jacques, Catherine Suzanne, Jean-Baptiste et Catherine Angélique.

Claude-Guy Hallé (1652- 5 novembre 1736) est un des fils de Daniel. Il vit à Paris rue des Cordeliers. L'Académie royale de peinture le reçoit le 28 décembre 1682. Il se marie le 9 décembre 1697 avec Catherine Boutet. Le couple donne naissance à huit enfants : Claude Vincent, Daniel, Jacqueline-Suzanne, Marie-Catherine, Antoine, *Marie-Anne* (1704-1784), Louise-Suzanne et *Noël* (1711-1781).
Élève de son père Daniel, Claude-Guy obtient un poste de professeur à l'Académie en 1702 et devient peintre ordinaire du Roy Louis XV et se fait connaître par des portraits, des tableaux d'Église, du Grand Trianon et de Versailles. Il est le *grand-père paternel* de Jean-Noël.

Marie-Anne Hallé, fille de Claude-Guy, se marie le 14 novembre 1729 avec le peintre Jean *Restout* (1692-1768) et donne naissance à trois enfants : Jean, Jean-Bernard et Anne-Catherine. Les Restout vont rester proche de la famille Hallé.

Noël Hallé, dernier fils de Claude-Guy, naît le 3 septembre. Peintre le plus connu de la famille, il devient à son tour peintre du Roy et membre de l'Académie royale en 1748. Il se marie le 3 février 1751 avec Françoise Geneviève Lorry, née le 30 janvier 1733. Le couple trouve à se loger rue des Boucheries à Paris. Ils vont avoir deux enfants *Jean-Noël*, le futur médecin, et *Catherine Charlotte Geneviève.*
Noël exerce les fonctions de professeur à partir de mai 1754 et est élu professeur à l'Académie le 5 juillet 1755. Le célèbre Denis Diderot le juge sévèrement ses tableaux : « le dessin est correct, l'arrangement pompeux, mais la couleur trop souvent froide et sans vérité ». Il obtient cependant le poste d'inspecteur de la Manufacture des Gobelins en 1771 et réalise un certain nombre de grands cartons, destinés à être reproduits en tapisserie. Il est inhumé le 6 juin « en présence de M. Jean-Noël Hallé, docteur en médecine et de la société royale, fils du deffunt, et de M François Lorry, conseiller du Roy en ses conseils, inspecteur général du domaine de la couronne et ancien avocat au parlement, beau-frère du défunt, et de Jean-Bernard Restout, peintre ordinaire du Roy, neveu du deffunt, lesquels ont signé, et autres.... Lienard, prêtre, Hallé, Lorry, Restout. » (St-Benoit)
Après leur mariage, Noël Hallé et Françoise Lorry choisissent d'habiter dans un quartier d'artistes, auprès d'amis exerçant le même art qu'eux, rue du Cloître-Saint-Benoît, rue qui a disparu au cours des travaux du baron Haussmann sous le règne de Napoléon III. Elle se situait près de la Sorbonne, à l'emplacement de l'actuelle chaussée qui borde à l'Est le petit jardinet créé en 1855 et dénommé square Paul-Painlevé. A l'époque, la rue se compose de maisons anciennes qui abritent des artistes de tout genre : graveurs, architectes, libraires et peintres comme la famille Hallé.

Les parents de Jean-Noël organisent dès le 7 janvier, le lendemain de sa naissance, le baptême de leur fils en la paroisse de Saint-Benoît, une des plus vieilles églises de la capitale. De nombreux artistes entourent le nouveau-né sur les fonts baptismaux. Le peintre Jean II Le Jeune Restout[16], mari de Marie-Anne Hallé, parraine le nouveau-né car le couple fait partie des intimes de la rue du Cloître Saint-Benoît. La mère de Françoise Lorry, Marguerite de la Fosse[17], épouse de François Lorry[18], est choisie comme marraine.

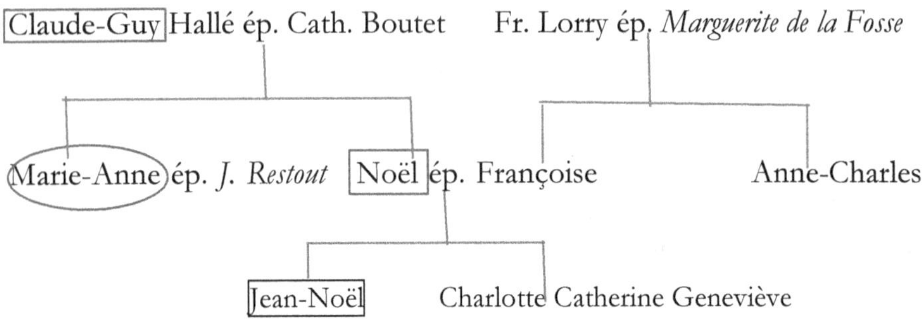

(Noms en italique : marraine et parrain de Jean-Noël.)

Arbre des ascendants de Jean-Noël Hallé

Jean-Noël passe son enfance au sein d'une famille de peintres illustres. Daniel Hallé et son fils Claude-Guy meurent tous les deux avant sa naissance mais leurs œuvres servent probablement de sujets d'études et lors de nombreuses discussions en famille.

Jean Restout, son parrain et oncle par alliance, est professeur et recteur de l'Académie Royale de peinture. Il appartient aussi à une dynastie de six artistes du même nom, parmi lesquels son fils Jean-Bernard futur professeur et membre de l'Académie.

Les Restout figurent parmi les cousins des Jouvenet, autre famille de grands peintres. Le plus célèbre de cette dynastie familiale, Laurent dit le Jeune a bénéficié des leçons de son père Noël Jouvenet et de Poussin.

Du côté maternel, Jean-Noël n'a pas pu connaître non plus son grand-père maternel, François Lorry décédé en 1739. L'épouse de ce dernier, Marguerite de la Fosse, grand-mère maternelle et marraine de Jean-Noël ne meurt qu'en 1773, l'année des 19 ans de son filleul.

On trouve également plusieurs peintres du côté maternel. Geneviève est par sa mère la nièce de Charles de La Fosse, associé entre autres à Jean-Baptiste Jouvenet pour la peinture de l'Hôtel des Invalides, et cousine de Nicolas de Largillière grand portraitiste de l'époque.

Un an après la naissance de Jean-Noël, la famille de Noël Hallé s'agrandit avec la venue au monde de la petite *Catherine Charlotte Geneviève* le 11 novembre 1755. Baptisée le lendemain, son « parrain est Mc Paul-Charles Lorry, conseiller du Roi, docteur, professeur en droit, oncle de l'enfant : la marraine, demoiselle Marie-Catherine Hallé, fille majeure, tante de l'enfant, demeurant cloître de cette paroisse. »[19]
Elle décède le 13 janvier 1841 dans le 11e arrondissement, comme son frère, d'après les archives de l'état civil de Paris.

Une instruction à domicile

Les parents choisissent d'instruire eux-mêmes leurs deux enfants Jean-Noël et Charlotte malgré les excellentes relations qui règnent entre l'Académicien et les Pères jésuites du Collège de Clermont très réputé à l'époque qui devient après la Révolution, le Collège de Paris et en 1802, sur proposition du Ministre de l'intérieur Jean-Antoine Chaptal, il reçoit le nom de « lycée de Paris », premier établissement en France à recevoir ce titre. En 1805, il devient « lycée impérial », un des trois grands lycées ouverts par Napoléon à Paris. Il existe toujours et porte depuis mars 1873, le nom de lycée Louis-le-Grand, un des meilleurs lycées de France !

Les études des enfants Hallé se dispensent à la maison. Cette méthode nuit certainement à l'émulation entre élèves mais permet d'adapter la progression des enseignements en fonction des capacités de chacun. Cette formation avantage le jeune Jean-Noël qui travaille avec assiduité, avec facilité et qui progresse donc rapidement.
Jean-Noël présente un don familial indéniable pour le dessin et l'utilisation des couleurs. Comme le rappelle R.-N. Desgenettes dans son éloge : « Il a profité des leçons de son père, et l'art du dessin lui est familier ». Jean-Noël aime discuter avec son père qui l'encourage dans le domaine du dessin et de la peinture où il montre de grandes facilités. L'art tient à l'évidence une place prépondérante dans l'éducation des deux enfants du couple. Tous les membres de la famille, tous les amis aiment discuter de peinture, de sculpture, de gravure, d'architecture et d'autres sujets artistiques.

Noël, le père, participe régulièrement au Grand Salon parisien pour exposer et vendre ses toiles. Il travaille dans son atelier du Louvre ou du Luxembourg, reçoit des clients, rencontre d'autres peintres et forme des élèves. Toute œuvre est sujette à critiques positives ou négatives.
En 1771, Noël obtient le poste de surintendant des tapisseries de la Couronne aux Gobelins où il crée un certain nombre de grands cartons, destinés à être reproduits en tapisserie.

Françoise, la mère, enseigne à ses enfants des connaissances de base.

Jean-Noël apprend très vite à lire, écrire et compter. Il progresse rapidement grâce à une remarquable mémoire. Ce sont probablement des précepteurs qui lui enseignent les matières plus complexes comme les sciences naturelles, la littérature, la philosophie, l'arithmétique, l'histoire, la géographie, l'anatomie... Nous ne connaissons pas leurs noms mais étant donné les résultats sur la carrière de leur élève nous ne pouvons que constater une compétence indéniable.

Toute sa famille pense naturellement que l'aîné va suivre une carrière familiale toute tracée dans la peinture.
Mais, une innovation récente va fortement influencer ses connaissances et son esprit : Le « Dictionnaire raisonné des sciences, des arts et des métiers », initié par Denis Diderot, diffusé à partir de 1751 et édité jusqu'en 1772. Principale source d'enseignement et de connaissance, l'encyclopédie va faire naître chez Jean-Noël une attirance pour l'étude des sciences. Les dix volumes de l'ouvrage contiennent la totalité du savoir de l'époque.
Il est étonnant que cet ouvrage se trouve dans la famille Hallé lorsqu'on connaît les critiques de Diderot et ce qu'il pense des peintures de Noël : « Hallé est toujours le pauvre Hallé. Cet homme a la rage de choisir de grands sujets qui demandent de l'invention, des caractères, du dessin, de la noblesse, toutes qualités qui lui manquent... Vous êtes d'une fadeur de monotonie insupportable. Vous m'ennuyez, Monsieur Hallé ; vous m'ennuyez. [...] Tout cela est misérable. »[20]

Dès ses premières années d'instruction, le dictionnaire permet à Jean-Noël de découvrir la plupart des connaissances de la fin du XVIIIe siècle en arts, littérature, philosophie, astronomie, botanique, optique, entre autres. Les matières qui l'attirent particulièrement sont la physique, la chimie et la médecine.
Il gardera toute sa vie une passion pour ces disciplines. Il admire l'œuvre de Diderot et particulièrement un article rédigé par l'éditeur lui-même sur *l'hygiène*[21].
Loin de se limiter aux articles scientifiques de l'encyclopédie, Jean-Noël se plonge avec plaisir dès la fin de son adolescence dans toutes les publications des gazettes scientifiques françaises et étrangères, aidé par sa facilité à lire et comprendre plusieurs langues étrangères. Il raffole de différents journaux en particulier ceux des savants et des médecins publiés en Europe.
Cette culture livresque va influencer toute sa carrière médicale, vers un art de guérir plus scientifique.

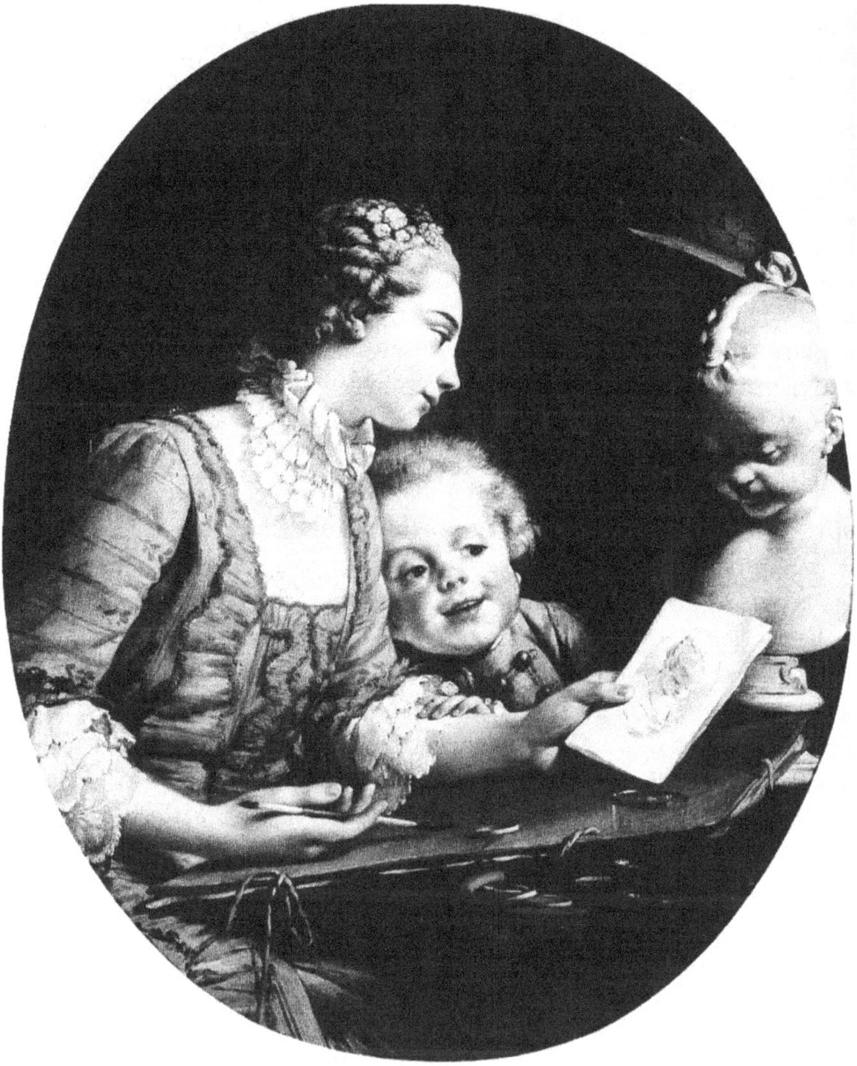

Fig. 2 : Tableau intitulé « Une dame qui dessine à l'encre de Chine », devant un buste de fillette sculpté par J. F. Saly.
Collection privée. Reproduction interdite.

Il représente Jean-Noël et sa mère lui donnant un cours de dessin. Il a été peint à l'huile par le chef de famille Noël Hallé en 1758.

Lorry, l'oncle médecin

La mère de Jean-Noël est la benjamine d'une fratrie de cinq Lorry : Paul Charles, Anne Madeleine, François de La Marjelle et *Anne-Charles*. Le plus jeune de ses trois frères Anne-Charles va avoir une grande influence dans l'épanouissement de son neveu préféré. Il fait partie des médecins réputés de l'époque. « Le troisième, l'un des médecins les plus éclairés du siècle dernier. » [Percy]

Médecin de Louis XV

Particulièrement compétent dans les maladies de la peau, Louis XV appelle Anne-Charles Lorry en consultation pour soigner sa petite vérole, maladie qui va l'emporter le 10 mai 1774.

En sa qualité de docteur régent, il enseigne à la faculté de médecine de Paris. Toutes ses fonctions lui assurent une bonne patientèle et lui ouvrent l'accès à la haute société parisienne. Il a également un goût prononcé pour la recherche, particularité que peu de praticiens partagent à son époque.

L'oncle Lorry, célibataire, se rend souvent rue de Cloître Saint-Benoît auprès de sa sœur. Il apprécie l'ambiance familiale et aime discuter avec son beau-frère Noël. Âgé de 28 ans à la naissance de Jean-Noël, il découvre petit à petit, au cours de ses visites successives, l'impressionnante capacité intellectuelle de son neveu. Il s'intéresse à ses études et suit ses progrès de près : « Charmé des dispositions solides qu'il reconnut en lui, il voulut en faire son élève et son successeur, et bientôt il l'eut entièrement gagné à la médecine. » [Cuvier]

Il gagne progressivement la confiance et l'affection de Jean-Noël.

Plus tard, une véritable amitié va naître entre l'oncle et le neveu. Leur collaboration va persister jusqu'au décès d'Anne-Charles Lorry à 57 ans, en 1783. Au cours de leurs échanges, la médecine et les sciences occupent une place prépondérante. Dès son adolescence, Jean-Noël accède librement à la superbe bibliothèque de son oncle dont il va hériter. Il y passe la plus grande partie de son temps libre, toujours avide de nouvelles lectures.

Sur le plan professionnel, en plus de ses consultations, Anne-Charles aime et souhaite diffuser et partager ses convictions médicales. Pour ce faire, il adhère parmi les premiers comme membre de la Société Royale de Médecine (SRM) qui pourtant s'oppose aux méthodes traditionnelles et aux pensées de la faculté où il a appris la médecine et où il enseigne ! Celle de Paris représente pour un nombre grandissant de médecins le conservatisme, la tradition, la sclérose intellectuelle. La doctrine de cette nouvelle société savante plaide, elle, pour des principes qui s'y opposent et que les docteurs régents, dans leur majorité, n'apprécient guère. La jalousie et la rivalité féroce entre la SRM et la faculté de médecine de Paris vont influer péjorativement sur les débuts professionnels du jeune docteur Hallé.

Membre de la Société Royale de Médecine (SRM)

En 1774, de terribles épidémies ravagent la France et Louis XV meurt de la variole. Guillaume-Chrétien de Lamoignon de Malesherbes, Secrétaire d'État au cabinet du roi, et Anne Robert Jacques Turgot, Contrôleur Général des Finances, chargent une commission de tenir une correspondance suivie avec les médecins les plus habiles du royaume et des pays étrangers sur tout ce qui peut être relatif aux maladies épidémiques et épizootiques et de diffuser les remèdes, de nouvelles méthodes de prise en charge ainsi que les instructions officielles.

Les autorités nomment Félix Vicq d'Azyr président de cette commission à charge pour lui d'étudier une épizootie qui touche les provinces méridionales du pays. Joseph-Marie François de Lassone en fait partie ; il occupe le poste de Premier Médecin du roi Louis XVI et de la reine Marie-Antoinette ainsi que plusieurs fonctions à savoir : examen de tous les nouveaux remèdes secrets (les futurs médicaments), surintendant des eaux minérales, gestionnaire des épidémies, directeur de la police sanitaire et d'autres tâches administratives dans le domaine de la santé publique... Trop pour un seul homme.

Turgot, sensibilisé lorsqu'il était intendant du Limousin à la misère des campagnes provoquée par les grandes épidémies de variole et les épizooties (pestes bovines et ovines), offre son appui à Vicq d'Azyr qui propose à Lassone de créer ensemble une Société pour l'étude de toutes les maladies épidémiques ; ainsi naît la Société Royale de Médecine (SRM) par la volonté de ces trois hommes.

Cette nouvelle société correspond en fait à la fusion de deux commissions, celle des remèdes secrets et des Eaux minérales, créée par Louis XV en 1772 et celle des épidémies, créée en 1776. Lassone obtient la protection du roi Louis XVI par suite d'un arrêt du conseil du Roi du 29 avril 1776, confirmé par lettre patente.

La SRM compte 24 membres au départ. Vicq d'Azyr occupe le poste de secrétaire perpétuel élu et d'animateur pendant 17 ans, jusqu'à sa dissolution par la Convention le 18 août 1793. Il va en faire la principale institution concurrente de la faculté de médecine. Cependant, deux membres occupent d'office un poste dans le bureau, le doyen et le plus âgé des docteurs régents de la faculté de Paris. Parmi les autres membres figurent plusieurs professeurs ainsi que douze associés libres dont des hommes politiques tels que le directeur général des finances Jacques Necker, le ministre Charles Gravier et bien sûr l'économiste Turgot.

Son fonctionnement s'appuie sur un réseau d'environ 150 médecins plus ou moins renommés qui exercent dans toutes les provinces du royaume voire dans les colonies ainsi que 60 correspondants étrangers comme l'Américain Benjamin Franklin. Très rapidement des petites facultés du pays sollicitent une collaboration avec la SRM ainsi que des académies étrangères comme celles de Barcelone, Berlin, Breslau, Copenhague, Édimbourg, Londres et Madrid.

L'oncle Anne-Charles Lorry fait partie de cette société.

En accord avec l'arrêt du conseil du roi du 29 avril 1776, l'étude des épidémies survenant dans le royaume occupe une place prépondérante. Les membres de la SRM doivent identifier les épidémies, enquêter et proposer des moyens pour les combattre. Tous ses membres s'orientent vers une nouvelle pratique médicale estimant que le contact avec le malade et l'observation directe de la maladie apportent plus d'informations sur l'origine et la source d'un mal que la simple énumération des symptômes. Dans le cadre de leurs travaux, ils cherchent, entre autres, à établir un lien entre la climatologie et la morbidité en se basant encore sur les aphorismes d'Hippocrate. Le domaine de compétence de la SRM va progressivement s'étendre à toutes les branches des sciences médicales en particulier dans des domaines négligés par la faculté comme la topographie médicale et l'hygiène publique.

La Société innove, communique et préfigure la médecine moderne. Sorte de riposte de Versailles à Paris, des archiatres royaux aux doyens de la faculté de médecine, la SRM opte d'emblée pour une médecine plus dynamique et plus ouverte aux nouveautés et aux sciences.

Grâce à son réseau, Vicq d'Azyr se tient informé de l'apparition de maladies peu ordinaires, d'épidémies, d'épizooties et des éventuelles conséquences d'intempéries locales. Il conçoit « un projet d'observations météorologiques simultanées, destinées à éclairer une foule de questions sur l'hygiène, la topographie médicale et l'agriculture. La société publie des instructions très bien conçues. Elle recommande l'usage du thermomètre à mercure gradué d'après Réaumur pour les relevés de température, elle met les auteurs en garde contre les effets de la parallaxe et conseille de placer l'instrument au nord… »[22]

La SRM se dote d'un règlement intérieur prévoyant deux séances ordinaires hebdomadaires au cours desquelles les correspondances doivent être lues, discutées et traitées, deux séances publiques par an, l'organisation de concours avec attribution de prix et la publication des meilleurs mémoires reçus.

La première séance se déroule en 1776 dans la grande salle du Palais du Louvre sous la direction de Joseph Lieutaud son premier président, médecin des enfants de Louis XV, puis Premier Médecin du Roi Louis XVI, avant Lassone.

En tant que société savante, la SRM publie chaque année un ensemble de mémoires et de rapports : « Histoire et mémoires de la SRM ». Leurs publications témoignent d'un effort considérable pour améliorer les connaissances médicales et participer à son prestige croissant. Malheureusement, l'édition s'arrête en 1779 faute de moyens financiers. Les activités de la SRM diminuent progressivement à partir de la période révolutionnaire pour disparaître officiellement le 8 août 1793, moins d'un an avant le décès de Vicq d'Azyr.

Une orientation plutôt médicale

Baigné dans une atmosphère artistique, entouré de peintres célèbres, doué pour le dessin et la couleur, la carrière du jeune Jean-Noël doit sembler évidente à ses parents ; il sera peintre comme l'ont été plusieurs de ses ancêtres. Son père qui enseigne à l'École des beaux-arts lui inculque les bases du métier sans découvrir l'attirance plus particulière de son fils pour l'anatomie, discipline indispensable dans l'art de la peinture de personnages. Dès l'âge de 15 ans, l'adolescent, certainement sous l'influence de son oncle Lorry, choisit plutôt de s'orienter vers une carrière scientifique ou médicale.

Études dans l'art de guérir à la fin du XVIIIe siècle

Les études de médecine comme pour les études supérieures en droit et en théologie commencent par l'obtention d'une maîtrise *ès Arts*, en latin, les « humanités » comme on dit à l'époque, depuis le 28 juillet 1696.

Formation des médecins

Au mois de mars 1707, le roi Louis XIV rédige un édit de quatorze pages « portant règlement pour l'étude et l'exercice de la médecine… registré en Parlement le 18 mars 1707. »[23] Le roi engage son autorité « pour empêcher que des personnes sans titre et sans capacité ne continuassent d'exercer la médecine, sans y apporter souvent d'autres dispositions que l'art criminel d'abuser de la crédulité des peuples, pour s'enrichir aux dépens de la santé et de la vie même des malades qui avaient le malheur de tomber entre leurs mains… »[24] S'en suit un règlement en 38 points.

Malgré cette réglementation royale, il n'existe ni uniformisation de la durée ni du contenu des enseignements.[25]

Plusieurs facultés forment les médecins en France : Paris, Montpellier, Strasbourg, Reims, Douai, Caen, Toulouse et dans quelques petites villes. En pratique, la durée des études varie d'une faculté à l'autre.

Le professeur enseigne toujours la méthode d'Hippocrate d'observation clinique et apprend aux étudiants à constater et colliger les signes apparents d'un mal : il s'agit d'une *médecine des symptômes* et non des maladies.
Examens et thèses sanctionnent les différents cycles.

Les élèves
Même à Paris, l'élève parvient souvent au niveau du doctorat sans avoir examiné un seul malade.
Chaque élève étudie sur des planches dessinées ou sur des mannequins de cire ou de bois. Il se perfectionne par la lecture de livres écrits en latin le plus souvent et qui reprennent les anciennes théories admises sans aucune démonstration comme celles d'Hippocrate.
La plupart des nombreux ouvrages médicaux ne décrivent qu'une multitude de classifications nouvelles, toutes plus fantaisistes les unes que les autres.
L'élève qui le souhaite peut exceptionnellement assister à une consultation magistrale dans un amphithéâtre. Le doyen de la faculté assisté de six jeunes docteurs soignent gratuitement des indigents. Il s'agit d'un véritable spectacle médico-religieux dispensé selon un cérémonial hérité du Moyen Âge et de la Renaissance.
Certains étudiants assistent à des enseignements privés complémentaires, payants, plus pratiques dans des domaines particuliers, en anatomie, physiologie, botanique, chimie ou autres.
De plus, des professeurs réputés offrent la possibilité de suivre une formation clinique, dans un hôpital au lit du malade. A Paris, deux médecins offrent ce type de prestation : Desbois de Rochefort[26] et Desault[27].
Le docteur Louis R. Desbois de Rochefort devient directeur de la Charité et fonde l'enseignement clinique médical. Le chirurgien Pierre-Joseph Desault crée, à l'Hôtel-Dieu dès 1766, son propre cours avec étude du corps humain lors de dissections de véritables cadavres ; il forme ainsi de grands chirurgiens comme Bichat, Larrey, Chopart, Dupuytren…

Droits d'inscription
L'inscription en licence exige des frais conséquents et exorbitants pour obtenir le titre de docteur régent. Les étudiants peu fortunés n'ont pas d'autre choix, après quelques années d'études dans une grande faculté, que d'aller prendre leurs grades dans une faculté moins onéreuse.
Pour les plus riches, il existe une possibilité de confier leur ultime rédaction à un « des faiseurs de thèse de doctorat »[28], quasi officiels.

Droits d'exercice

Dans certaines villes de faculté, il existe une législation ultra protectionniste avant de permettre au médecin d'exercer son activité, assimilable à un « art libéral ».
Le contrôle s'effectue soit par un Collège des médecins, soit par une Assemblée des médecins eux-mêmes installés dans la ville. Certains Collèges dispensent un enseignement moins dogmatique que la faculté mais ils ne disposent pas de la collation des grades.
Les médecins respectent encore les règles éthiques hippocratiques que le praticien grec avait instituées, associées aux interdits de l'Église. C'est souvent le malade qui énonce lui-même les caractéristiques de ce qu'il ressent, ce qui explique pourquoi nombre de consultations se pratiquent par correspondance, mode d'exercice qui va disparaître progressivement à partir de la période révolutionnaire.
Lorsque le médecin émet une hypothèse sur la maladie de son patient, il utilise souvent le terme de *fièvre* en l'accompagnant d'un adjectif propre à chaque affection : fièvre nerveuse, putride, infectieuse, bilieuse, pernicieuse, jaune, etc.
Le remède diffère peu, il faut obtenir une sédation de la fièvre quelle qu'en soient sa cause et son mécanisme. Le praticien tente de traiter les souffrances selon des recettes coutumières sans chercher l'origine du mal. D'où l'inutilité de l'examen clinique.
Après l'obtention de son diplôme, le médecin ouvre un cabinet.
Sur le plan des honoraires, la consultation d'un docteur à Paris en 1762 coûte 3 livres en moyenne, à Lille 1 livre et 5 sols, au Mans 5 à 20 sols... Il n'existe pas de tarif unique comme dans notre pays actuellement, honoraires conventionnés fixés par la sécurité sociale.

Organisation des études de médecine à Paris

Au cours de ses cinq années de formation, l'élève doit suivre les cours de nombreux professeurs, tous docteurs régents. Comme le dit Madeline, l'enseignement de la médecine « comporte une multitude d'épreuves, de confrontations et d'examens qui se déroulent pendant des journées entières dans ce latin que Molière s'est permis de ridiculiser ».

L'élève commence par être *philiatre* ; il se livre par goût à la pratique de la médecine, à l'art de guérir.
Il devient *bachelier émérite* en médecine, titre qui sanctionne les trois premières années d'études, mais qui ne lui permet pas d'exercer de façon autonome ; il le place de fait comme auxiliaire médical et assistant d'enseignement auprès d'un professeur.

Ensuite, l'étudiant doit soutenir quatre thèses au cours des deux dernières années pour obtenir les grades suivants[29] :
- la *licence* qui autorise à exercer librement son art, voire à l'enseigner mais uniquement en dehors des villes ayant une faculté.
- le *doctorat* permet l'exercice et l'enseignement « en tous lieux », en respectant les coutumes locales.
- Le docteur peut continuer des études pour accéder au titre suprême de *docteur régent*. Pour cela, il se doit de préparer de nouvelles épreuves appelées « pastillaires », un passage obligé pour enseigner en faculté de médecine.

Il faudra attendre la loi du 10 mars 1803, sous le Consulat, pour remettre de l'ordre dans les études médicales sur tout le territoire.

L'entrée en médecine de Jean-Noël Hallé

Au début des années 1770, la médecine représente plus un art qu'une discipline scientifique.

Grâce à l'exemple de son oncle Lorry, médecin chercheur, passionné dans son domaine de prédilection la dermatologie, Jean-Noël augure qu'un bon scientifique, ayant une passion pour les sciences et la recherche doit pouvoir sortir la médecine de sa torpeur.

L'art de soigner doit progresser, évoluer afin d'améliorer le sort des hommes dans le domaine de la santé.

Dans sa dix-huitième année, Jean-Noël décide définitivement que son avenir se fera dans une carrière médicale. Au terme de ses humanités, il possède tout le bagage universitaire de base mais aussi de nombreuses connaissances de haut niveau dans certains domaines scientifiques, favorisées par son don pour les langues.

Il s'inscrit dans les premiers jours d'octobre 1772 à la faculté de médecine de Paris, sise à deux pas de son domicile, rue de la Bûcherie après des années de travaux, à partir de 1481.

Dans les « Commentaires de la faculté de médecine de Paris », des documents se rapportent à la scolarité du jeune Hallé et établissent le cycle complet de ses études.

« C'est d'abord dans les archives de la deuxième année de Décanat d'Allaume, une liste des bacheliers de la faculté, en précisant que ces bacheliers sont désignés comme *Magistri*. Elle est datée de 1776 et comprend un *Joannes-Natalis Hallé Parisinus*[30]. Ces *Magistri* devaient être des Maîtres-es-arts. »

Hallé suit avec assiduité l'enseignement et obtient son *baccalauréat médical*[31] après trois ans d'études purement livresques, coutumières à l'époque.

L'intermède romain des Hallé

Un imprévu familial va contraindre l'élève Jean-Noël Hallé à interrompre ses études.
Son père se voit confier une mission par Louis XVI. En effet, Noël doit se rendre en Italie en qualité de « Commissaire du Roi » à charge de rétablir la discipline chez les pensionnaires de l'*Académie Royale de Rome* et remettre de l'ordre dans sa gestion financière.
Cette école d'art occupe le Palais Mancini et le peintre Charles-Joseph Natoire qui le dirige, de 1751 à 1775, ne s'avère pas à la hauteur de sa charge. Le Roi reproche au directeur une tenue et un fonctionnement déplorable de la maison, une discipline désastreuse et des pensionnaires qui produisent un travail laissant grandement à désirer.

Noël accepte la mission royale à condition que son épouse Françoise et ses deux enfants Jean-Noël et Charlotte Geneviève partagent avec lui ce long voyage. Ils ne souhaitent pas être séparés pour une durée jugée indéterminée.
Noël et sa famille prennent la route de Rome, le 3 juin 1775, une fois réglées les questions administratives et personnelles. Le voyage durant presque un mois, la famille en profite pour faire des visites culturelles.

Jean-Noël qui n'a pas pris d'année sabbatique comme la plupart des élèves après leurs Humanités va profiter de son séjour imprévu en Italie pour mettre entre parenthèses ses études médicales et se consacrer à l'étude de vestiges antiques, de peintures, de sculptures, de monuments romains, de villes, de villages… Tout l'intéresse.
Mettant à profit ses dons artistiques, il admire, dessine les paysages et étudie les œuvres d'art. Il se lie rapidement d'amitié avec quelques pensionnaires du Palais. Il échange avec eux pendant leurs moments de détente et participe parfois à leurs travaux. Par exemple, il profite des déplacements des élèves architectes qui procèdent à différents relevés pour visiter en leur compagnie la Toscane et la Campanie, région d'Italie méridionale, dominée par le Vésuve.
Il va séjourner presque un mois à Naples avec un des pensionnaires nommé Renard.

Sur les conseils de son père, il rend visite à deux professeurs, moines français vivant dans un modeste couvent de Minimes, les pères Le Sueur et Jacquier. « Réunis dès leurs plus jeunes ans par les mêmes engagements, le goût des mêmes études en physique et en mathématiques ; ils en ont laissé d'éclatants témoignages dans plusieurs écrits, et plus particulièrement dans leur commentaire sur Isaac Newton.

Le premier, tout entier à la culture des sciences, ne sortait de sa cellule que pour présider aux vendanges, et soigner leurs produits dans une maison de campagne voisine de Rome et dépendante de son couvent.
Le second le père Jacquier qui avait de plus une littérature très étendue, était encore un homme du grand monde. Il en avait pris le ton à Cirey, à la cour de Parme, et dans les grands cercles de Rome, où l'élite de l'Europe se trouve confondue avec de ce que l'Italie a de plus noble et de plus poli. » [Desgenettes]
Les deux moines instruisent leur jeune élève dans leurs domaines de compétence à savoir les théories de Newton et le calcul intégral.
Cette rencontre passionne Jean-Noël qui va passer du temps avec ces deux érudits qui vont le marquer pour toute la suite de sa carrière, associant recherches scientifiques et médicales.

Après à peine quatre mois, Noël termine avec succès sa délicate mission. Pour quitter la ville éternelle, la famille attend l'arrivée du nouveau directeur de l'Académie Royale, le peintre Joseph-Marie Vien qui arrive à Rome le 4 novembre 1775 pour diriger l'école jusqu'en 1781.

Les Hallé préparent leur retour en France mais Jean-Noël tombe malade. Devant la persistance du mal et l'inquiétude des parents, on fait appel au médecin du pape. Le jeune malade ne se rétablit que le 27 novembre, date du départ de la famille.
L'architecte Huve qui a terminé son séjour à Mancini en profite pour accompagner les Hallé lors de leur retour en France. Il était devenu l'ami de Jean-Noël et surtout de sa sœur. Le voyage de retour se déroule sans encombre, dans un climat de gaîté, comme en témoignent les carnets de voyage des uns et des autres. Les voyageurs en profitent pour visiter le nord de l'Italie. La traversée de la Savoie s'effectue fin janvier 1776 et l'arrivée à Paris mi-février.

Louis XVI satisfait du résultat de la mission accomplie par le peintre, le nomme Chevalier de l'ordre de Saint-Michel[32] et lui accorde ce titre de noblesse pour lui et sa descendance, par lettre patente reçue en novembre 1776.

Au total, Jean-Noël reste pendant sept mois, éloigné de la faculté. D'après des notes manuscrites du Dr Jean Hallé[33] (1858-1951), son arrière-petit-fils, la famille déménage, en 1776, dans une habitation située au 10 rue Pierre Sarrazin (au 13 de l'époque). Il s'agit d'un immeuble simple d'apparence mais spacieux qui s'ouvre côté rue sur une cour encadrée de communs et donne de l'autre côté sur un jardin.

Le temps des diplômes

De retour à Paris, Jean-Noël réintègre la faculté de médecine en février 1776. Le temps est venu pour lui de rédiger en latin les différentes thèses qu'il doit soutenir au cours des deux dernières années d'études.

Il présente sa première thèse dite *quodlibétaire* le 19 décembre 1776.
Son texte bénéficie d'une édition à Paris, la même année, par Quillau, grâce à la caution de son directeur de thèse Alexandre Henri Tessier.[34]
En résumé, une force vivifiante existe-t-elle dans les corps animés ?
Tessier associe son protégé à une autre publication en 1776.[35]

Trois mois plus tard, le 17 mars 1777, l'élève *Joannes-Natalis* Hallé expose sa thèse *cardinale*, sous la direction de François-Félicité Cochu : L'action des rayons du soleil est-elle utile à la santé ?[36]

En fin d'année 1777, le 20 décembre, il soutient devant le docteur Deodato Jeanroi sa seconde thèse *quodlibétaire* : L'emploi des remèdes, même les empiriques, est-il dogmatique ?[37]

Le 12 mars 1778, Jean-Noël présente une thèse « médico-chirurgicale » devenue obligatoire à Paris, devant le docteur Carolo-Jacobo Saillant : Faut-il préparer médicalement le corps avant de pratiquer les grandes opérations chirurgicales ?[38]
Rappelons que la faculté de médecine ne forme pas de chirurgiens à cette époque. Tous les actes pratiqués à la main sur le corps de l'homme restent de la compétence de la chirurgie, donc des chirurgiens (chirurgie « lourde »), des barbiers-chirurgiens (petite chirurgie, arracheurs de dents) ou des barbiers, sortes de chirurgiens subalternes, spécialistes du rasage. L'université dépendant de l'Église, le clergé se refuse à autoriser tout acte pratiqué à la main sur un corps humain.

A la fin de la deuxième année de thèse, Hallé figure parmi les 14 bacheliers reçus qui adressent collectivement un acte classique de remerciement pour avoir obtenu leur *licence*. Un chiffre 2 étant inscrit à la main, à côté de son nom, signifie probablement qu'il se classe deuxième.

Le 27 août 1778, l'acte des *vespéries*, sanctionne la fin des études médicales. Le hasard veut que l'oncle Lorry préside le jury de la présentation du mémoire de Jean-Noël ayant pour thème : Est-ce durant l'été ou l'automne qu'une tempête est plus apte à créer des maladies ?

Quelques jours après, le licencié doit soutenir l'acte *Pro Doctoratu* ou doctorat. « Hallé devait subir cette épreuve le 30 août 1778, mais, ainsi que

l'indique une correction manuscrite du diplôme imprimé de cet acte qui figure à son nom dans les archives de la faculté, il fut reporté au 14 septembre 1778 »[39].
Sa dernière thèse, soutenue à nouveau devant son oncle, s'intitule : Pour la guérison des malades, est-il préférable de recourir à la saignée chez les adolescents et à la purification chez les vieillards ?
Cet ultime examen lui confère enfin le titre de **docteur en médecine le 14 septembre 1778**.

Au cours de l'accomplissement des différents cycles, Jean-Noël a réussi les différents grades, soit ceux de philiatre, bachelier émérite, licendiaire, docteur de petit-ordinaire et enfin docteur de grand-ordinaire sans avoir examiné un malade !
En fait, pendant la dernière période de ses études, il lui a été possible d'accompagner les visites d'un patron à la Charité ou à l'Hôtel-Dieu ; mais il s'agit d'un exercice optionnel qui n'est recherché et pratiqué que par un petit nombre d'étudiants.

Premières activités professionnelles

Concernant le choix de carrière de Jean-Noël, Frédéric Dubois d'Amiens cite une anecdote lors de son éloge :
« Louis XV l'ayant fait appeler lors de sa dernière maladie [la variole], lui demanda des détails sur sa famille. Lorry ne manqua pas de parler de son neveu Hallé. Le Roi s'étonna que ce jeune homme qu'on disait intelligent voulu être médecin. Le Roi l'engageait à lui faire faire quelque grosse fortune dans la finance. Lorry fit remarquer que son neveu était bien décidé à ne rien faire d'autre. Le Roi insista, disant qu'on ferait mieux de le mettre dans les finances, qu'il y ferait fortune et deviendrait quelque gros fermier général. Non, sire, répondit vivement Lorry, mon neveu aura un état modeste, mais honnête, il ne devra sa considération qu'à son mérite personnel et à ses talents ; il ne fera d'ailleurs que suivre en cela l'exemple que lui ont donné ses parents. »[40]
La famille préfère la médecine, ou l'art, à la finance, choix plus judicieux connaissant le sort de la plupart des fermiers généraux pendant la période révolutionnaire !

Médecin à 24 ans, Jean-Noël souhaite exercer une activité hospitalière et surtout enseigner à la faculté de médecine. Pour cela, il doit obtenir le titre de docteur régent. Malheureusement, il va rencontrer une opposition farouche à cette nomination qui va le contraindre à ouvrir son propre cabinet de consultant à Paris.

Adhésion précoce à la SRM

Comme nous l'avons déjà évoqué, la plupart des étudiants en médecine de l'époque peuvent devenir médecin sans avoir vu, interrogé ou examiné un malade. Quelques professeurs commencent à comprendre l'absurdité d'un tel système comme les membres, de cette SRM, qui trouvent les docteurs régents trop conservateurs, trop dogmatiques et leur enseignement trop figé voire trop archaïque, trop inadapté à une médecine qui se modernise.

Jean-Noël, encouragé par son oncle Lorry membre de cette société, demande son adhésion dès 1778, avant l'obtention finale de son doctorat à la faculté. Il est accepté comme membre correspondant au sein de cette prestigieuse société savante qui va occuper une place importante au cours de son début de carrière.

Dès 1779, il commence à publier des observations et son nom se trouve associé à celui de plusieurs savants qui deviennent ses protecteurs ou ses amis comme Vicq d'Azyr, Lieutaud, Macquer, Jussieu, Duhamel, Jacques Necker, Daubenton, Paul-Joseph Barthez, Franklin, Lepecq de la Clôture… [Cf. ci-dessous et archives de la SRM]

Malheureusement, la Révolution et les désordres politiques qui s'en suivent vont fortement perturber la vie de cette société. La loi du 17 mars 1791 votée à l'initiative de Pierre Allarde, un ancien maître de forges, autorise toute personne à exercer librement le métier de son choix, en particulier l'art de soigner, à condition de payer une patente. Malgré cela, la SRM continue de tenir ses séances. Le 1er octobre 1791, Vicq d'Azyr se rebelle car il tient absolument à préserver la médecine et demande la création d'une société réunissant uniquement des médecins, chirurgiens, pharmaciens, vétérinaires et chimistes. Il reçoit l'appui indirect de Jean-Paul Marat, médecin et journaliste politique, qui partage son analyse et l'écrit dans son journal, l'Ami du Peuple : « Chacun pourra s'établir à son compte sans être assujetti à faire preuve de capacité. Bientôt toute profession dégénérera en intrigue et en friponnerie ».

Malheureusement, le gouvernement rejette sa proposition. Les révolutionnaires sous l'impulsion de l'abbé Grégoire et du peintre David confirment la suppression de toutes les sociétés littéraires et scientifiques. La SRM tient sa dernière séance le 9 mars 1793 et disparaît officiellement le 8 août dès l'application de la loi du 20 thermidor an I (7 août 1793).

Deux ans plus tard en juillet 1794, après les évènements de thermidor, un groupe de neuf médecins et scientifiques, anciens membres de la SMR, se réunissent de nouveau à Paris. Ils s'associent à d'autres médecins ainsi qu'à des pharmaciens et vétérinaires et demandent aux autorités de l'Hôtel de Ville de Paris l'autorisation de créer une association professionnelle.

Après l'acceptation de leur demande le 22 mars 1796, les membres fondent la *Société Libre de Santé de Paris*, société savante pour se réunir dans le but du *Perfectionnement de l'art de guérir*.
Trois mois après sa fondation, cette société compte 99 membres dont Hallé ainsi que Percy, Antoine Dubois[41], Pinel, Portal, Fourcroy, Cabanis, Corvisart, Broussais, Vauquelin, Cuvier, Brongniart... certains vont en prendre la présidence comme Baudelocque (1803), Desgenettes (1805), Larrey (1806) et Esquirol (1820). Elle collabore avec 72 correspondants dont Jenner en Angleterre, Scarpa en Italie...
Plusieurs autres sociétés savantes médicales vont voir le jour jusqu'à leur réunion par Louis XVIII, sous l'impulsion du baron Antoine Portal, pour former l'Académie royale de médecine en 1820, la future Académie nationale de médecine actuelle.

Rivalités dans l'enseignement médical
Jean-Noël ayant accepté l'offre de son oncle de devenir correspondant de la SRM, il va subir les foudres des docteurs régents qui s'opposent à toute concurrence pour former les médecins. Plusieurs bons élèves et jeunes médecins vont encourir les mêmes sanctions, dont Fourcroy et Jean-Noël. Cette injustice est sans conteste à l'origine de leur amitié et de leur collaboration étroite et prolongée.
« Une jalousie puérile avait porté la faculté à regarder la Société royale comme un corps rival et qui lui a fait vouer une haine implacable à ceux de ses propres membres qui ont consenti à s'y laisser inscrire ». [Cuvier]
« Cette corporation était restée telle qu'on l'avait vue au Moyen Âge, fière de son antiquité et de ses privilèges, se consumant en de vaines disputes et en stériles argumentations, jalouse de toute gloire contemporaine, et regardant comme une violation de ses privilèges toute critique des anciens, toute recherche de vérités nouvelles, toute réforme et tout perfectionnement ». [Dubois]

Opposition au titre de Docteur régent
Ayant réussi brillamment tous les échelons des études jusqu'au doctorat, Jean-Noël Hallé demande au docteur Jean-Charles Des Essartz, doyen de la faculté de médecine de Paris depuis 1776, de présenter son dossier à la délibération de l'assemblée des docteurs régents le 13 janvier 1779.
Il souhaite enseigner à la faculté et pour cela il doit obtenir ce titre de docteur régent, titre que possède son oncle Lorry.
La faculté lui refuse sans explication ! Ne comprenant pas les raisons d'un tel refus, Jean-Noël réitère sa demande. Avant la décision finale de

l'assemblée des docteurs régents, il proteste avec raison en écrivant, le jour même, la lettre suivante au doyen :

« Monsieur et très honoré Doyen,
Après m'être livré sans réserve aux travaux dont la qualité de Régent est le but et le prix, après avoir reçu de la part de mes confrères des témoignages flatteurs d'estime et d'affection, quels doivent être ma douleur et mon étonnement de voir mettre en question la possession et l'exercice d'un droit dont on ne peut être dépouillé qu'en raison d'un délit. De quoi donc, Monsieur, suis-je coupable ?
J'ai accepté une place dans un établissement fondé par le Roi, enregistré par le Parlement et lié par sa constitution à la faculté. J'ai cru cette démarche utile.
Quels sont les lois de ma profession ou les serments que j'ai violés ?
Ma conscience ne me reproche rien et je devrais ainsi attendre en silence le résultat d'une délibération. Mais je suis trop sensible à l'honneur d'appartenir à la faculté pour ne pas réclamer avec chaleur les droits qui m'attachent à elle. J'espère, Monsieur, que vous voudrez bien lui exprimer le désir que j'ai de conserver le titre et le rang qu'elle a cru jusqu'ici devoir m'accorder et lui dire ce que j'attends de la justice de mes confrères.
Soyez persuadé des sentiments respectueux avec lesquels j'ai l'honneur d'être, Monsieur le Doyen, votre très humble serviteur. J.-N. HALLÉ »
« De nombreux docteurs présents demandèrent que cette requête fût soumise aux délibérations de l'Assemblée et, après vote, le décret suivant fut pris : A la majorité des suffrages, la faculté a décidé de ne pas admettre maintenant Hallé à la Régence ». Le motif de ce refus est que « à peine docteur, Hallé se fit inscrire à une Société de Médecins que la faculté lui avait dénoncée, avec certitude, comme adversaire et ennemie de la faculté. Ce Décret fut confirmé, en seconde délibération, le 16 janvier, et, enfin en troisième délibération, le 20 janvier 1779. »[42]

Le cas de Jean-Noël Hallé, un des meilleurs étudiants de la faculté, membre d'une famille réputée et proche du Roi, fait grand bruit dans la capitale. Le Garde des Sceaux, A. T. Hue, marquis de Miromesnil, ministre de Louis XVI se voit obligé dès le 17 janvier de questionner sèchement à ce sujet le doyen de la faculté de Paris : « Je suis informé, Monsieur, que la faculté de médecine a délibéré de priver le Sieur Hallé, l'un de ses membres, de la Régence qui devait lui être conférée incessamment. Marquez-moi sans délai sur quoi est fondé ce refus. »

Des Essartz répond de façon rapide, ferme et particulièrement hautaine laissant comprendre au ministre tout refus d'ingérence du pouvoir dans cette affaire :

« Pour être digne de la Régence, il faut avoir une conduite et des sentiments qui méritent la confiance. La faculté reproche au sieur Hallé de n'avoir ni cette conduite ni ces sentiments. Il s'est rangé du côté de ceux qu'elle regarde comme ses ennemis, se déclarant contre la faculté entière. La faculté ne le raye pas de son catalogue, elle se borne à différer de lui accorder le titre de Régent jusqu'au moment où elle l'en reconnaîtra digne ».
Des Essartz souligne à Miromesnil que le titre de Régent n'influe en rien sur le service public et il ne donne de droits qu'à l'intérieur de la faculté. En réalité, le doyen ne détaille pas ce qu'il appelle la mauvaise *conduite* et le manque de *sentiment* d'Hallé ainsi que son soutien aux ennemis de la faculté. Le motif réel de ces refus successifs concerne une rivalité professionnelle entre les professeurs de la faculté de médecine, les docteurs régents, et les membres de la fameuse SRM fondée en 1776.

Paradoxalement, un docteur régent, membre éminent de la faculté et consultant du Roi, Lorry lui-même fait partie des sommités qui ont rejoint cette nouvelle société savante. Il est l'oncle du jeune médecin et la sanction contre le neveu est aussi une façon détournée de le punir. Les docteurs régents savent que, dès 1778 avant la fin de ses études de doctorat, Jean-Noël a été accepté d'en devenir membre comme « associé ordinaire », à la demande et sur le conseil de son oncle. Lorry subit régulièrement des libelles de ses adversaires et collègues, à ce sujet. Dans l'un d'eux, on compare le jeune Hallé à un *poulain suivant sa mère*.
L'oncle essaye de concilier les esprits mais, écrit-il à Vicq d'Azyr, tous ses efforts échouent : « Je quitte notre doyen, en novembre 1779, il m'a paru un fort galant homme, fort honnête et fort civil... mais regardant notre Société comme un corps rival de la faculté ; il m'en a dit très poliment le plus grand mal ». [Dubois]
A ce sujet, Desgenettes écrit dans son éloge que « Hallé, qui avait obtenu le titre de Régent, ne put jamais en remplir les fonctions. »[43]
Cuvier livre une information plus juste : « Le savoir et la netteté d'esprit dont il fit preuve dans ses premiers exercices, le distinguèrent tellement, que les fondateurs de la Société royale de médecine voulurent l'avoir pour compagnon de leurs travaux, avant même qu'il eût reçu en forme le bonnet de docteur, honneur précoce qui l'empêcha par la suite d'obtenir dans la faculté le titre de docteur régent. »

Autres médecins sanctionnés

D'autres médecins subissent les conséquences de cette rivalité dans la sphère médicale, surtout à Paris. Fourcroy doit abjurer et promettre de renoncer « à jamais » d'adhérer à la SRM pour être gradé.

Comme déjà évoquée, cette même injustice de la faculté envers Fourcroy et Hallé va les rapprocher et en faire des amis à vie. Ils vont collaborer sur plusieurs dossiers et surtout sur la réforme en profondeur de l'enseignement de l'art de guérir avec le soutien de leur ami commun Corvisart qui ayant la confiance de Napoléon leur permettra d'appliquer leur œuvre.

En résumé, les docteurs régents se sentent menacés par cette nouvelle société savante qui milite contre tout ce que la faculté de Paris représente. Ils se considèrent en guerre contre elle et ne peuvent tolérer qu'un de leurs meilleur étudiant passe à l'ennemi et devient professeur.

La faculté essaye par tous les moyens de nuire à cette société médicale, pourtant protégée par le Roi, allant jusqu'à interdire à ses membres de se réunir.

Formations concurrentes de la faculté

En pratique, plusieurs institutions rivalisent avec la faculté de médecine de Paris, la plupart situées sur la rive gauche de la Seine, au quartier latin :

- Le *Collège Royal* fondé par François Ier en 1530 paye des « lecteurs » humanistes chargés d'enseigner des disciplines que l'université de Paris ignore. À partir du règne de Louis XIV, apparaissent des chaires de médecine, de chirurgie, de botanique et de pharmacie.

- Le *Jardin du roi* créé par Louis XIII se consacre dès 1626 à l'étude de la botanique. Il s'enrichit progressivement de chaires dont la chirurgie puis la médecine sous Louis XIV.

Les diplômés n'obtiennent pas le titre de docteur.

- Le *Collège de chirurgie* soutenu, en 1731, par Louis XV, le bien-aimé, pour satisfaire la demande des chirurgiens désireux d'une école consacrée à l'étude et au perfectionnement de la chirurgie à Paris, et surtout pour marquer une séparation franche avec les barbiers-chirurgiens (petite chirurgie, arracheurs de dents) et les barbiers.

Le bâtiment se trouve à quelques centaines de mètres de la rue de la Bûcherie, où se situe la faculté de médecine de Paris de l'époque. Médecins et chirurgiens suivent une formation commune contrairement à la faculté et obtiennent le titre de *maître*.

Installation et vie familiale

Lorsqu'il obtient son grade de docteur, en 1778, Jean-Noël doit se soumettre à une tradition ancestrale qui consiste à remercier de façon un peu ridicule les professeurs qui viennent de le nommer et de reconnaître comme leur égal. N'oublions pas également que l'université en France est encore la fille soumise à l'Église catholique et le nouveau docteur doit remercier un grand nombre de membres du clergé. Les festivités se déroulent sur quelques jours ce qui augmente significativement le coût final pour l'obtention du titre, déjà très élevé à Paris.

La mort du père, Noël Hallé en 1781

Sur le plan familial, le père de Jean-Noël meurt d'une affection cardiaque. On procède à son inhumation le 6 juin et Jean-Noël rédige l'éloge historique de son père.
Le 2 mars 1782, « le secrétaire fait lecture d'une lettre de M. Hallé fils écrite à M. Pierre, pour le prier de faire hommage à l'Académie des exemplaires de la notice historique qu'il a faîte sur la vie et les ouvrages de feu M. son père. »[44]

Suite à ce décès paternel, Jean-Noël vend presque tout ce qui reste dans l'atelier du peintre. Il ne conserve que les portraits de famille et quelques toiles, bien peu du grand-père Daniel, un peu plus de Noël. Reste aussi dans la famille les invendus des cartons de Châtres.
Les Mussy et les Valois[45] reçoivent une part des cartons.
A chaque génération, les descendants vont se partager les tableaux, certains en indivision ! Il va en être de même à la mort du docteur Hallé ce qui rend très difficile de retrouver des documents d'époque.

Sur le plan personnel, Jean-Noël décide de continuer à habiter dans la maison de son père au 10 rue Pierre Sarrazin.
En 1817, il doit dépenser 57000 francs pour des réparations dans l'immeuble en raison de son mauvais état. Plus tard, sa veuve continuera à y habiter jusqu'à son décès puis ce sera au tour du jeune ménage de son petit-fils Gueneau de Mussy de s'y installer.
Il ne reste rien de cette maison qui se trouvait à quelques mètres de la rue de la Harpe et suivait à peu près le trajet du boulevard Saint-Michel jusqu'au Luxembourg. Elle avait un jardin et une surface habitable assez vaste pour accueillir plusieurs locataires.
Cette demeure va rester au sein de la famille pendant plus d'un demi-siècle.
Âgé alors de 31 ans, mais toujours célibataire, Jean-Noël partage son habitation avec sa mère et sa sœur. Il va y habiter toute sa vie et y mourir. Tous ses enfants vont y naître et y être élevés.
Charlotte Geneviève, la sœur de Jean-Noël, y a vécu également toute sa vie, occupant un petit appartement retiré. L'immeuble sera vendu à la

famille Hachette qui y installera ses magasins. La famille Hallé déménagera alors rue Saint Dominique (75007).

Un cabinet de consultation à Paris

Sans le titre de docteur régent Hallé n'est pas autorisé à donner des cours à la faculté ni d'exercer dans un hôpital parisien. Il devient simple consultant chez lui à Paris.

Grâce à son oncle Lorry, il accède rapidement à une patientèle aisée issue de la cour, de la noblesse et de la grande bourgeoisie.
Parmi ses patients figurent la duchesse d'Orléans, le maréchal de Richelieu et plusieurs membres de la plupart des grandes familles de la fin du XVIIIe siècle.

Néanmoins, il accepte tout consultant quel que soit son rang ou sa fortune comme le souligne Cuvier dans son éloge :
« L'aisance dont sa famille jouissait depuis longtemps lui permettait de rechercher de préférence les malades pauvres, et c'est ce qu'il faisait soigneusement ; il les secourait de ses dons autant que de ses conseils, et dans son ingénieuse charité, il savait laisser ignorer ses bienfaits à ceux dont la délicatesse ne les aurait pas acceptés.
Plus d'un homme dans le malaise trouvait, après sa guérison, ses dépenses payées d'avance chez tous ses fournisseurs, et n'apprenait qu'à force d'instances que son médecin avait pourvu à tout ».

Un mariage de bonnes familles

Dès que sa situation professionnelle s'améliore et qu'il acquiert une bonne réputation de consultant, Jean-Noël décide de se marier.

Il épousa, le 8 avril 1785, Marie Geneviève Marchand D'Épinay, fille de Charles-Antoine Marchand, écuyer, conseiller-secrétaire du Roi, avocat au Parlement, notaire vétéran au Châtelet de Paris et administrateur des écoles militaires royales.
La mariée appartient à un milieu aisé et bénéficie d'une dot confortable. Elle n'a pas la beauté de sa belle-mère, présente une nature plutôt triste mais laissera la réputation d'une femme de devoir, très attachée aux dévotions de la religion, bonne épouse et mère attentive.

Le couple Jean-Noël Hallé/Marie Geneviève Marchand D'Épinay va donner naissance à trois enfants :

- Louise (1786-1789)
- Augustine (1789-1876) qui épousa Guéneau de Mussy
- Charles-Louis (1797-1861), le seul garçon, à l'origine de la descendance actuelle du médecin Jean-Noël Hallé.

La mère de Jean-Noël, Geneviève, veuve de Noël, offre à son fils plusieurs tableaux de famille qui figurent dans le contrat de mariage[46] du 7 avril 1785, contrat dans lequel Jean-Noël note son titre héréditaire de Chevalier du Roi, titre dont il restera le plus fier durant toute sa vie.

Passionné par l'étude des maladies

Le docteur Hallé s'organise pour associer tout au cours de sa vie, consultations de malades et recherches afin d'améliorer l'art de soigner ses concitoyens.
Ses collègues de la SRM le sollicitent régulièrement pour rédiger des rapports critiques sur des publications récentes, des mémoires de confrères, des thèses, des cas de maladies inhabituelles. On le désigne souvent pour présenter ses travaux oralement devant les autres membres. Il travaille sur différents sujets, soit seul, soit associé à d'autres collègues. Il va passer beaucoup de temps à la rédaction d'environ 150 rapports, mémoires et articles. Tout est pour lui « essais, tentatives, préliminaires ; ne voyant point de bornes à la nature, il ne pouvait se décider à en mettre à ses travaux ». [Dubois]

Écrits personnels entre 1779 et 1789

L'éclectisme de ses études a de quoi surprendre un médecin actuel. Elles illustrent le passage entre la médecine ancestrale et le début de la médecine moderne à l'approche de la période révolutionnaire.

L'urine dans l'état de santé

L'énumération des symptômes dans la prise en charge d'un malade est toujours nécessaire au « diagnostic », souvent suffisante pour prescrire un remède, expliquant la fréquence des consultations par correspondance.
Parfois, le médecin demande à voir le malade pour mieux observer ses anomalies, voir, sentir ou goûter ses fluides corporels comme les urines, la sueur ou le sang.
D'où l'importance de cette étude de Jean-Noël sur les « Phénomènes et variations que présente l'urine considérée dans l'état de santé »[47] (1779).

Étude anatomo-clinique

En avance sur son temps, il rédige en 1780, des « observations relatives à deux ouvertures de cadavres qui ont présenté des phénomènes très différents de ceux que semblait annoncer la maladie... une induration squirreuse de l'estomac, une dégénérescence des reins ». [Cuvier et Dubois]

En effet, ce n'est qu'après la période révolutionnaire et surtout pendant l'épopée napoléonienne, que l'examen d'un malade et la compréhension de sa maladie va s'enrichir de plusieurs données nouvelles : la consultation clinique au lit du patient (1797) préconisée par P.J.G. Cabanis[48], l'autopsie systématique après le décès (1800-1802), recommandée par l'école anatomo-pathologique de X. Bichat[49], la percussion (1808) introduite en France par J.-N. Corvisart, l'auscultation médiate (1816-1819) développée par son élève R. Laennec, l'exploration chimique et physique des fluides corporels (1822-1824) initiée par l'école de F.J.V. Broussais[50] et quelques autres innovations moins marquantes.

Cette publication sur l'ouverture des cadavres illustre bien cette nouvelle conception fortement conseillée et soutenue par Bichat.

Seule l'exclusion du clergé dans la mainmise des études médicales autorise cette approche innovante, après la Révolution.

Fièvre et petite vérole

En 1784, Jean-Noël Hallé rédige quelques réflexions sur « la fièvre secondaire et sur l'enflure dans la petite vérole ».

Ne pas la confondre avec la *grande vérole* ou *syphilis*. Il s'agit de la variole, maladie infectieuse d'origine virale, très contagieuse et épidémique.

En Europe à cette époque, les épidémies provoquent des complications dans un cas sur cinq, environ, à type de surinfection bactérienne cutanée, pulmonaire et oculaire voire de septicémie mortelle.

En cas de survie, les séquelles laissent souvent des cicatrices cutanées, sur le visage, parfois une cécité ou des déformations des membres en raison de lésions articulaires ou des parties molles.

Un médecin et scientifique anglais Edward Jenner, membre de la *Royal Society,* réussit à obtenir un produit en 1796 à partir de lésions cutanées de vaches infectées par la « vaccine », *cowpox* en anglais. Il l'inocule par scarification cutanée à des humains qui se trouvent ainsi immunisés contre la variole.

L'origine du mot vaccin vient de la première utilisation de cette vaccine, véritable « virus vaccinal ». Jean-Noël se contente d'en décrire certains symptômes, en 1784, mais il va devenir un fervent défenseur de la

« variolisation » dès qu'il prend connaissance des travaux de Jenner. Son côté savant prend le dessus !

Camphre et opium

Le 31 août 1784, Hallé lit devant les membres de la SRM un Mémoire qu'il a rédigé « sur les effets du camphre donné à haute dose et sur les propriétés qu'a ce médicament d'être correctif de l'opium ».
Ce travail innovant de 15 pages bénéficie d'une publication. Dans son introduction, il précise qu'il ne souhaite pas réunir tout ce qu'on connaît sur le camphre depuis le temps des Arabes ni d'étudier ses mécanismes d'action mais « seulement de proposer aux praticiens quelques réflexions qui [lui] ont paru importantes. »[51]
Il conclut son Mémoire sur plusieurs conseils pratiques.

Études de quelques traitements

Des « Observations faites sur les parties volatiles et odorantes de *médicaments* tirés des substances végétales et animales », paraissent en 1784.
« Réflexions sur le traitement de la manie atrabilaire, comparé à plusieurs autres maladies chroniques, et sur les avantages de la *méthode évacuante* dans ces maladies », parues en 1786 et évoquées par Desgenettes et Dubois.
En réalité, ces différents travaux innovent dans le domaine pharmaceutique ; ils vont se développer, se diversifier et donner naissance au premier *codex medicamentorum* pratique auquel Jean-Noël va amplement participer intellectuellement et financièrement.
L'ancêtre du Vidal® actuel[52] !

Travaux en collaboration à la SRM

Conformément aux statuts de cette société et aux autorités administratives françaises, des médecins transmettent aux experts de la SRM des cas d'épidémies ou de maladies infectieuses qui présentent un risque d'extension au sein de la population.
Les spécialistes désignés étudient chaque dossier, se prononcent sur les risques potentiels et proposent des solutions selon les connaissances de l'époque. Au cours de son activité pendant la période royale, soit une dizaine d'années de travail au sein de cette société savante, Jean-Noël dépose une dizaine de publications en son nom propre et plus d'une centaine en association avec un ou plusieurs de ses collègues.
Il donne son avis et souvent présente son texte oralement devant ses confrères.
« Il fut un des membres les plus laborieux » [Cuvier].

Principaux thèmes d'Hallé et de ses collaborateurs

Les missions confiées par la SRM orientent bien sûr les domaines auxquels Jean-Noël va montrer de l'intérêt. Voici quelques exemples qui figurent dans les archives de cette société.

- La **gale**, très fréquente en milieu militaire. Jean-Noël participe aux recherches en 1779 et rédige un compte-rendu sur son traitement : « Détails des expériences faites par MM. de Jussieu, de Lalouette, Jeanroi et Hallé... pour déterminer les propriétés et les effets de la racine de Dentelaire dans le traitement de la gale ».[53]

Le terme « dentelaire » correspond au nom commun de la *plumbago*, terme d'origine latine *plumbum* (« plomb ») car on suppose que cette plante guérit le saturnisme, maladie par intoxication au plomb. On lui attribue des vertus médicinales contre les maladies de peau, les maux dentaires, la dysenterie, les rhumatismes, en particulier les douleurs dorsales comme la sciatique et certaines névralgies. Une espèce de plumbago se cultive toujours mais n'est plus utilisée en thérapeutique.

- La **fièvre putride**. Dès 1779, Hallé s'associe à Fourcroy pour analyser la thèse soutenue par J. Bell à Édimbourg sur « une fièvre putride épidémique dans un régiment écossais ». De 1786 à 1788, il entreprend des recherches personnelles sur cette fièvre probablement la typhoïde.
- Le **tétanos**. Hallé et Andry rédigent un rapport le 19 juin 1787 sur l'ouvrage de Vicq d'Azyr consacré à cette maladie et à sa prévention.
- La **perpneumonie**. La SRM confie à Geoffroy, Hallé et Jeanroi la rédaction d'un rapport présenté le 3 juillet 1789 sur l'ouvrage publié par Gauthier, médecin à Uzerche, sur une épidémie dans la paroisse de St Jal.
- Les **eaux thermales.** Rapport de 69 pages, rédigé par Fourcroy et Hallé, le 9 mai 1792, sur la nature, les propriétés et les usages des eaux de St-Laurent-en-Vivarais.
- Les **maladies des troupes**. Coquereau, de Brieude, Caille et Hallé étudient en 1792 le rapport de 25 pages du docteur Le Jau de Calais.

Enfin, deux travaux méritent d'être détaillés pour apprécier la minutie des réflexions de Jean-Noël Hallé et son implication dans l'évolution de la médecine moderne ; ils portent sur le **méphitisme** et le **mesmérisme** et seront abordés dans un prochain paragraphe.

Membres associés à Jean-Noël

« Ne songeant qu'à éclairer son art de ce que les sciences peuvent lui prêter de secours, mais ne se targuant ni de ses succès ni de ses découvertes, ne recherchant point une réputation populaire, il n'offusquait la vanité et n'effrayait les intérêts de personne.

L'étude de la médecine lui paraissait suffire pour remplir une vie ».

Cette bonne analyse de Cuvier explique qu'environ 36 médecins et scientifiques, la plupart bénéficiant d'une grande renommée, acceptent de collaborer avec lui, au nom et pour la SRM.

Voici une liste quasi exhaustive, dans un ordre alphabétique, de ses collaborateurs dont certains restent connus de nos jours : C.-L.-F. Andry, J.J. de Brieude, C.A. Caille, J.-B.-F. Carrère, N. Chambon de Montaux, J.-F.J. Roussille de Chamseru, C.-J.-L. Coquereau [cf. 2e partie de ce livre], C.-M. Cornette, Crochet, P.-L. Delaporte, Delaguérene, F. Doublet, A.-F. de Fourcroy, É.-L. Geoffroy, J. Horne, D. Jeanroi, A.-L. de Jussieu, C. Lafisse, J.F.A. de Lalouette, J.-M.-F. de Lassone, A.L. de Lavoisier, A.-C. Lorry, [cf. Voir au chapitre suivant], L.C.H. Macquart, P.A.O. Mahon, P.J.C. Mauduyt de La Varenne, P.-H. Nysten, J.-J. Paulet, A. Poissonnier-Desperrieres, F.-P. Poulletier de Lasalle, C.-J. Saillant, Saint-Jal, abbé A.-H. Tessier, M.-A. Thouret, M. Tillet, C.-L. Varnier et Vicq d'Azyr.

Tous ont collaboré aux travaux d'Hallé et certains de nombreuses fois ; plus de 70 fois pour *Fourcroy* notamment pour l'aider dans son rôle de réformateur de l'enseignement et d'élaboration d'une Université impériale, aidé par Corvisart. *Nysten*, physiologiste belge et pédiatre, « un de ceux que Hallé protégea le plus »[54] et dont la carrière s'interrompt malheureusement à 40 ans, suite à une apoplexie foudroyante.
Vicq d'Azyr, l'un des promotteurs avec Cabanis de la nouvelle démarche médicale basée sur l'observation et l'examen au lit du malade, que mettrons en application Fourcroy, Corvisart et Hallé...

Dossiers marquants entre Hallé et Lorry

La description de rapports rédigés par Hallé et son oncle, parfois associés à d'autres membres de la SRM, permet là encore de mieux comprendre le fonctionnement et le rôle de cette société savante.
- Mémoire sur les *dysenteries épidémiques* à la fin d'août 1779 dans une partie du comté Nantais et dans les campagnes voisines de Clisson.
Jean-Noël répond par deux lettres, les 27 et 28 septembre, puis publie le 2 octobre des « Réflexions sur la nature et le traitement de la dysenterie, épidémie qui règne dans plusieurs provinces du royaume ». Coquereau s'associe à Hallé pour rédiger un rapport auquel se joint Lorry le 27 novembre ; ils accordent la publication du mémoire le 1er janvier 1780.
- Sur le même thème, un docteur correspondant du Mans, soumet un ouvrage sur les *dysenteries* des paroisses de Tuffé et Lucé en 1779.
Hallé et Lorry rédigent deux rapports positifs les 3 octobre et 21 décembre.

- Le 10 octobre 1780, le prieur du Bignon, à Feneu du diocèse d'Angers, demande une consultation pour un *mal de gorge gangreneux* chez douze enfants de la même famille.
Lorry, Hallé et Vicq d'Azyr lui apportent une réponse.
- L'intendant du Berry demande un avis en raison d'une épidémie sur son territoire. Il s'agit d'un *mal de gorge avec éruption* miliaire constaté dans l'Indre ainsi qu'à Argenton, le 28 octobre 1781.
Coquereau, Lorry, Hallé et Vicq d'Azyr rédigent une réponse dès le 8 novembre.
- Toujours en novembre 1781, les docteurs Maigrot père et fils, correspondants de l'académie de chirurgie à Rançonnières en Haute-Marne, rapportent une *épidémie* à Arbigny sous Varennes.
Coquereau, Lorry et Hallé rédigent un avis fin 1781.
- A Marseille, un médecin transmet des cas de *maladies par causes externes,* sans précision de date. Hallé et Lorry traitent le dossier.
- Au cours de l'année 1782, Lorry et Hallé participent à la rédaction de trois rapports sur la *fièvre puerpérale* survenue à Paris chez une femme après son accouchement puis avec Coquereau, Vicq d'Azyr et Varnier, suite à un mémoire concernant la méthode employée par feu M. Doulcet. Les experts préconisent l'utilisation de l'ipécacuana (ou ipéca) et l'indiquent dans un rapport signé par Lorry, Hallé, Lassone, Geoffroy, Mauduyt, Vicq d'Azyr et Jeanroi.
Ces travaux n'ont rien d'anodin car la durée d'espérance de vie en France est beaucoup plus courte qu'actuellement pour les hommes et encore beaucoup moins pour les femmes en raison de ces fièvres de grossesse.
- Toujours en 1782, une lettre rapporte une *suette* ou *fièvre miliaire* en Languedoc, puis à Langres. Lorry, Coquereau, Hallé et Vicq d'Azyr rédigent un Mémoire sur ce cas suivi d'un autre quelques mois plus tard.

L'oncle Anne-Charles Lorry meurt le 18 septembre 1783.

« Après les grands froids de 1782, il avait été frappé d'apoplexie, puis survinrent des accidents qui le déterminèrent à se faire transporter aux eaux de Bourbonne, bien moins, dit un de ses biographes, dans l'espoir d'y rétablir sa santé, que pour cacher à sa famille le spectacle de sa mort » [Dubois].
Encore aujourd'hui, certains spécialistes considèrent Lorry comme un des précurseurs de la dermatologie. Il a profité de sa notoriété pour faire connaître son neveu auprès de la cour, de la noblesse et de la grande bourgeoisie. Très reconnaissant de tout ce qu'il doit au frère de sa mère, Jean-Noël décide rapidement de faire connaître ses travaux, en particulier tous les savoirs qu'il lui a transmis. Il y parvient dès 1784 en rédigeant un traité de 496 pages, en latin, qui détaille la doctrine de son oncle vénéré

sous le titre que l'on peut traduire par « Après les changements de la maladie et les conversions ».[55]

Toujours d'après F. Dubois d'Amiens, Hallé va respecter pendant toute sa vie une recommandation transmise par son oncle Lorry : « Ayant vécu dans ce qu'on appelle le grand monde et avec les beaux esprits du siècle, j'ai souvent souffert devant moi des railleries indécentes contre la religion, railleries auxquelles j'ai participé le moins que j'ai pu ; mais j'ai été souvent un chrétien honteux, ravi lorsque j'ai cru pouvoir faire autrement. Je m'en suis repenti souvent, et ai donné des preuves de ma croyance quand j'étais loin de la compagnie de ces faux philosophes. J'en demande et en ai souvent demandé pardon à Dieu avec amertume.

Je prie donc mon neveu, lorsqu'on me mettra devant lui au rang des incrédules, de me venger de ce reproche et d'avouer ma faiblesse, que Dieu voudra bien me pardonner dans son immense miséricorde. »

Travaux d'Hallé et Coquereau

Les archives de la SRM recensent 87 rapports dans lesquels figure l'association des deux amis, Hallé et Coquereau (1744-1796).

La majorité d'entre eux concerne bien sûr des épidémies : maladies des troupes, perpneumonie, épizootie, fièvres intermittentes, dysenterie, scarlatine, pleurésie…mais aussi : effet des travaux de Rochefort avec tableau des naissances et sépultures avant et après le dessèchement ; rapprochement des vices reconnus à l'établissement public formé à Lyon en faveur des noyés et des vues sur les moyens de les détruire et de perfectionner cette institution de bienfaisance ; mémoire sur la conservation des équipages (régime alimentaire, propreté, vêtements, maladies, frais d'entretien des matelots) proposé par Sabathier, médecin du roi à Brest ; remède pour les cheveux, une pommade adoucissante de madreperle (à base de nacre), traitement du ténia cucurbitain, pilules mercurielles de Keyser pour traiter les maladies vénériennes, savon absorbé dans du lait pour colique nerveuse, inoculation indienne de la petite vérole par la déglutition de la matière variolique, mélange d'éther vitriolique et d'esprit de térébenthine à l'usage interne suivant la méthode de Durand, et quelques autres.

À noter parmi ces études : une demande sur l'*esquinancie de la trachée artère*, affection qui va toucher Joséphine Bonaparte et la conduire à la mort ; un cas cocasse d'un malade touché par une maladie convulsive produite par un excès de masturbation ; une affection hypocondriaque mélancolique compliquée de mouvements convulsifs, de coma et de catalepsie, guérit de façon troublante et inattendue par une fièvre continue et un érysipèle miliaire !

Enfin les deux experts de la SRM doivent se prononcer sur l'intérêt d'ouvrages aussi divers qu'un traité sur la surdité ou sur certaines *eaux minérales* ainsi que sur les publications de leurs confrères, Desgenettes et Geoffroy.
A ce propos, Hallé montre l'efficacité des eaux salines et acidulées par de l'acide carbonique du Mont-d'or chez « des individus tourmentés d'une toux opiniâtre avec expectoration puriforme et fièvre. »[56]

Habituellement, l'étude de certains dossiers influence sans doute les propres recherches de Jean-Noël comme son étude sur les *fièvres putrides* au cours des années 1786 à 1788. Un premier comité médical se tient sur ce sujet, à Versailles, le 24 mai 1786.
Hallé et Coquereau vont s'associer à d'autres collègues pour rédiger des rapports entre 1786 et 1788 comme avec Caille et Delaporte.
Ils concernent tous la *fièvre putride vermineuse* ou la *fièvre bilieuse putride.*
Par référence à la première édition de l'Encyclopédie de Diderot & D'Alembert, on découvre les définitions suivantes :

- la *fièvre putride vermineuse*[57] correspond à un état de putréfaction ou qui contient des matières putréfiées.

- la *fièvre bilieuse*[58] est une complication survenant chez des individus atteints de malaria avec une « fièvre accompagnée d'affections morbidiques très dangereuses & dont la cause est difficile à dompter par la coction, ou à expulser par les excrétoires naturels, ou à se déposer par éruption. »[59] Cette affection sévère touche particulièrement les individus très fragilisés et affaiblis.

Rappelons que le paludisme sévit dans toutes les régions du monde où il existe des marais et des moustiques transmetteurs.

Parmi tous ceux qui ont collaboré avec Hallé, le docteur Coquereau occupe certainement une place privilégiée, surtout après le décès de son oncle Lorry, dont il était aussi un des élèves préférés.
A la mort de son ami, le 11 août, Jean-Noël rédige une longue notice publiée en tête du catalogue de la vente de sa bibliothèque.[60]
Son long texte permet d'apprécier les qualités littéraires et de synthèses indéniables de Jean-Noël.

Le mesmérisme

En plus de l'étude des maladies, Jean-Noël s'intéresse aux nouvelles techniques médicales à la mode comme l'utilisation de l'électricité, le magnétisme et d'autres nouveautés dont le mesmérisme. Il aurait

personnellement déposé une dizaine de brevets jusqu'en 1789 qui ne figurent pas à l'Institut National de la Propriété Industrielle dont les archives ne débutent qu'en 1791.
En cette fin du XVIIIe siècle, plusieurs méthodes de traitement apparaissent et deviennent « à la mode » à partir de la France mais souvent proposées par des médecins allemands dont trois se distinguent dans des disciplines différentes :
- Christian Samuel *Hahnemann*[61] découvre l'*homéopathie* après avoir observé sur lui-même une fièvre après un contact avec de la teinture de quinquina, remède connu pour lutter contre l'hyperthermie.
Il en déduit en 1796 sa « loi de la similitude », suggérant qu'une maladie peut être traitée par un remède donnant les mêmes symptômes que la maladie elle-même.
- Franz Josef *Gall*[62] se fait connaître par des consultations de *phrénologie* également en 1796.
Il prétend qu'en palpant la boîte crânienne, on découvre des bosses caractéristiques de certaines facultés et penchants du patient.
- Un troisième médecin germanique d'origine souabe va aussi se distinguer, Franz-Anton *Mesmer*, en « démontrant » l'existence d'un *magnétisme* animal[63] capable de soulager des malades.

Le docteur Mesmer

Inscrit à l'Université de Vienne en 1759 pour suivre des études de médecine, il publie sa thèse en 1766, sur l'influence des planètes dont la lune sur le corps humain et les maladies. Quelques années plus tard, en 1773, Mesmer pense qu'il existe un fluide universel qu'il désigne comme *magnétisme animal*. Grâce à quelques expériences, il réussit à convaincre qu'il possède un pouvoir magnétique capable de traiter plusieurs maux en particulier les maladies nerveuses.
En février 1778, Mesmer s'installe à Paris dans un grand appartement.
Le mesmérisme devient un véritable phénomène de société voire une nouvelle science grâce à Charles Deslon, un médecin réputé, convaincu et rallié aux thèses du médecin allemand.
Mesmer devient la nouvelle coqueluche de Paris et en 1780, il décide d'introduire une méthode de traitement collectif, appelé le *baquet,* et assure traiter plus de trente personnes par séance dans son appartement.

Condamnation par la SRM et Hallé

Véritable phénomène de société, le magnétisme animal fait l'objet de nombreuses polémiques au sein du corps médical.

Hallé participe avec d'autres savants, dont Franklin, Lavoisier, Jussieu…, à une commission créée en 1784 par la SRM dont ses archives conservent un dossier complet[64] sur le magnétisme animal, plus 28 sous-dossiers ou pièces.
Hallé conclut à une imposture comme la majorité des médecins.

Mesmer quitte la France sous les quolibets mais après avoir fait fortune. Malgré ces nombreuses passes d'armes sur le mesmérisme, il faut admettre que le personnage représente l'archétype du charlatan et le magnétisme animal le prototype d'une pseudo-science.
Pour certains cependant, cette doctrine ouvre la voie à la psychologie, à la parapsychologie voire à l'hypnose !

Le méphitisme

Ce phénomène concerne les lieux où se dégagent un gaz toxique et une odeur nauséabonde : fosses d'aisances, marais, égouts, cloaques... domaine particulièrement en lien avec l'hygiène, spécialité incontestée du professeur Jean-Noël Hallé.
Henri Bernardin de Saint-Pierre observe que la nature développe dans tous ces sites « pollués » des végétaux propres à changer en parfum le méphitisme de l'air.[65]
En France, le problème devient préoccupant dans les grandes villes comme Paris. La municipalité de la capitale va charger le savant Hallé, par l'intermédiaire de la SRM, de trouver des solutions rapides, sans attendre les effets bénéfiques probables mais trop lents de la nature.

Rapport d'Hallé sur le méphitisme

Il publie, en 1782, un ouvrage de 188 pages ayant pour titre : « Recherches sur la nature et les effets du méphitisme des fosses d'aisances », avec en sous-titre la notice : « Lues dans les séances tenues au Louvre par la SRM, les 28 septembre, 1er, 5 & 8 octobre 1784, & extraites des registres de cette compagnie. »[66]
Dans son introduction, Hallé fait allusion aux travaux du docteur Jean *Janin* de Combe-Blanche,[67] écuyer, membre de plusieurs Académies et du Collège royal de chirurgie de la ville de Lyon.
Son plan permet de constater la minutie de ses travaux de synthèse.
Pourtant, cet ouvrage fait l'objet d'une violente polémique de la part de Janin qui estime que tout est dit sur le méphitique dans son propre livre publié également en 1782. Il reproche à Hallé d'avoir critiqué son livre de manière subjective, sans preuve scientifique et de n'avoir jamais répondu à ses lettres de demande d'explications.

Janin profite de la parution de la notice de 1784 pour rédiger et publier le 6 octobre 1785 une réplique[68] en 48 pages.
Il affirme être le premier à avoir constaté l'utilité du vinaigre, du lait de chaux et des autres produits cités et adresse deux jours plus tard « une lettre de remerciements »[69] au docteur Hallé.

Conclusions d'Hallé sur le méphitisme

Rien de mieux que de reproduire la dernière page écrite par les collègues de Jean-Noël à la SRM :
« On trouve en fin de l'ouvrage des notes intéressantes & instructives, dans lesquelles l'auteur détruit par des faits positifs, les soupçons injurieux que le sieur Janin a répandus dans plusieurs brochures indécentes sur l'authenticité des Procès-Verbaux & la bonne-foi des Commissaires.
Nous pensons d'après ces considérations, & pour le bien de l'humanité, qu'il est bon d'éclairer de plus en plus sur ses véritables intérêts, que l'Ouvrage de M. Hallé mérite l'approbation de la Société Royale de Médecine.

Poissonnier. Coquereau

Je certifie que le présent Rapport dont la Société Royale de Médecine a entendu la lecture dans sa séance tenue au Louvre, le 15 Mars présent mois, est conforme à l'original contenu dans ses registres, & au jugement de cette Compagnie.
Au Louvre, le 15 Mars 1785. Vicq d'Azyr, Secrétaire perpétuel. »

Pour les collègues de Jean-Noël, la polémique lancée par le docteur Jean Janin ne repose sur aucun fondement recevable. Hallé rapporte sur près de deux cent pages des arguments scientifiques irréfutables.

L'Encyclopédie Méthodique

Le grand libraire Charles-Joseph Panckoucke s'établit d'abord à Lille puis à Paris où il désire publier une nouvelle encyclopédie, en reprenant l'idée du célèbre *Dictionnaire raisonné des sciences, des arts et des métiers* de Diderot et d'Alembert diffusé de 1751 à 1772. Diderot lui ayant opposé un refus de diriger une édition refondue, Panckoucke prévoit de publier ses propres dictionnaires et lance des souscriptions dès 1782. À partir de cette décision, il va fonder le premier empire journalistique de l'époque.
L'éditeur prévoit 40 volumes sans savoir que la publication va s'échelonner sur un demi-siècle, jusqu'en 1832. Il décède, en 1798, mais l'édition continue grâce à son gendre et associé Henri Agasse, dans un premier temps, puis à sa propre fille A.-P. Agasse, veuve de ce dernier.

Selon différentes sources, l'ensemble aboutit à plus de 200 volumes.[70]
Plus d'un millier d'auteurs vont participer à l'« Encyclopédie Méthodique ou par ordre de matières par une société de gens de lettres, de savants et d'artistes ; précédée d'un Vocabulaire universel, servant de table pour tout l'ouvrage, ornée des portraits de MM. Diderot et d'Alembert, premiers éditeurs de l'Encyclopédie. »
Panckoucke sollicite plusieurs grands savants et les auteurs reprennent parfois des articles publiés par Diderot.

Hallé participe au projet car dès le départ l'éditeur prévoit de consacrer six volumes à la médecine. Au total, il y en aura treize rédigés entre 1787 et 1830, plus deux sur la chirurgie, publiés entre 1790 et 1792.
Il écrit des articles dans différents volumes, correspondant à ses connaissances étendues dans des domaines différents, parfois éloignés de son champ d'activité. Il n'hésite pas à écrire sur des sujets dont il n'a aucune compétence particulière si ce n'est l'envie apprendre en recherchant. « Il espère qu'on lui pardonnera ses omissions et ses erreurs, en considérant que, dans cet article, il n'a prétendu que jeter les fondements d'un travail plus complet. » [Dubois]

Dans les volumes « MÉDECINE »

Hallé écrit des articles influencés par ses propres recherches et ses attirances professionnelles.

Air

« s. m., *aer* ; air atmosphérique. C'est ainsi qu'on nomme la masse de fluide élastique invisible par sa transparence, dans lequel nous vivons, et qui environne la terre jusqu'à une hauteur qu'on n'est pas parvenu à déterminer. Ce fluide étant nécessaire à l'entretien de la respiration et de la vie des animaux, et devenant la source de beaucoup de maladies… mérite la plus grande attention de la part du médecin. »
Hallé divise ses considérations en cinq sections :
« 1° des propriétés essentielles de l'air et de sa composition ;
2° des propriétés accidentelles ou des qualités de l'air ;
3° des effets que produit l'air sur l'économie animale ;
4° des substances étrangères qui peuvent se mêler à l'air ou s'y dissoudre et en altérer les qualités ;
5° des moyens que l'art emploie pour opérer dans l'atmosphère des modifications avantageuses à la santé de l'homme. »

L'article comporte 59 pages, numérotées de 225 à 284, signées par Jean-Noël Hallé et Pierre-Hubert Nysten, dans le tome 1, édité en 1812 ; citées par Chomel (1, III, n° 5).

Aliments

« s. m., *alimentum*, de *alere* nourrir. On entend par aliments en général, les substances qui, introduites dans notre corps, servent à le nourrir, c'est-à-dire, fournissent la matière qui portée par nos fluides, et pénétrant par leur moyen dans tous nos organes, sert à leur développement, à leur accroissement, à leur renouvellement, en ajoutant à leur substance, ou en réparant leurs pertes…

On doit distinguer dans les aliments, 1° la matière réellement nutritive, c'est-à-dire, la substance même dont la propriété est de prendre la forme et la nature des différentes parties qui composent notre corps ; 2° les qualités accessoires de cette substance, qui dépendent des mélanges dans lesquels elle est confondue… Hippocrate a le premier établi cette distinction… »

L'article comporte 66 pages, numérotés de 329 à 395, signées par Hallé et Nysten, dans le volume 1.

D'après Dubois, Hallé regrette de le laisser incomplet, il aurait « dû y joindre deux autres parties, dit-il, mais il n'a fait que préluder à l'une d'elles, et, quant à l'autre, c'est à peine s'il en a donné une idée ».

Bains

« s. m. *balneum* des Latins et *baneion* des Grecs. L'immersion et le séjour passager plus ou moins prolongé du corps ou d'une partie du corps, dans un liquide, et spécialement dans l'eau, ou simple, en tenant en dissolution différentes substances : c'est là ce qu'on entend communément par le mot bain ; mais pour en donner une idée plus étendue et complète, il faudrait peut-être le définir : l'immersion du corps ou d'une partie du corps dans un milieu autre que l'air dans lequel nous vivons et nous respirons habituellement, et soit liquide, soit fluide élastique, soit même formé de matières solides réduites en poudre, comme seraient le sable et les cendres : immersion pratiquée dans des intentions qui se rapportent à l'hygiène ou à la thérapeutique… »

Article de 57 pages, numérotées de 519 à 576, signées Hallé, Nysten et Auguste-Marie-Denis Guilbert, professeur de pharmacie, dans le volume 2, publié en 1812 ; article cité par Chomel (1, III, n° 4).

Électricité

« *electricitas*. Ce mot exprime une faculté ou un ordre d'actions, que l'on développe dans les corps par différents procédés et que l'on attribue à un fluide dont on les croit tous pénétrés. Les premiers phénomènes observés

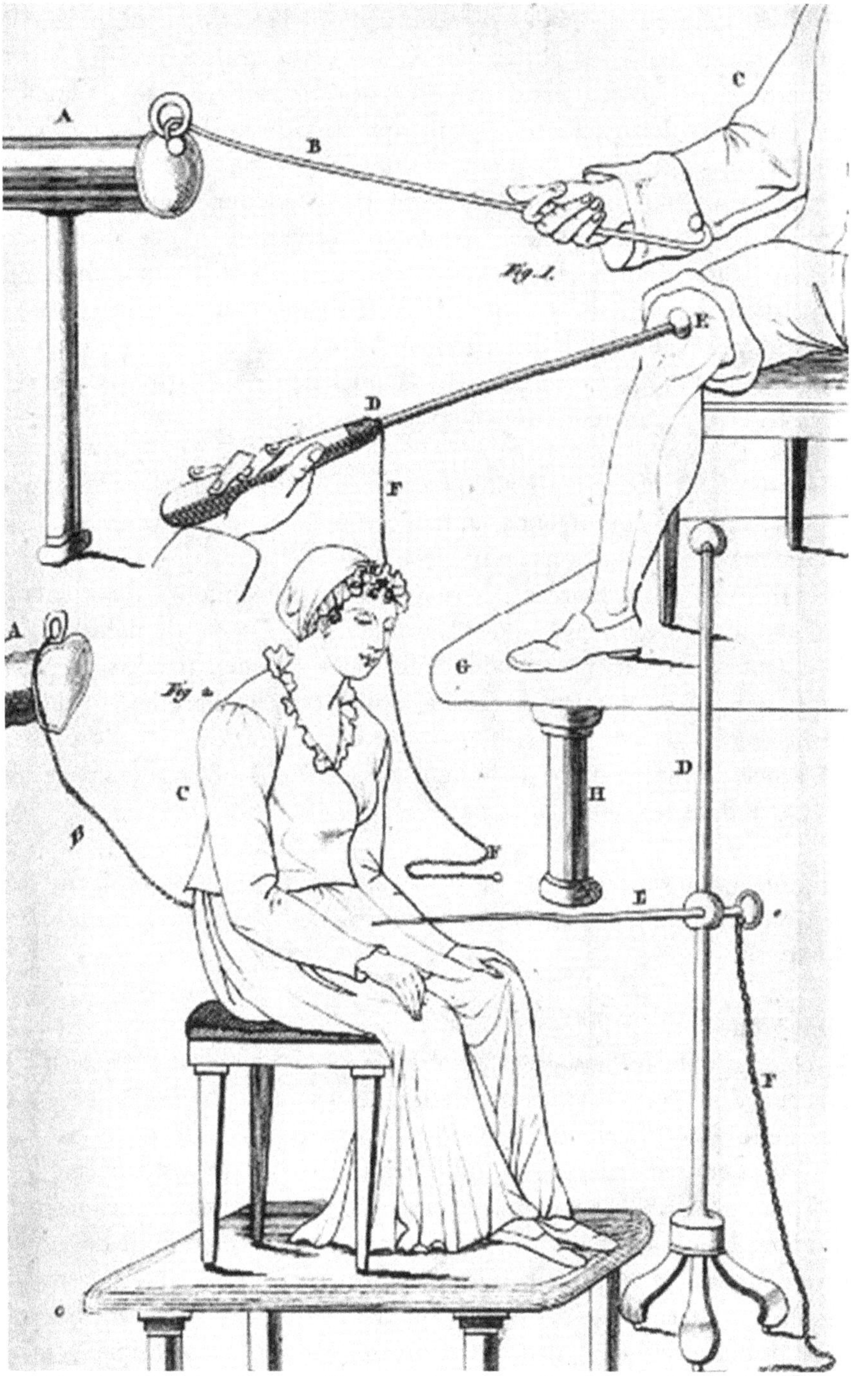

Fig. 3 : Une des figures illustrant l'article d'Hallé sur l'électricité[71], probablement dessinée par lui-même.

étaient des attractions et des répulsions, dont l'effet était de porter les corps les uns vers les autres, et de les éloigner les uns des autres alternativement. Le mot est dérivé du mot *électrum*, par lequel les anciens ont désigné le succin ou ambre jaune, qui est la première substance dans laquelle on a très anciennement observé cette propriété et ces phénomènes. On aurait droit de s'étonner, si beaucoup d'autres exemples en physique ne donnaient lieu à la même observation, que ce phénomène remarqué dans le succin ait été longtemps regardé seulement comme une singularité curieuse, tandis qu'il est répandu dans toute la nature, et qu'il tient à un principe qui fait lien de tous les corps, et qui peut-être n'est lui-même qu'une modification de celui duquel dépend l'harmonie de tout l'univers, et le mouvement qui en coordonne toutes les parties... »

Jean-Noël va beaucoup s'intéresser à l'électricité et à ses applications. Grâce à sa double compétence, en tant que médecin et physicien, Hallé va s'attaquer à des applications en médecine.
Après des années consacrées à des expériences personnelles, il obtient des résultats positifs qui l'encouragent à organiser à l'école de médecine en 1794, une démonstration de traitement d'une paralysie faciale périphérique. Il donne naissance ainsi à une nouvelle discipline médicale : l'*électrothérapie.*

L'article comporte 48 pages, numérotées de 261 à 309, signées par Hallé et Nysten, dans le volume 11.

La rédaction de cet article préfigure la forte implication de Jean-Noël car il l'enrichit de plusieurs figures, probablement réalisées par lui-même (Fig. 3).

Hygiène

« s. f., dérivé de termes grecs *santé* qui a pour racine *sain.* Partie de la médecine dont la fin est la conservation de la santé.
Mais l'étude de l'hygiène n'a pas seulement pour utilité de nous faire acquérir la connaissance des conditions de la santé, et des moyens dont nous pouvons disposer pour sa conservation ; elle est encore une bien utile introduction à la connaissance de l'homme malade et fournit de grands moyens auxiliaires à la thérapeutique.Les nuances qui tracent le passage de la santé à la maladie, les influences qui, tantôt par degrés, tantôt par une action brutale et subite, préparent ou précipitent ce passage, le changement qui s'opère alors dans les rapports qui existent entre l'homme et toutes les choses qui l'environnent et dont il use, les conséquences que ces changements entraînent dans la conduite que l'homme doit tenir, pour

assurer son retour à la santé ; en général, tout ce qui concerne l'homme malade s'éclaircit et s'explique bien souvent par l'étude de ce qui concerne l'homme sain ; et sous ce rapport il n'est rien qui doive être négligé dans l'étude de l'hygiène : tout y devient important.
C'est dans tous les points un parallèle perpétuel dont les deux termes extrêmes sont la santé, ses conditions et ses garanties ; la maladie, ses causes et ses remèdes.
Les détails de l'hygiène appartiennent à un grand nombre d'articles séparés ; l'histoire des hommes, de la société et de l'art, à cet égard, nous fera mieux concevoir l'idée de son ensemble et le plan sous lequel il conviendra de la traiter…
Nous avons cru devoir transporter ici une assez grande partie de l'article hygiène de l'Encyclopédie Méthodique, en y faisant les retranchements, les changements et les additions que l'espace écoulé depuis plus de vingt-cinq ans, nous a donné l'occasion ou mis dans la nécessité d'y apporter… »[72]

Article de 100 pages, numérotées de 509 à 609, signées Hallé et Nysten dans le volume 22.

Pour Jean-Noël, ce thème fait appel à un grand nombre de sciences : « archéologie, astronomie, physique, chimie, histoire naturelle, agronomie, architecture, jurisprudence, etc. » [Dubois et Pouderous en 1804].
On y retrouve toutes les données qu'il utilisera dans ses cours, à la faculté, consacrés à l'hygiène jusqu'à sa mort. À noter que dans le *Dictionnaire* de Diderot, l'entrée Hygiène ne concerne que la santé personnelle. Hallé distingue d'emblée hygiène privée et publique, c'est-à-dire la préservation de la santé personnelle et de la santé de la population générale.

Percepta

« (continuation de l'article Matière de l'hygiène). Sixième division de la matière de l'hygiène, dans laquelle sont comprises, sous le titre de Perceptions, toutes les impressions qui intéressent la sensibilité. Suite de cette division. Troisième subdivision : Affections de l'âme. Partagée en trois sous-divisions.
Dans la première, sous le titre de sensations, nous avons rangé les impressions reçues tant par les sens externes que par les internes.
Dans la seconde, sous le titre de facultés intellectuelles, nous avons compris tout ce qui a rapport aux facultés de former et de fixer des idées, de les conserver dans la mémoire, de les combiner par le jugement et le raisonnement, de les agrandir, et d'en créer de nouvelles par l'imagination.

Enfin, dans la troisième sous-division, nous nous proposions de présenter le tableau de tout ce qui appartient aux affections de l'âme... »

Article de 51 pages, numérotées de 211 à 262, signées Hallé et Thillaye dans le volume 40.

« Cet article est un de ceux qui attestent le plus le profond savoir de l'auteur, la finesse de son esprit, et la justesse de son jugement dans l'analyse si délicate des influences réciproques du physique sur le moral, et du moral sur le physique » [Leroux].

« Sous le prétexte de faire connaître les percepta, il reprend toute l'histoire des sens tant internes qu'externes, puis les passions, puis l'histoire de l'intelligence elle-même » [Dubois].

Physique médicale

« S'il est des questions délicates sur lesquelles on parvient cependant assez facilement à s'entendre, il en est d'autres qui, tout aussi simples en apparence, deviennent néanmoins un sujet de disputes éternelles ; et cette assertion, ou plutôt cette vérité est si générale, que, dans le nombre presque infini des choses plus ou moins abstraites dont s'occupe l'esprit humain, il serait difficile de citer une seule exception.

Chaque science, considérée isolément, présente deux parties distinctes ; l'une positive, que tous les bons esprits admettent ; et l'autre, systématique, sur laquelle on ne réussit que rarement à tomber complétement d'accord... »

Article de 37 pages, numérotées de 307 à 344, signées par Hallé et Thillaye dans le volume 42.

Pour Jean-Noël Hallé la définition reste difficile voire impossible à formuler car comme il le dit : « Chaque siècle travaille pour le siècle suivant, c'est aux savants du dernier que nous devons les premiers rayons qui ont éclairé cette vaste carrière; cette aurore a pris de nos jours plus d'éclat, mais à mesure que les lumières augmentent et que le jour s'élève, le terme de notre course semble s'éloigner davantage et nous découvrons de plus en plus un horizon immense qui semble s'agrandir à mesure qu'il s'éclaire » [Dubois].

Des écrits dans d'autres volumes

La richesse des connaissances d'Hallé l'incite à rédiger de nombreux autres articles sur des thèmes non médicaux qui l'intéressent : *Afrique*, Agriculture, Europe, Physique végétale, Poiriers, Vigne, etc.

D'après F. Dubois d'Amiens : « il va tout dire sur l'Afrique, et il vous prévient que le temps et l'espace ne lui permettront pas d'entrer à cet égard dans des détails assez complets : « Il espère qu'on lui pardonnera ses omissions et ses erreurs, en considérant que, dans cet article, il n'a prétendu que jeter les fondements d'un travail plus complet. »
En fait, Jean-Noël Hallé n'a jamais mis les pieds en Afrique ! Il s'intéresse pourtant à ce sujet car il se persuade avoir des ancêtres africains : « Ses cheveux épais et crépus, provenant de la race à laquelle il tient, dit-on, au huitième degré, se dessine une forte et vaste tête ».[73]

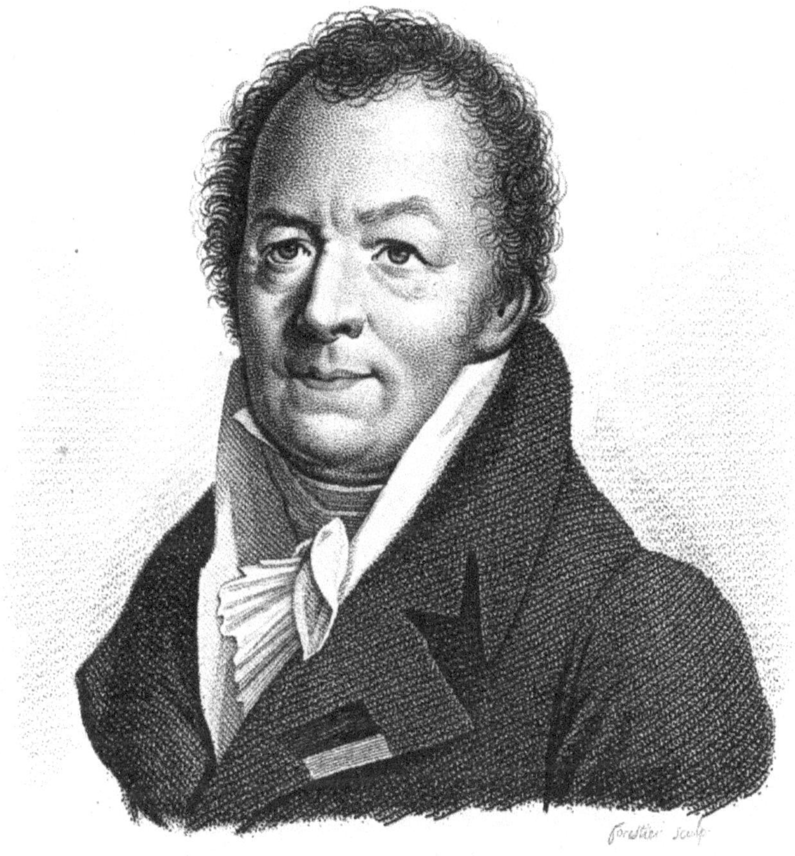

Fig. 4 : Gravure d'Ambroise Tardieu Direxit, d'après une estampe du sculpteur Charles Aimé Forestier, illustrant Hallé pour la Biographie médicale dans le Dictionnaire des sciences médicales de Panckoucke, 1822. Collection personnelle.

Les travaux d'Hallé se trouvent cités dans d'autres publications.

Un ouvrage de Jean-Joachim-François Cattet et Jean-Baptiste-Joseph Gardet évoque trois fois le nom d'Hallé dans l'*Essai de la contagion* :
« 157. La peau… Le docteur Hallé a-t-il judicieusement remarqué qu'en Afrique, où cet enduit huileux se trouve réuni à une texture spéciale et très épaisse de la peau, une pareille sécrétion est peut-être un bienfait de la nature… »

327. Le plomb. Une « affection particulière, occasionnée par le méphitisme des fosses d'aisances, et que l'on connaît sous le nom de plomb… Elle produit une affection nerveuse très aiguë, et d'après Hallé, elle est contagieuse.

328. Voici l'extrait des faits que M. Hallé rapporte à l'appui de la contagion de cette affection… »[74]
Les auteurs se réfèrent aux travaux de Jean-Noël Hallé, parus en 1785, sur le méphitisme des fosses d'aisances.

PARTIE II - Période révolutionnaire 1789-1799

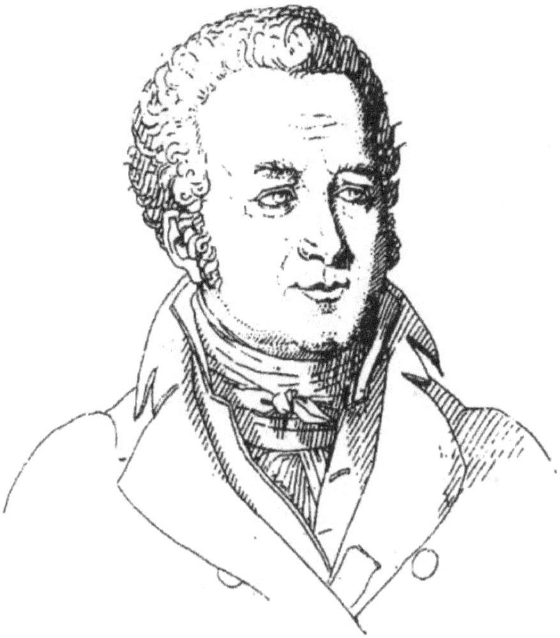

Fig. 5 : Croquis de Jean-Noël Hallé par le graveur Jacques M.N. Frémy d'après un tableau de François-Louis Gounod de 1811

La France va mal en 1788. L'Ancien régime agonise. « Les États généraux sont rendus inévitables par le vide des caisses et le lâchage de la monarchie par les ordres privilégiés. »[75] Dès le mois de mai 1789, le chaos gagne la France. Les États généraux s'ouvrent le 5 mai, la proclamation en Assemblée nationale du Tiers État survient le 17 juin, le Serment du jeu de Paume le 20 juin, la capitulation du Roi le 23 juin, la prise de la Bastille 14 juillet, l'abolition des privilèges le 4 août et la déclaration des droits de l'homme et du citoyen le 26 août, la marche des femmes sur Versailles, le retour du Roi à Paris le 6 octobre...

Parmi les 1200 députés qui se réunissent, la moitié appartient au Tiers État : bourgeois, juristes, propriétaires ruraux, intellectuels... et des médecins dont 124 siègent dans les assemblées, 59 à la Convention ; 104 sont mis hors la loi, 427 émigrent et 35 passent sur l'échafaud de Paris. La capitale compte *139 médecins pour les 610 000 habitants* en 1792 et leur nombre passe à 108 en 1795 pour toute l'agglomération parisienne[76].

Une conduite exemplaire

La proclamation de la Première République le 21 septembre 1792, le gouvernement de la Convention nationale et surtout certains évènements de 1793 influent bien évidemment de façon péjorative sur l'activité professionnelle du docteur Hallé.
Il s'agit entre autres de l'exécution du roi Louis XVI le 21 janvier, l'installation du Tribunal révolutionnaire le 10 mars, la mise en place d'un Comité de Salut public à partir du 6 avril, la loi des suspects le 17 septembre, l'exécution de la Reine le 16 octobre ainsi que le règne de la Terreur surtout sous la dictature de Maximilien Robespierre d'avril à juillet 1794…
Malgré tous ces bouleversements politiques et sociaux, Jean-Noël Hallé continue d'acquérir une grande notoriété, rencontrer et travailler avec les plus grands savants de l'époque. Il va intégrer les sept institutions de plus haut niveau dont certaines persistent encore de nos jours.

Une période à haut risque

Jean-Noël hérite du titre de Chevalier du Roi de son père qui, en réalité sous l'Ancien régime, ne procure un véritable titre de noblesse que lorsqu'il s'attache à une terre. En revanche, sous le Premier Empire, il devient un véritable titre de noblesse. Quoi qu'il en soit et bien que très fier de son titre héréditaire, Jean-Noël va le mettre de côté pendant la période révolutionnaire ce qui va lui éviter bien des ennuis.
Nombre de ses patients de la noblesse regagnent leurs terres provinciales ou émigrent à l'étranger. Fidèle à son éducation et à sa foi religieuse, il continue à soigner les riches comme les malheureux et les proscrits, méritant le titre de *médecin des pauvres et des prisons.* Son désir de continuer son art de guérir, d'améliorer le sort de ses patients devient une lourde et dangereuse tâche, surtout dans les prisons à partir de septembre 1793. Son dévouement lui permet de rencontrer plusieurs personnages célèbres.
« Il a pénétré dans la prison de Malesherbes, lui a porté des consolations et reçu ses derniers adieux. » [Cuvier]
Hallé « a été au Lycée des Arts le rédacteur de cette pétition par laquelle on demandait la grâce » du brillant chimiste Lavoisier.
Il consulte le Général Alexandre de Beauharnais ainsi que son épouse née Marie Josèphe Rose Tascher de la Pagerie. À partir de cette époque, Jean-Noël va fréquenter la veuve Beauharnais, future impératrice Joséphine Bonaparte, et devenir son médecin traitant ainsi que celui de ses enfants,

Eugène et Hortense, lorsque la famille s'installe rue des Mathurins dans l'hôtel de Beauharnais, propriété de son beau-père.

Défense de Lavoisier

Sur le plan humanitaire, Hallé ose participer à la défense, devant le tribunal révolutionnaire, du célèbre chimiste avec qui il a travaillé sur l'oxygène et l'air.
Considéré comme le père de la chimie moderne, Lavoisier est un scientifique reconnu, très actif à la fin de son siècle, qui multiplie les titres et les fonctions, en particulier son poste de Fermier Général, fonction détestée par les révolutionnaires.
Comme membre de l'Académie royale, il projette en 1793 d'améliorer la santé publique dans les « arts insalubres », sujet cher à Hallé. En tant que scientifique, Jean-Noël Hallé va être en contact avec la plupart des savants de son époque et collaborer étroitement avec plusieurs d'entre eux.

La caricature ci-dessous montre Hallé discutant avec l'astronome et cartographe Cassini de Thury, dit Cassini IV qui dirige l'Observatoire en 1784 puis se voit confier plusieurs charges politiques pendant la Révolution.

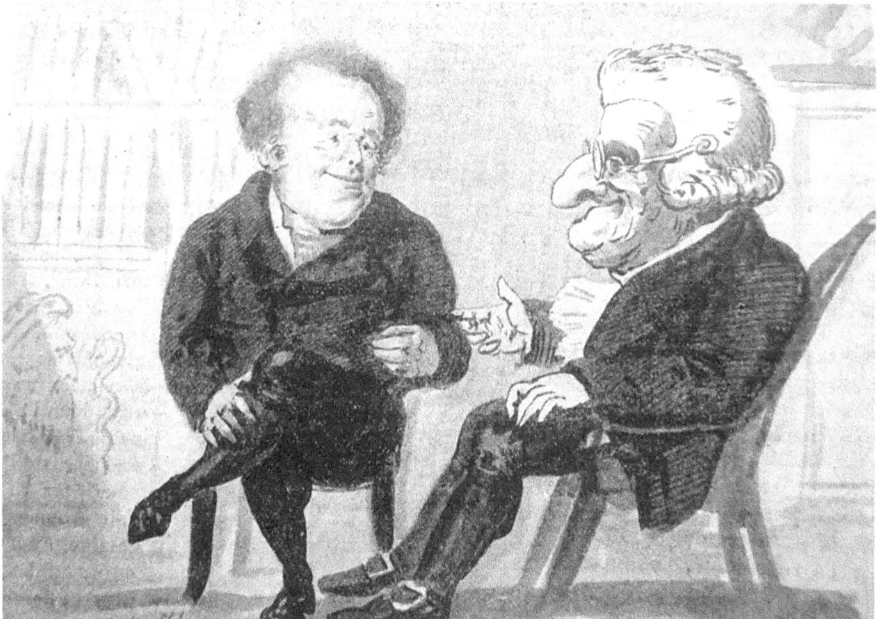

Fig. 6 : Caricature d'Hallé et Jacques Cassini tous deux membres de l'Institut, par Julien Léopold Boilly

Malgré toutes ses glorieuses actions pour la France et ses compétences reconnues, Lavoisier n'échappe pas aux attaques contre la ferme générale, très impopulaire et abolie en mars 1791. Le 24 novembre 1793, on procède à son arrestation, on l'emprisonne d'abord à la Conciergerie, puis à Port Libre et enfin à l'Hôtel des Fermes.
Le tribunal révolutionnaire accuse à neuf reprises les fermiers généraux d'avoir fraudé le montant d'argent qui leur était dû et d'avoir ajouté de l'eau au tabac afin de le vendre plus cher au poids.
Pour sa défense, Lavoisier réfute toute accusation financière et affirme avoir maintenu une qualité de tabac élevée et constante. Il ajoute : « Je ne regretterais point la vie, j'en ferais volontiers le sacrifice à ma patrie, si je pouvais du moins terminer quelques expériences salutaires à l'humanité ! » [Dubois] Pendant son incarcération, il travaille à l'édition des huit volumes de ses mémoires scientifiques, tout en préparant sa défense, soutenu par deux collègues, Hallé et l'abbé René Just Haüy.
Seul Jean-Noël ose « faire une démarche publique et publier, au nom du Lycée des Arts, un rapport où il expose tous les services rendus par Lavoisier à la Science. »[77] Il fait distribuer son plaidoyer aux membres de la Convention mais son action reste sans effet. Il n'obtient même pas un sursis pour que son ami termine ses expériences en cours salutaires à l'humanité.
La cour estime qu'en condamnant à mort et en saisissant tous les biens des fermiers généraux, l'État va recouvrir une grande partie les sommes « détournées ».
Lavoisier est jugé, condamné et guillotiné le 8 mai 1794 à Paris, à l'âge de 50 ans, avec 27 autres coaccusés, l'après-midi même du jour de leur procès expéditif. Le mathématicien Joseph Louis Lagrange, d'origine sarde, sauvé par Lavoisier quelques mois plus tôt des persécutions réservées aux étrangers, aurait déclaré après la décapitation : « Il ne leur fallut qu'un instant pour couper cette tête, et cent ans pourraient ne pas suffire pour en reproduire la même. »[78] Seulement un an et demi après sa mort, le gouvernement l'exonère de toutes ces accusations.

Missions d'expertise sur Paris

Malgré la forte agitation politique, Jean-Noël Hallé continue ses nombreuses activités de consultant et de chercheur sans prendre parti en politique. Grâce à ses compétences médicales et scientifiques, des particuliers ainsi que des institutions publiques multiplient les appels à son expertise. Depuis des années, il s'intéresse et publie différents rapports sur le méphitisme et l'hygiène publique. La municipalité de Paris le sollicite pour améliorer les qualités de l'eau des fleuves qui traversent la capitale.

Expertise sur l'eau de la Bièvre

En 1789, la ville de Paris doit faire face à un grave problème de santé publique. Les riverains autour de la Bièvre contractent de nombreuses maladies et tout semble accuser l'eau souillée de ce petit cours d'eau qui pénètre dans Paris par le sud et se jette dans la Seine. La Bièvre sert d'égout à ciel ouvert pour les riverains et surtout pour les professionnels installés sur ses berges. Son eau apparaît trouble et nauséabonde.

Les responsables de la capitale demandent à la Société de médecine de trouver une solution. Plusieurs membres de cette institution s'accordent pour confier cette mission à l'un des leurs qui semble le plus compétent en la matière, Hallé. Jean-Noël se charge de recruter une équipe parmi ses meilleurs élèves et entreprend une étude approfondie de la situation. Il remet son rapport accompagné de plans et de schémas le 30 août 1790, après avoir identifié cinq *causes principales* à l'origine des nuisances :

- le sulfate de chaux, présent en grande quantité dans l'eau, qui empêche la dissolution des eaux savonneuses produites par 800 blanchisseuses,
- les imperfections d'un curage insuffisant,
- la présence de déchets industriels produits par les teinturiers et les tanneurs installés derrière la Manufacture des Gobelins depuis le XVIIe siècle, les amidonniers, les tripiers... ainsi que les ordures et le rejet de matières de toutes sortes,
- la présence de trois moulins qui, par leur retenue, freine le cours d'eau,
- enfin, le mauvais agencement du confluent avec la Seine.

À partir de ces constatations, son rapport propose des dispositions à suivre pour améliorer la qualité de l'eau de la Bièvre ainsi que celle de l'air environnant :

- Combler tous les bassins et canaux latéraux pour que la rivière retrouve son lit naturel.
- Démolir les moulins et les rétablir hors les murs de la ville.
- Uniformiser la pente du lit de la rivière.
- Paver la totalité du fond du cours d'eau pour faciliter un curage efficace.
- Procéder au curage tous les mois.
- Aménager et consolider toutes les arrivées d'égouts et détourner l'égout de la Salpêtrière directement vers la Seine.
- Modifier l'embouchure de la Bièvre au droit de la Seine pour obtenir un confluent surélevé en sifflet.
- Supprimer les deux angles droits dans la traversée de la rue Mouffetard.

- Détruire toutes les constructions qui empiètent, surplombent ou franchissent la rivière.

Malheureusement, probablement par manque de financement, les caisses de l'état révolutionnaire ne peuvent financer que les guerres, l'administration n'applique aucune de ces recommandations qui seront à nouveau étudiées au cours des années suivantes, en particulier en 1822, année pendant laquelle la municipalité charge deux médecins, Pavet du Courtelle et Parent du Châtelet, anciens élèves puis disciples d'Hallé, de solutionner les nuisances de la Bièvre. Leur rapport lu et déposé à l'Académie Royale de Médecine porte la dédicace suivante : « *À la mémoire de Jean-Noël Hallé notre maître, notre ami* ».

En fait, ce n'est qu'en 1875 que la municipalité parisienne décide de s'occuper vraiment du problème en incorporant la Bièvre au réseau des égouts de la ville.

Expertise sur l'eau de la Seine parisienne

En fin d'année 1789, la ville de Paris s'adresse à nouveau aux experts afin d'obtenir un état exhaustif et critique des nuisances en bord de Seine, assorti de propositions adéquates. La demande vise à établir un programme de modernisation et d'embellissement des abords du fleuve dans sa traversée de la capitale.

Pour mener à bien cette mission, la Société se tourne à nouveau vers Hallé désigné comme le plus qualifié pour cette tâche. La ville lui adjoint Pierre-François Boncerf, disciple de Turgot, officier municipal de la commune de Paris pendant la Révolution et auteur entre autres d'un mémoire intitulé : « *De l'influence des marais sur la santé et de la nécessité des dessèchements.* »

A cette époque, la Seine joue un rôle essentiel dans la vie économique de la capitale ainsi que dans la vie quotidienne des parisiens. Cinq ports reçoivent les matériaux indispensables à la cité comme le bois, le foin, la paille, les céréales, le charbon de bois et des matériaux de construction. Le commerce de tous ces produits devant se faire réglementairement sur place, un grand nombre de commerces de détail et toutes sortes de métiers occupent les berges et ses environs soit 150 boutiques ou ateliers artisanaux, 47 boutiques de poisson, 74 bateaux à lessive, 23 établissements de bains, 2 écoles de natation... À cela s'ajoute des implantations industrielles : 5 moulins, 3 usines de laminage de métaux, 3 pompes à eau sur les quais et 2 sur bateaux, entre autres.

En plus de la forte activité économique, le fleuve subit les variations météorologiques et l'influence des saisons. Il n'existe aucune protection contre les crues qui inondent les quartiers environnants. A l'inverse,

lorsque le niveau des eaux baisse, apparaissent des zones de boue en fermentation couvertes d'immondices et de déchets. De nombreux égouts de la ville qui drainent les eaux usées chargées des latrines et des rejets des commerces comme les boucheries s'évacuent directement dans la Seine et par périodes, de fortes odeurs pestilentielles se répandent. Or, l'eau de la Seine est l'une des principales sources d'eau potable des parisiens. Pour y remédier, la municipalité a commencé à effectuer la démolition des maisons sur les ponts.
À la suite de son étude des problèmes, Hallé rédige un rapport qui préconise d'immenses travaux :
- Suppression de la plupart des installations sur les berges de la Seine
- Évacuation des atterrissements dus à l'accumulation de terre, de sable et de gravier qui réduit la largeur du fleuve
- Création de perrés ou de quais d'amarrage
- Réalisation d'un réseau rationnel d'assainissement.

En cette période troublée par des événements politiques, on reporte à plus tard les propositions de modernisation. La plupart des aménagements du fleuve intra-muros visibles de nos jours figurent déjà dans les recommandations faites par Hallé.
La Société de Médecine, qui n'est plus « Royale (S**R**M) », continue ses travaux et ses archives contiennent un dossier (n°40), intitulé Paris et la SRM sous la Révolution (1789-1792), sous la référence 199B.

Participation active aux institutions

La Convention nationale décrète le 8 août 1793 que « toutes les Académies et sociétés littéraires, patentées ou dotées par la nation, sont supprimées » ; le décret est suivi le 15 septembre par l'ordre, de « la dissolution et la fermeture des facultés et organisations enseignantes », mettant fin à six siècles d'enseignement en France. Les facultés de médecine, les collèges de chirurgie ou de pharmacie disparaissent ainsi que l'Académie de chirurgie et la Société de médecine. On ferme les universités et les facultés *comme vouées à l'aristocratie et à la barbarie.* Pourtant, les savants, les enseignants et les médecins, très avides de progresser dans leurs domaines, ont besoin de lieux de rencontre, de discussion et de transmission de leurs découvertes.
Devant les conséquences catastrophiques de toutes les fermetures, les Républicains vont autoriser la reprise progressive de quelques institutions.

Hallé en tant que médecin, scientifique et enseignant va adhérer à la plupart des nouvelles sociétés savantes.

Société philomathique, 1793

Au départ, il s'agit plus d'une sorte d'association d'amateurs de sciences diverses, initiée par deux passionnés : Augustin-François de Silvestre, bibliothécaire du Cabinet du Roi, et Alexandre Brongniart, minéralogiste, fils de l'architecte de la Bourse.
Quatre jeunes passionnés de sciences les rejoignent : Joseph Audirac, Charles de Broval, Claude A.-G. Riche et Petit.
A six dans un premier temps, ils créent le 10 décembre 1788, une modeste société qui prend définitivement le nom de *Société Philomathique* à l'automne de 1789 avec la devise « Étude et Amitié ».

Malgré la fermeture des Collèges, la Société philomathique continue ses activités même après le décès ou le départ de plusieurs de ses fondateurs. Elle devient malgré elle, la seule institution ouverte aux savants ce qui lui vaut un grand essor.
Nonobstant la loi du 25 octobre 1795 qui autorise la réapparition d'Académies officielles sous le titre d'Institut, la Société philomathique poursuit sa mission d'origine : servir collectivement la science sans chercher les honneurs et la gloire individuelle. Créée comme une société d'instruction mutuelle, elle devient, par un concours inattendu de circonstances, une société scientifique presque traditionnelle.

Comme toute société savante qui se respecte, elle publie un Bulletin[79] de 1791 à 1797. Le premier est imprimé par le fameux Pierre Samuel Du Pont de Nemours (1739–1817), philosophe, journaliste, économiste, homme politique, diplomate, et entrepreneur français qui va faire une grande carrière aux États-Unis d'Amérique.
Pendant la période révolutionnaire, seule cette Société continue à publier.
Au XVIIIe siècle, la Société philomathique accueille en son sein plusieurs savants dont le nombre augmente d'année en année.
En 1793, le nombre de membres participants augmente rapidement avec en particulier l'adhésion d'Hallé mais aussi de l'inventeur du sémaphore Claude Chappe, des chimistes Lavoisier, Claude Berthollet et Fourcroy…

En effet, le philomathe Jean-Noël Hallé y entre le 14 septembre 1793. Trois ans plus tard, Jean-Noël occupe le poste de Président comme l'atteste le document suivant.
Les autres signataires sont Augustin-François Édouard de Silvestre (1762-1851) et Léveillé, Jean Baptiste François Léveillé (1769-1829) comme secrétaires.

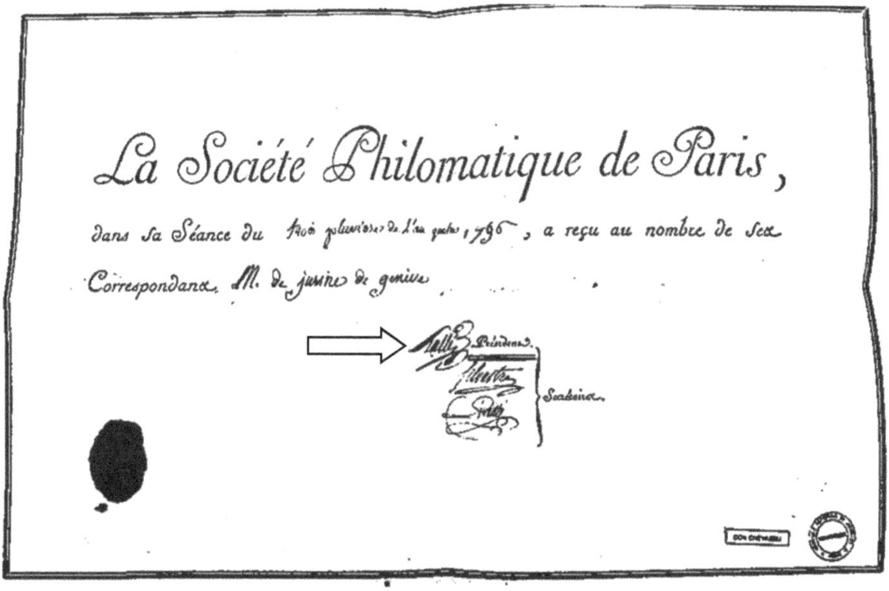

La Société Philomatique de Paris,

dans sa Séance du trois pluviôse de l'an quatre, 1796, a reçu au nombre de ses Correspondans M. de jasine de genève

Hallé Président.

Secrétaires.

Fig. 7 : Hallé signe en tant que Président de la Société en 1796 pour accepter un nouveau membre correspondant M. de Jasine, de Genève.

Ce billet est présent aux archives de l'Académie nationale de médecine dans lesquelles figurent également plusieurs mémoires qui rappellent la participation de Jean-Noël Hallé :

- Note sur *l'hedysarum gyrans*, par les citoyens J.-M. Cels, A.-F. de Silvestre et Hallé (cote MSAUC 131, liasse 5, pièce 10), 1793.

- Extrait d'un rapport fait à l'Institut national par les citoyens R. B. Sabatier et Hallé sur des pièces relatives à l'ouverture du crâne d'un jeune nègre épileptique (cote MSAUC 130, liasse 4, pièce 38), 1798.

- Lettre autographe de deux feuillets, adressée à la société philomatique et signée par Jean-Noël Hallé (cote MSAUC 133-1/166).

Cette modeste société créée en 1788 va continuer à fonctionner pendant plus de deux siècles. Reconnue d'utilité publique en 1879, modifiée par de nouveaux statuts en 1971, elle existe toujours et plusieurs grands scientifiques y présentent leurs travaux comme Yves Agid, médecin neurobiologiste ; Étienne-Émile Beaulieu, médecin biologiste et de nombreux autres membres de l'Académie des Sciences, des prix Nobel et d'autres scientifiques de très haut niveau.

Dans un bulletin publié en 1807, pendant la période impériale, le nom d'Hallé figure dans un tableau parmi les membres *résidans*, en 10e position.

DES MEMBRES DE LA SOCIÉTÉ PHILOMATHIQUE,

AU 1er. OCTOBRE 1807,

D'APRÈS L'ORDRE DE RÉCEPTION.

MEMBRES ÉMÉRITES.

MM. DUCHESNE. HAUY. LAMARCK.

MEMBRES RÉSIDANS.

NOMS.	Date de réception.	NOMS.	Date de réception.
MM.		MM.	
SILVESTRE . . .	10 déc. 1788.	LASTEYRIE . . .	15 floréal an 5.
BRONGNIART . .	Id.	TREMERY	5 fructid. an 5.
VAUQUELIN. . .	9 nov. 1789.	LACÉPÈDE. . . .	25 prairial an 6.
LACROIX	30 juillet 1792.	MOREAU . . , .	Id.
COQUEBERT. . .	14 mars 1793,	CHAPTAL. . . .	5 therm. an 6.
GILLET.	28 mars 1793.	OLIVIER	5 messid. an 7.
BAILLET	25 avril 1793.	BUTET	23 pluv. an 8.
BERTHOLLET . .	14 sept. 1793.	DECANDOLLE . .	15 vend. an 9.
FOURCROY . . .	Id.	BIOT.	15 pluv. an 9.
HALLÉ . .	Id.	DELEUZE	5 messid. an 9.
LEFEBVRE. . . .	Id.	BROCHANT . . .	15 messid. an 9.
MONGE.	28 sept. 1793.	CUVIER (Fréd.).	26 frim. an 11.
PRONY	Id.	LAPLACE	Id.

Commission d'instruction publique, 1794

Dès l'année 1791, des aménagements interviennent d'abord dans l'enseignement par une loi instaurant le 14 octobre 1791 une « instruction publique, commune à tous les citoyens » avec la création d'instituts et de lycées, destinés de préférence à l'enseignement des sciences et de leurs applications. La Législative met en place un comité qui se compose de 24 membres, mal défini et surtout sans moyens financiers attribués, son ouverture s'avère techniquement impossible.

R.-F. Plaichard Choltière occupe, à partir du 7 juin 1794, le poste de secrétaire élu ; il signe tous les arrêtés et procès-verbaux dont quelques-uns comportent le nom d'Hallé.

Après des années de discussion, l'instruction devient obligatoire et gratuite pour tous les enfants de 6 à 8 ans.
Dès le 28 janvier 1794, à la suite d'un rapport de l'abbé Grégoire, la Convention ouvre un concours pour la composition des *livres élémentaires destinés aux écoles nationales*. Elle nomme une commission de savants et de gens de lettres afin de procéder à l'examen des ouvrages à proposer.

La loi du 6 juillet 1794 désigne les membres du jury chargés de les sélectionner parmi lesquels Corvisart, Hallé et Monge.
La commission fixe les thèmes à aborder : Éducation physique et morale des enfants jusqu'à l'entrée à l'école ; instructions aux instituteurs ; méthode pour apprendre à lire et à écrire ; notions de grammaire ; arithmétique ; géographie ; principaux phénomènes et productions les plus usuelles de la nature ; instructions élémentaires sur la morale républicaine ; instructions élémentaires sur l'agriculture et sur les arts de première nécessité.
La composition des livres et l'examen du jury ne se terminent que deux ans plus tard. On charge J. Lakanal de lire le rapport détaillé sur le concours devant le Conseil des cinq-cents.
Un décret Lakanal, en automne 1794, supprime toute obligation scolaire et la Convention instaure une école centrale par département, en remplacement des anciens collèges. La loi Pierre Daunou, adoptée par la Convention le 25 octobre 1795, définit six titres : écoles primaires, centrales, spéciales, institut national des sciences et des arts ainsi que les concours, les pensions, les prix, les fêtes civiques et patriotiques.

Conservatoire des Arts et Métiers, 1794

À la suite de la chute de Robespierre, un décret de la Convention nationale en l'an III autorise désormais l'ouverture d'Écoles d'enseignement supérieur représentant toujours des fleurons de l'enseignement supérieur en France, comme Polytechnique, Centrale, Normale supérieure, etc.
Le 10 octobre 1794, l'abbé Grégoire œuvre pour la création d'une nouvelle école en grande partie pour compenser la suppression de l'Académie des sciences dont il a été l'instigateur.
Dans l'article premier du décret, on lit :
« Il sera formé à Paris, sous le nom de Conservatoire des arts et métiers et sous l'inspection de la Commission d'agriculture et des arts, un dépôt de machines, modèles, outils, dessins, descriptions et livres de tous les genres d'arts et métiers ; l'original des instruments et machines, inventés ou perfectionnés, sera déposé au Conservatoire. »[80]

Bien qu'évêque, Grégoire se rallie au Tiers État, milite pour l'abolition totale des privilèges et de l'esclavage, le suffrage universel et la laïcité.
Les objectifs de cette nouvelle institution consistent à fédérer les savoirs techniques pour *perfectionner l'industrie nationale* et réunir une encyclopédie pour servir de référence et d'incitation aux inventeurs, chercheurs et curieux de toute condition :

> « Il faut éclairer l'ignorance qui ne connaît pas, et la pauvreté qui n'a pas le moyen de connaître. »

Dès sa création, le Conservatoire compte parmi ses membres des encyclopédistes et des scientifiques renommés. Il devient le lieu de dépôt des inventions neuves et utiles.
Parmi les pièces les plus remarquables, il faut signaler le cabinet de physique de J. A. Charles, le premier à faire voler un ballon gonflé à l'hydrogène, le laboratoire de chimie de Lavoisier, la collection d'horlogerie de L. F. Berthoud, le métier à tisser les façonnés de Jacques Vaucanson, le télégraphe de C. Chappe, le fardier de N. J. Cugnot…

A l'école des Arts et Métiers, Jean-Noël est désigné pour faire partie du Bureau consultatif, dès sa création. Un rapport nous est parvenu : « Rapport au Bureau de consultation des arts et métiers au sujet d'une boîte propre à favoriser la cure des fractures de jambes, proposée par le citoyen Jean-Henry Koch.[81] Signé : Bourru, Hallé », texte de 8 pages imprimé par Donnier, le 11 août 1795.
Un autre rapport, présenté par Desault et Hallé, porte sur les travaux anatomiques de Jean-Baptiste Laumonier[82] publiés en 1795.
La même année, le 1er octobre, Jean-Noël signale par lettre que retenu à l'école de santé et au Jury des livres élémentaires, il n'assistera plus aux séances du Bureau de Consultation.

Entrée à l'Institut, 1795

Les Thermidoriens réussissent à vaincre Robespierre le 27 juillet 1794. Une nouvelle Constitution dite de l'an III est approuvée le 22 août 1795 et contient 377 articles, la plus longue de notre histoire.

Elle décide dès septembre de laisser sa place à un Directoire pour gouverner le pays à partir du 26 octobre. Les membres élisent les cinq premiers directeurs quelques jours plus tard.
Le nouveau régime reconnaît que la République a besoin de savants et fonde un Institut national « chargé de recueillir les découvertes et de perfectionner les arts et les sciences » (article 298).

Hallé membre de l'Institut

Une commission du nouveau gouvernement recrute directement les premiers nommés, le 9 décembre 1795, qui à leur tour vont choisir leurs confrères par cooptation, Tous les membres se répartissent en trois classes et en sections, publiées dans l'Almanach national ; leur composition évolue en fonction des changements politiques.

Hallé fait partie des sept nouveaux membres cooptés par l'Institut lors de la troisième séance, le 9 décembre 1795. Il figure dans la première classe consacrée aux sciences qui se compose également de Lagrange, Laplace, Monge, Lalande, Cassini, Coulomb, Berthollet, Fourcroy, Deyeux et Chaptal, Lamarck, Jussieu, Cuvier, Lacépède, Tenon, Parmentier et d'autres savants.

Jean-Noël intègre cette Première classe en tant que *membre résidant élu* dans la section de médecine et chirurgie nouvellement créée, associé à deux autres membres Pelletan et Portal. Il collabore avec plusieurs savants, non médecins, de cette institution dont nous pouvons remarquer l'absence de l'éminent Corvisart.

L'électricité à l'Institut et Hallé

Selon son habitude, Jean-Noël va s'investir pleinement dans cette nouvelle fonction. Ses collègues n'hésitent pas à faire appel à ses aptitudes et lui confier de nombreux travaux, en particulier dans le domaine de l'électricité à visée médicale dans un premier temps.

Les débuts de l'électricité médicale

Dès le XVIIIe siècle, des scientifiques commencent à observer et faire des expériences sur l'électricité statique grâce à un condensateur (1745). La première application publique sert initialement à provoquer des commotions par chocs électriques (ou électrisations) dans les foires. Cet appareil délivre « brutalement » une charge électrique, mais ne génère pas un courant continu ou alternatif dans la durée, indispensable pour pratiquer des expérimentations contrôlées.

Les progrès les plus significatifs apparaissent trente-cinq ans plus tard.

Le célèbre médecin et journaliste Jean-Paul Marat publie en 1782, en tant que physicien, un ouvrage intitulé « *Recherches physiques sur l'électricité* »[83] comprenant 213 expériences personnelles.

C.-A. Coulomb publie sept traités sur l'électricité, le magnétisme et le phénomène de torsion. Il établit surtout deux lois de physiques fondamentales sur *les lois du frottement* entre solides, après 1785. Son nom

s'utilise toujours dans le monde entier pour définir l'unité de charge électrique, de symbole C.
L'italien Luigi Galvani publie les résultats d'une dizaine d'années d'expérimentation sur les forces électriques dans le mouvement musculaire en 1791. Le comte lombard A. Volta invente la première pile électrique. Un désaccord entre les deux transalpins provoque une véritable guerre scientifique entre « galvanistes et voltaïstes », qui se répand dans toute l'Europe, même après la mort de Galvani.
Volta invente en 1799 la première pile électrique à colonne, ou pile voltaïque, et publie de nouvelles expériences à partir de 1800. En son honneur, on désigne de nos jours par le symbole V, le volt, l'unité de force électromotrice et de différence de potentiel ou tension.

Hallé et l'électricité médicale

Malgré la discorde entre Galvani et Volta, plusieurs médecins pensent que cette source d'énergie méconnue laisse entrevoir des vertus curatives. En fait, des publications dans ce sens voient le jour en France dès les années 1780, entretenues par la SRM qui confie à une commission l'étude scientifique de ce nouveau phénomène physique. Les membres les plus qualifiés sont sollicités à savoir Mauduyt de la Varenne, qui s'intéresse aux vertus curatives de l'électricité pour soigner les rhumatismes, la paralysie et l'épilepsie, ainsi que Fourcroy et Hallé. Le principal travail des trois médecins désignés repose sur le traitement de 80 sujets selon une gamme d'épreuves rigoureusement suivies, contrôlées et consignées. B. Franklin (paratonnerre, 1752) qui séjourne à Paris assiste à certains de leurs travaux dont les résultats restent contradictoires ou sans apporter de conclusion convaincante.

Jean-Noël va occuper la future chaire de physique médicale à l'école de santé de Paris, ce qui justifie son implication sur l'utilisation de l'électricité en médecine qui balbutie en cette fin du XVIIIe siècle. Il décide de lancer sa propre enquête auprès des médecins du pays pour rassembler un maximum d'éléments sur ce qui peut devenir une nouvelle médication. De 1784 à 1788, il présente quatre rapports sur les traitements à l'électricité avec l'aide, entre autres, de Chamseru, Varnier, et Mauduyt. Il apprend par une lettre de Calonne à Vicq d'Azyr, datée du 7 décembre 1786 et adressée également à Geoffroy et Fourcroy, que le roi ordonne de nouvelles expériences à la Salpêtrière pour constater les effets de la pompe électrique inventée par l'abbé Sans, sur la guérison de convulsions chez des enfants. Les procès-verbaux,[84] là encore, ne constatent que peu d'effet bénéfique.

En revanche, au cours de l'hiver 1792-1793, Dominique Larrey, en repos à Mayence entreprend une expérience, avec l'aide de l'anatomiste prussien d'Erfurt Charles Strack. Il rédige un mémoire qu'il transmet à la Société philomathique en mai 1799 avec la conclusion suivante : *Des excitations électriques ou galvaniques portées directement sur les filets nerveux sous-cutanés mis à découvert des membres paralysés pourraient rappeler la vitalité et les rétablir dans leurs premières fonctions.* Cette découverte fondamentale est certainement à l'origine du fameux roman de Mary Wollstonecraft Shelley sur Frankenstein, publié en 1818. Quant à Jean-Noël, cette expérience, ainsi que toutes celles dont il prend connaissance, l'incite à poursuivre ses recherches sur l'effet thérapeutique de l'électricité.

Hallé et l'électrothérapie

Après des années consacrées à ses propres expériences, Jean-Noël obtient enfin des résultats positifs qui l'encouragent à organiser à l'école de médecine le 26 avril 1794, devant les professeurs et plusieurs élèves, une démonstration de traitement d'une paralysie faciale périphérique. Il opère selon une électrisation par étincelles, méthode plus douce que celle par commotions, et obtint la disparition du mal. Trois mois plus tard, un procès-verbal atteste de la guérison et donne naissance à une nouvelle discipline médicale : *l'électrothérapie.*

À partir de cette date, cette technique va occuper rapidement une des premières places parmi les méthodes de traitement par agents physiques. Le docteur Noël Hallé (1859-1927), descendant de Jean-Noël, considère dans son exposé du 20 novembre 1948 que son aïeul doit être considéré comme « le premier scientifique à rendre compte des effets du courant électrique dans les divers états paralytiques, constatant que suivant les cas, le courant exagère les contractions ou au contraire il ne passe pas. Il évoque dans une lettre personnelle : Mon ami le Dr Del…, le savant médecin électricien, m'a parlé plusieurs fois du rôle important joué par Hallé dans l'histoire de l'électricité médicale ».

Travaux d'Hallé pour l'Institut après décembre 1795

L'Institut nouvellement créé comporte en son sein deux spécialistes Hallé et Coulomb, élus tous les deux membres de la 1re Classe le 9 décembre 1795. L'Institut nomme Hallé président de la commission d'étude sur le *galvanisme.* De son côté, Coulomb précise les lois du frottement entre solides et invente le pendule de torsion, le dynamomètre de précision qui lui permet de formuler la loi d'attraction entre solides électrisés.

Hallé associé à l'imprimeur Fr.-J. Baudouin présente un compte-rendu à la 1re Classe des premières expériences faites en mai 1797. Ses membres estiment trop limitées les conclusions de Galvani sur l'action des forces électriques dans le mouvement musculaire.

Cela n'empêche pas le transalpin à attacher son nom au *galvanisme* ; ensemble de phénomènes électriques, encore inexpliqués, dont les muscles et les nerfs sont le siège.

Les citoyens Hallé et J.-B. Biot, physicien, présentent, à cette même classe, un autre rapport sur les expériences du physicien Giovanni Aldini, neveu de Luigi Galvani dont il édite le *traité sur l'électricité musculaire* en 1791. Il existe aux archives de l'Académie des sciences les photocopies de six documents conservés par la famille Hallé, transmis par mademoiselle Hallé, membre du laboratoire de neurophysiologie. Ils concernent le compte-rendu des premières expériences sur le galvanisme faites en mai-juin 1797 et présenté par Hallé. Les Archives de la Société philomatique en conservent également la copie d'un feuillet.[85]

Le 11 février 1798, Hallé et R. B. Sabatier présentent un cas d'épilepsie, traité par électrothérapie, évoqué précédemment car le mémoire a aussi été transmis à la Société philomatique.

Travail sur la connexion de la vie avec la respiration

Hallé expose aussi des travaux sur d'autres thèmes à l'Institut. Grâce à sa facilité polyglotte, il publie chez Méquignon l'Ainé en 1798 une traduction du livre anglais d'Edme Goodwyn, publié à Londres en 1789. Son titre en français : « La Connexion de la vie avec la respiration ou recherches expérimentales sur les effets que produisent, sur les animaux vivants, la submersion, la strangulation, et les diverses espèces de gaz nuisibles ; avec une définition précise du genre de maladie qui en résulte, sa différence d'avec la mort, et les meilleurs moyens d'y remédier. »[86] Il y décrit l'action chimique de l'air sur les poumons dans la respiration.

L'ancien chirurgien aide-major Jean Charles Félix Caron édite à son tour, la même année, un livre intitulé : « Recherches critiques, sur la IVe section d'un ouvrage ayant pour titre : De la Connexion de la vie avec la respiration, etc. » Caron J-C-F, Goodwyn E et également Hallé J-N.

Entrée de Bonaparte à l'Institut

Le Directeur Lazare Carnot, élu membre de l'Institut en tant que physicien et mathématicien, se trouve exclu par les membres du gouvernement, à la suite du coup d'État du 4 septembre 1797, en raison de son opposition à l'avis général sur les frontières de la France. Dès lors, son nom figure sur la liste des « individus » à « déporter sans retard » en raison d'une adhésion à la cause royaliste. Il s'exile en Allemagne.

Trois semaines plus tard, le Ministre de l'intérieur rappelle à l'Institut national qu'en conséquence des lois des 5 et 8 septembre 1797, plusieurs places deviennent vacantes dont celle du citoyen Carnot dans la 1re classe.

Le Directoire l'invite à s'occuper du remplacement des membres rayés. « L'Institut accepte ce coup d'État académique avec une entière docilité »[87] et organise une élection à partir du 26 septembre.
Dès la démission effective de Carnot, commence une véritable compétition entre douze citoyens à sa succession. La première lettre de candidature envoyée le 22 octobre 1797 concerne M.-R. marquis de Montalembert, ingénieur spécialisé dans les fortifications défensives et membre de l'ancienne Académie des sciences. Dès la fin août, Bonaparte, en Italie avec son hôte et ami Monge, apprend que l'Institut doit procéder à une élection. Bien que ses connaissances scientifiques soient assez limitées à un niveau scolaire en mathématiques, le glorieux général souhaite se présenter. Monge, dès son retour à Paris dès le début octobre 1797, en informe ses collègues. Il leur précise que le victorieux général Bonaparte a signé le 17 octobre un traité de paix à Campo Formio avec le chancelier autrichien Cobenzl, ce qui met fin aux cinq années de guerre de la première coalition, que la France y gagne la Belgique, la rive gauche du Rhin, les îles Ioniennes et reconnaît la République cisalpine accrue du Milanais, de Brescia et de la Valteline.
Le 11 novembre, la 1re classe procède à la liste de présentation pour le remplacement de Carnot sur laquelle figure le nom de Bonaparte malgré un retour effectif à Paris que le 5 décembre. Il est classé premier par 38 bulletins validés par les 41 membres présents sur les 58 qui composent la 1re classe. L'assemblée fixe le jour de l'élection au 25 décembre 1797. Sur les 144 scientifiques de l'Institut résidant alors à Paris, les archives précisent la présence de 109 membres et le recensement de 104 bulletins. Le citoyen Bonaparte se classe premier avec 305 points, devant les citoyens Dillon (166 points) et Montalembert (123 points).
En conséquence, le président proclame Bonaparte, membre de l'Institut. Le lendemain, le président de l'Institut reçoit la lettre de remerciements suivante, publiée dans le Moniteur :

> « Citoyen Président,
>
> Le suffrage des hommes distingués qui composent l'Institut m'honore. Je sens bien qu'avant d'être leur égal je serai longtemps leur écolier. S'il était une manière plus expressive de leur faire connaître l'estime que j'ai pour eux, je m'en servirais.
>
> Les vraies conquêtes, les seules qui ne donnent aucun regret, sont celles que l'on fait sur l'ignorance. L'occupation la plus honorable, comme la plus utile pour les nations, c'est de contribuer à l'extension des idées humaines. La vraie puissance de la République Française doit consister désormais à ne pas permettre qu'il existe une idée nouvelle qu'elle ne lui appartienne. Signé Bonaparte. »

Voici la liste par sections des membres de la Première classe de l'Institut national lors de l'élection de Bonaparte.

(Un astérisque* indique les membres absents le jour du vote).

Section I, Mathématiques : Lagrange, Laplace, Borda, Bossut, Legendre, Delambre.

Section II, Arts Mécaniques : Monge, Berthoud, Le Roy Prony, J.L. Périer.

Section III, Astronomie : Bory, Lalande*, Méchain* Le Monnier*, Jeaurat, Messier.

Section IV, Physique expérimentale : Rochon*, Charles, Coulomb, Cousin, Lefèvre-Gineau, Brisson.

Section V, Chimie : Berthollet*, Bayen, Guyton-Morveau.

Section VI, Histoire naturelle et minéralogie : Darcet, Haüy, Dolomieu*, Duhamel*, Desmarets, Lelièvre.

Section VII, Botanique et physique végétale : Lamarck, Desfontaines, Adanson, Ventenat, Jussieu, Lhéritier.

Section VIII, Anatomie et Zoologie : Daubenton*, Tenon, Sabatier, *Hallé*, Pelletan, Lassus.

Section X, Économie rurale et Art vétérinaire : Gilbert, Cels, Thouin, Tessier, Huzard, Parmentier.

Jean-Noël était présent le jour de l'élection du futur Empereur et le destin va à nouveau les réunir. De toute évidence, tous deux membres de la Première Classe commencent à faire connaissance dès les premières séances de travail.

L'Institut organise chaque année quatre séances publiques au vieux Louvre, devant un public de mille à mille deux cents personnes assises sur des banquettes et des gradins.

À la première séance publique du 4 janvier 1798, de très nombreux Parisiens souhaitent apercevoir le nouveau héros. Elle débute à cinq heures précises en présence de certains membres du Directoire.

Rien ne distingue Bonaparte, habillé en civil, de ses autres confrères, mais il est applaudi dès son entrée dans la salle. Il assiste discrètement à la séance et se retire.

La santé publique évolue

Le 12 septembre 1790, le docteur J. I. Guillotin fait adopter par la Constituante la formation d'un comité de salubrité. Malheureusement, on ferme toutes les facultés de médecine en France le 15 septembre 1793. Les conséquences ne tardent pas. Il s'ensuit une véritable catastrophe publique

pour les citoyens, n'importe quel charlatan pouvant se prétendre guérisseur voire médecin.
« Le public est victime d'une foule d'individus peu instruits qui, de leur autorité, sont érigés en maîtres de l'art, qui distribuent des remèdes au hasard, et compromettent l'existence de plusieurs milliers de citoyens… Qu'une loi positive astreigne à de longues études, à l'examen d'un jury sévère, celui qui prétend à l'une des professions de l'art de guérir ; que des peines publiques effraient la cupidité et répriment des crimes qui ont quelque ressemblance avec l'assassinat ! »[88]
C'est ce Guillotin qui fait adopter la guillotine comme mode unique d'exécution capitale, pour rendre la mort moins brutale, bien qu'il soit personnellement contre la peine de mort.

Grâce aux bouleversements révolutionnaires, la carrière d'Hallé s'enrichit dans le domaine professionnel.
Il devient membre de sociétés savantes nouvellement créées. Grâce à ses adhésions, il est informé de toutes les découvertes récentes dans le domaine médical ce qui lui permet de se consacrer à celles qui l'intéressent. De plus, la possibilité d'obtenir un poste d'enseignant s'offre à lui. Son espoir se réalise enfin, partager ses connaissances et consacrer du temps à l'enseignement, sa troisième passion après la consultation de malades et la recherche.

Ouverture de trois écoles en France
La Convention, qui reconnaît les conséquences désastreuses de l'arrêt d'un enseignement de la médecine et de la chirurgie, charge une commission d'y remédier ; elle se compose de trois médecins, Fourcroy, Duhem et Plaichard, au nom du Comité d'instruction publique, ainsi que trois membres du Comité de Salut public, A. Prieur, Treilhard et Thuriot. François Chaussier milite pour la création d'une école centrale de santé à Paris.
Le rapport des travaux de la commission, fortement influencés par Fourcroy, reprend à son compte les grandes lignes du programme de Vicq d'Azyr, le célèbre anatomiste, ancien mentor et protecteur de Fourcroy.
Ce rapport sort trois mois plus tard, le 27 novembre 1794. Une semaine plus tard, les membres du Comité votent et acceptent le projet avec une simple modification adjoignant à Paris deux autres écoles, l'une à Strasbourg, l'autre à Montpellier.

D'autres modifications plus profondes interviendront pendant l'épopée napoléonienne.[89]

Principes de Fourcroy sur l'enseignement

Fourcroy décide que la formation des médecins doit reposer sur cinq principes à la base :

« - Fusion irréversible de la médecine et de la chirurgie, le choix entre elles ne se faisant qu'au terme d'un tronc commun d'études.

- Valeur universelle du diplôme de docteur, qu'il soit en médecine ou en chirurgie.

- Enseignement pratique visuel et manuel, dispensé obligatoirement dans les seules cliniques hospitalières habilitées.

- Choix au concours constituant le test unique de sélection, pour les étudiants, mais aussi pour les enseignants.

- Gratuité des études. »

En raison de ces nouvelles dispositions, on ferme toutes les écoles de chirurgie. Les trois nouvelles Écoles de Santé intègrent désormais la médecine ***et*** la chirurgie.

À noter qu'il persiste la plupart de ces principes de nos jours : le diplôme de docteur en médecine reste universel et permet de s'orienter vers des spécialités médicales ou chirurgicales par des formations complémentaires et l'obtention d'une assurance adaptée.

Pour Fourcroy, tous les élèves doivent s'occuper de malades en milieu hospitalier pour mieux apprendre leur métier. Le décret du 4 décembre 1794 instaure pour la première fois en France une coopération entre l'hôpital et l'école de médecine, principe « qui dure encore, même si ses modalités se perfectionnent sans cesse au fil du temps, au gré des évolutions respectives de ces deux institutions. »[90]

Le 24 octobre 1795, les écoles centrales de santé se transforment en *écoles spéciales de médecine.*

La loi du 2 septembre 1797 ordonne l'ouverture d'examens publics dans les écoles de Paris, Montpellier et Strasbourg et les médecins diplômés peuvent servir aussi bien dans les hôpitaux ou dans la société, et non plus seulement dans l'armée ou la marine.

Le 7 août 1798, l'assemblée des professeurs décide de la création d'une *école pratique de dissection.*

Un chef de travaux anatomiques la dirige assisté de prosecteurs et l'école spéciale devient l'*école de médecine.*

Dès le départ, les écoles de santé dépendent de l'autorité de la Commission de l'instruction publique qui par manque de fonds dans les caisses de

l'État, remplace la gratuité par des droits universitaires aussi élevés que sous l'Ancien Régime. De ce fait également, l'enseignement réservé d'abord aux « élèves de la patrie » entretenus par la République, va s'ouvrir aux élèves libres.
Les écoles, qui doivent former en principe 300 élèves à Paris, 150 à Montpellier et 150 à Strasbourg, voient leur nombre d'étudiants plus que doubler rapidement.

L'école de Paris

Fourcroy s'occupe particulièrement de l'école centrale de santé de Paris dès la fin de l'année 1794. Il y fait transférer toutes les archives des compagnies supprimées en 1793, de l'Académie royale dc chirurgie et de la SRM entre autres.

Les locaux parisiens

Fourcroy refuse de réoccuper les locaux de l'ancienne et vétuste faculté de médecine de Paris, rue de la Bûcherie. Il préfère le bâtiment de la plus récente Académie de chirurgie comme il l'annonce dans son discours à la Convention le 2 décembre 1794 : « Presque au milieu de Paris et dans un quartier que nos pères avaient consacré à l'étude, s'élève un des monuments nationaux les plus beaux et les plus majestueux dont l'architecture ait décoré cette cité… [Il] est plus que tout autre propre aux exercices qu'exige l'enseignement de l'art de guérir. »[91]
L'amphithéâtre accueille jusqu'à deux mille personnes. Le bâtiment se dote d'une bibliothèque, de collections d'anatomie et de toutes sortes de « machines et instruments ».
Quelques malades, « les plus rares et les plus instructifs », peuvent être hospitalisés dans des salles sur place mais il n'y a pas d'espace pour des salles de dissection et celles destinées aux démonstrations de chirurgie et aux expériences de physique ou de chimie. On y adjoint alors le couvent désaffecté des Cordeliers.

Le Directoire exécutif n'approuve le règlement pour l'organisation définitive de cette école de santé de Paris que le 2 juillet 1796. Le bâtiment abrite actuellement le siège de l'université Paris V, René Descartes, Sorbonne depuis peu, au 12 Rue de l'École de Médecine dans le sixième arrondissement de Paris.

Organisation de la formation

À partir de 1796, des programmes annuels définissent clairement les différents enseignements. La durée des études se déroule sur trois ans. Les étudiants en première année sont dénommés les *commençants*, ceux de 2e année, les *commencés*, et ceux de 3ème année, les *avancés*.[92]

Organisation de la formation :

An	Cours d'hiver	Cours d'été	Pratique
1	Anatomie Physiologie Chimie médicale Pharmacie	Matière médicale Physique médicale et l'hygiène Séances d'ostéologie Exercices de bandages et d'appareillages	Quatre mois de stage à la clinique chirurgicale de l'Hôtel-Dieu
2	Anatomie avec exercices Physiologie Chimie médicale Méd. opératoire	Matière médicale Accouchements Exercices de bandages, d'appareillages	Quatre mois à la Charité au service des malades (grande nouveauté dans la réforme des études médicales)
3	Anatomie Chimie médicale Médecine opératoire.	Matière médicale Pathologie externe Pathologie interne et les accouchements Médecine légale, Histoire de la médecine.	Toute l'année à l'hospice de l'École (clinique de perfectionnement) où les étudiants soignent activement les malades et voient leurs prestations justement rémunérées.

Pour les *commencés*, le texte prévoit qu'ils fréquentent l'hôpital avec plus d'assiduité que la première année et qu'ils puissent être employés au service des malades. Cette obligation marque le début de l'apprentissage « au lit du malade » comme de nos jours !

Un certain nombre *d'avancés* peuvent retourner quelques mois à la Charité ou à l'Hôtel-Dieu pour participer aux soins des malades en échange d'une rémunération symbolique en comparaison avec le coût des études médicales à cette époque malgré les principes révolutionnaires.
Ils exercent la fonction de tous les « externes » de notre époque !

Les élèves

Dans un premier temps, les futurs officiers de santé formés aux frais du gouvernement doivent servir en priorité dans les hôpitaux militaires et ceux de la marine et tous les nouveaux élèves prêtent un serment révolutionnaire. N'oublions pas que la Révolution française et la déclaration de guerre lancée par l'assemblée législative à l'empereur d'Allemagne François II déclenchent la formation de la première coalition (1792-1797), associant la Prusse, l'Autriche, l'Angleterre, la Hollande, l'Espagne, le Portugal, le royaume des Deux-Siciles et la Sardaigne. Le général Bonaparte mettra fin aux coalitions contre la France révolutionnaire que le 25 mars 1802 par le traité d'Amiens.

Dans ce contexte, l'école de Paris prévoit l'accueillir 300 élèves, âgés de 17 à 26 ans. Cependant, dès la première année, on en dénombre sept à huit cents qui viennent suivre les cours et plus de mille le 22 septembre 1797.

La sélection d'entrée à l'école porte sur plusieurs matières, l'anatomie, la chimie, l'histoire naturelle et la physique. Aucun examen ne sanctionne la fin des études des premières années et aucune thèse ne conclut la fin de l'enseignement. En pratique, une partie des élèves, surtout après avoir éprouvé des difficultés en science médicale, abandonne la médecine pour une autre discipline.

Les *avancés* qui parviennent en fin d'année, doivent se présenter devant un jury afin d'obtenir leur diplôme. Certains des élèves inscrits dans une grande école de médecine, comme Paris, se retirent en fin d'études dans leur département d'origine pour raisons économiques car les frais de réception traditionnelle en cas de réussite ne coûtent que 200 F.

A Paris, 150 élèves environ achèvent leur formation d'études au bout de quatre ans et acquittent en totalité les frais d'inscription, d'examens et de réception, dont le montant total peut atteindre les 1000 F.

La direction de l'école

M.A. Thouret, docteur régent en 1774, assure la direction de l'école dès 1795. « C'est un homme très brillant… il publie des observations sur « le tic douloureux de la face » en 1780, puis sur le magnétisme animal. Il va être chargé des exhumations du cimetière des innocents et d'évaluer les risques encourus par les populations avoisinantes…

Il avait bénéficié de la notoriété de son frère le constitutionnel Jacques-Guylain Thouret, qui sera, il est vrai, guillotiné avec Malesherbes le 22 avril 1794. Michel-.Augustin Thouret organise l'école de santé avec Fourcroy, il en sera directeur, avant de devenir doyen en 1806. »[93]

Fourcroy, à l'origine du projet, s'attribue d'autorité la chaire de chimie. En réalité, c'est le chimiste Nicolas Deyeux nommé pour la même chaire qui assure la majorité des cours, lui se réservant la présentation de quelques résumés généraux des cours de chimie. Il occupe le poste de rédacteur de la bibliothèque physico-économique avec Parmentier de 1782 à 1797. Fourcroy siège comme membre au Conseil d'Hygiène publique et de Salubrité (en étroite collaboration avec Hallé dans ce domaine), à l'Académie des sciences et à l'Académie de médecine.

François Chaussier, Maître en chirurgie en 1768, devient son bras droit et conçoit les programmes du nouvel enseignement.

Les premiers professeurs

Le décret du 4 décembre 1794 fixe la composition du corps professoral : 12 titulaires et 12 adjoints, donc 2 par chaire. Un comité les nomme sur la présentation de la Commission de l'Instruction publique. Le nombre de chaires passe de trois dans l'ancienne faculté à cinq dans les nouvelles écoles : anatomie et physiologie, botanique et matière médicale, chimie médicale et pharmacie, clinique interne, chirurgie pathologie externe et accouchements.

Elles vont être dissociées dès l'année suivante d'après une lettre en date du 3 février 1795 d'un étudiant d'Hallé, André Marie Constant Duméril qui dresse la liste de ses anciens professeurs :

Chaire	Professeurs	Adjoints
Physique Médicinale ou Hygiène	*Hallé*	Pinel*
Anatomie et Physiologie	Chaussier	Dubois
Pathologie interne	Doublet	Bourdier
Matière médicale et botanique	Peyrilhe	Richard
Chimie médicale et de pharmacie	Fourcroy	Deyeux
Chirurgie opératoire	Sabatier	Boyer
Accouchement	A. Leroy	Baudelocque
Médecine légale	Lassus	Mahon
Clinique interne à la Charité	Corvisart	Leclerc
Clinique externe à l'Hôtel-Dieu	Desault	Maunoury
Clinique externe à l'école	Pelletan	Lallemand

S'ajoute : Thillaye comme conservateur, Sue L'aîné bibliothécaire et le Directeur M.A. Thouret.

*Pinel sera remplacé par Cabanis, l'un des fondateurs de cette nouvelle formation médicale au lit du malade, et plus tard par Desgenettes.

À noter l'existence de petites différences entre la liste des professeurs transmise par Duméril et la liste publiée dans le décret du 4 décembre 1794 pour l'École de santé de Paris : Lallemand apparaît comme adjoint de Sabatier pour la chirurgie opératoire et Boyer comme adjoint de Pelletan pour la chaire de clinique externe ; une simple inversion, un trouble de mémoire probablement !

En revanche, le décret précise qu'il existe 12 chaires ; Duméril a oublié la Clinique du perfectionnement avec A. Desbois et Cabanis comme adjoint.

Très vite, les révolutionnaires prônant l'égalité des citoyens, les titulaires et les adjoints partagent équitablement leur chaire, tous les deux avec le titre de professeur.
En 1798, l'école teste une cinquième clinique pratique consacrée à l'inoculation. Dans un premier temps, cette nouvelle clinique pratique est destinée à faire assimiler cette innovation aux étudiants en médecine et à l'étendre aux « enfants trouvés » séjournant dans les hôpitaux. Cette clinique confiée à Pinel et à Jean-Jacques Leroux des Tillets s'interrompt rapidement, pour partie faute de moyens.
D'autres créations de chaires médicales vont s'ajouter progressivement pour atteindre un total de 10 en 1799, en dehors des chaires cliniques : la médecine légale, la chaire d'histoire naturelle et de botanique.

Des praticiens reconnus pour leur compétence et leur ancienneté participent à l'ouverture de cette école de Paris. On réintègre d'anciens docteurs régents comme Bourdier, Corvisart et Leroy. On agrège les chirurgiens Baudelocque, Dubois, Lassus, Pelletan et Sabatier formés à l'ancien Collège de chirurgie qui n'existe plus ainsi que certains membres de l'ancienne SRM dissoute en 1793 : Hallé, Pinel, Fourcroy, M.A. Thouret. Parmi ces premiers professeurs, certains ont accompli une œuvre considérable et marqué l'histoire de la médecine comme Corvisart, Hallé, Fourcroy et Thouret souvent évoqués dans ce livre. Les deux derniers surnommaient Hallé *la docte colonne* [Percy].
La liste des professeurs évolue au cours des années suivantes en fonction de la mort prématurée de certains ou de leur démission. Il arrive qu'un étudiant devienne professeur comme ce fut le cas pour le brillant et fameux Duméril, nommé à la place de Leclerc en prenant la nouvelle chaire de médecine légale.

Hallé, professeur de la chaire d'hygiène

Jean-Noël participe à la rédaction d'un rapport avec Andry, Caille et Tillet sur un projet d'enseignement de « médecine pratique »[94] et obtient enfin un poste d'enseignant tellement désiré, à Paris dès le 4 décembre 1794. Son nom figure parmi les premiers nommés. Thouret et Fourcroy lui confient la chaire d'hygiène, la première créée en France.

Un professeur consciencieux et passionné

L'esprit scientifique de Jean-Noël le pousse à approfondir les recherches sur cette nouvelle discipline que le directeur et son ami lui confient. Ses réflexions apparaissent d'abord dans l'Encyclopédie Méthodique de 1787 pour laquelle Panckoucke lui demande de rédiger l'entrée « hygiène ».

Dans l'Encyclopédie de Diderot et d'Alembert de 1765, le concept d'hygiène ne se réduit qu'à la santé individuelle. Très rapidement, Hallé considère qu'il faut distinguer hygiène privée et hygiène publique. Il existe des règles pour *garantir la santé* de chaque individu et d'autres pour la santé de tous. Pour lui, le sujet représente un terrain en friche et regrette que les gouvernants et législateurs ne s'en soucient que peu.

Jean-Noël juge six facteurs comme essentiels, dont trois concernent l'environnement, à savoir la qualité de l'air ambiant, la nourriture et l'exercice physique. « La source d'une bonne alimentation réside dans le fait qu'il faut non seulement suivre un régime bien conçu, mais aussi que la nourriture et l'eau soient de bonne qualité ».

« A la Faculté, il a créé l'art de professer l'hygiène et la physique médicale ; il n'avait point de modèle, il doit en servir à ceux qui lui succéderont. Il étonnait dans ses leçons par sa vaste érudition, par la beauté de ses plans, par les développements de ses pensées ; il n'était pas possible de suivre ses cours sans acquérir une solide instruction » [Leroux].

Les élèves apprécient la richesse et la précision de ses cours.

Mais, comme tout initiateur, Hallé n'échappe pas à la critique de certains de ses confrères.

Dans l'école de santé de Strasbourg, on confie à l'unanimité le cours d'hygiène à F.-E. Fodéré âgé de 50 ans. En cette qualité, il critique les hygiénistes[95] proches du pouvoir, membres du Conseil d'hygiène publique de Paris, et réclame une intervention accrue du gouvernement contre le libéralisme de ces derniers. Il écrit en 1798 un *Traité de médecine légale et d'hygiène publique* et garde sa chaire jusqu'à sa mort.

Une élocution désagréable

Certains étudiants peinent à comprendre les propos d'Hallé pour deux raisons : un léger défaut d'élocution et surtout de nombreuses digressions en raison de ses connaissances encyclopédiques.

« La prononciation de l'orateur était embarrassée au point d'être pénible pour l'oreille des auditeurs ; il se jetait, en outre, dans des prolixités telles qu'aucun de ses cours ne fut achevé dans sa carrière scolaire. »[96]

Pour Cuvier, dans son éloge, « ce que son débit avait de pénible était racheté par ce que sa doctrine avait de profond, peut-être même était-ce cette profondeur, cette science vaste, ces faces multipliées par lesquelles il envisageait les objets, qui contribuaient à rendre ses leçons moins agréables au commun des jeunes gens ».

Dubois évoque aussi ce défaut d'élocution : « Il y avait en lui, comme un trop-plein qui ne pouvait que déborder confusément ; écloses pour ainsi dire toutes à la fois dans son intelligence, les idées semblaient arriver en

tumulte sur le bord de ses lèvres, et obligé qu'il était de les faire toutes passer par cette étroite filière de l'énonciation orale, on le voyait tantôt s'arrêter, ne sachant auxquelles donner la préférence, et tantôt s'égarer en d'interminables digressions. Si j'osais ici me servir d'une comparaison, je dirais qu'en voyant cette belle intelligence aux prises avec toutes les difficultés de l'élocution, il me semblait assister au spectacle d'une foule libre et flottante dans une vaste enceinte, et qui, à un moment donné, veut se précipiter au-dehors par une étroite et unique issue. »
D'après Busquet (page 648), ses difficultés d'élocution se dissipent progressivement avec l'expérience de l'enseignement.

Société de Santé de Paris, 1796

La création de sociétés savantes médicales accompagne la reprise officielle d'un enseignement médical à partir de novembre 1794. Fondée le 22 mars 1796, il s'agit d'une société d'ouverture offrant de faire acte de candidature à tous les hommes qui dirigent utilement leurs travaux vers l'art de guérir, d'après l'article 1er des statuts, dans les domaines de la médecine, la chirurgie, la pharmacie, l'art vétérinaire mais aussi toutes les autres sciences physiques en rapport avec l'art de guérir d'après l'article 3. Vont y participer, la plupart des professeurs qui enseignent à la nouvelle l'école de santé de Paris ainsi que d'anciens membres de la SRM moribonde après la mort de son fondateur.
Elle prend le nom de *Société de Santé* en rapport avec les écoles nouvellement créées et également pour ne pas limiter aux seuls médecins mais à tous les professionnels de santé. Le premier bureau se compose ainsi : Président, J.L.C. Desessartz ; Vice-président, J. Sédillot ; Secrétaire général : J. Sédillot Le Jeune ; Secrétaires : E.J.B. Bouillon-Lagrange et J.F.J. Roussille (de) Chamseru et du Vice-secrétaire, Venier.
Voici un extrait du texte introductif lu par le Secrétaire Général lors de la première séance publique de 1797 qui se tient dans une des salles du lycée des arts, au Palais-Égalité, l'actuel Palais-Royal :
« Il est une science surtout qui mérite le respect et la reconnaissance de l'homme, c'est celle qui, tendant une main secourable à l'humanité souffrante, rappelle l'espérance dans l'âme abattue, verse le baume consolateur sur les plaies, adoucit les angoisses de la douleur, écarte la maladie et arrache les victimes à la mort… »[97]
Trente-trois participants signent le procès-verbal, dont Jean-Noël Hallé. La signature d'autres membres éminents y figure : les députés Fourcroy et Choltière, Baudelocque, Chaussier, Antoine Dubois, Desgenettes, Heurteloup, Portal, Sabatier, etc. Très active, la Société publie des mémoires et informe de ses travaux dans un bulletin pratiquement tous

les mois, dirigé par Sédillot. À partir du 10 février 1797, le travail de cette institution se répartit sur six sections, représentées chacune par douze membres élus : Anatomie et physiologie ; chimie et pharmacie ; clinique interne ; clinique externe ; littérature médicale et correspondance.

Hallé fait partie de la section « Anatomie et physiologie » qui va compter parmi ses membres Baudelocque, Boyer, Cabanis, Chaussier, Coquereau, Cuvier, Desgenettes, Dubois, Fourcroy, Jussieu, Lallemand, Larrey, Leroux, Léveillé, Petibeau, Pinel, Portal, Robilliard, M.A. Thouret, entre autres.[98] D'après les archives, le célèbre Xavier Bichat y est admis lors de la séance du 9 octobre 1799.

Le 15 février, l'assemblée décide le prendre le nom de *Société de médecine de Paris* qui existe toujours (cf. Avant-propos). Son organisation reprend celle de l'ancienne SRM avec une réunion professionnelle tous les dix jours et une séance publique deux fois par an.
Son bureau organise des concours, décerne des prix et établit un service tous les décadis, depuis midi jusqu'à trois heures, dans le lieu de ses séances au Louvre, pour y donner des consultations gratuites.

Société médicale d'émulation de Paris

Quatre médecins fondent cette société en juin 1796 : X. Bichat, D.-J. Larrey, J.L.M. Alibert et L.-J. Moreau de la Sarthe, rejoints rapidement par huit autres médecins. En France, plusieurs sociétés d'émulation se créent et regroupent des hommes cultivés qui désirent s'adonner ensemble à des études et des recherches dans les arts, les sciences, les lettres ou l'histoire. En général, les membres publient le résultat de leurs réflexions et de leurs travaux dans un bulletin, une revue ou des actes.
La société de Paris se consacre essentiellement au domaine médical. Ses membres se réunissent pour « la première fois le 23 juin 1796 dans un local mis libéralement à sa disposition par Thouret, alors directeur de l'école de santé. »[99] Certains écrits permettent de penser que Hallé a participé à leurs travaux dont l'activité va décroître à la mort de Bichat en 1802. Actuellement, elle n'existe plus.

Règlement de cette Société

« Nous rédigeâmes un règlement que le Ministre de l'intérieur approuva de la manière la plus flatteuse ; et notre première séance data du 5 messidor de l'an 4 (23 juin 1796).
Le cit. Thouret, homme distingué, et directeur de l'École de Paris, nous honora de sa présence ; et nous dûmes à son attachement autant qu'à son zèle, un local spacieux et commode pour la tenue de nos séances.
L'Institut national méritait nos premiers hommages… »[100]

Membres collaborateurs

Parmi les fondateurs, Bichat qui joue un rôle essentiel dans la naissance de la médecine moderne. En 1799, il publie son fameux *Traité des membranes en général et de diverses membranes en particulier* qui décrit différents tissus humains, marquant ainsi le début de l'histologie, ce qui le fera connaître jusqu'à nos jours.

Il profite de sa notoriété pour se présenter et adhérer à la Société Philomathique et à la SMP.

Le succès de ses *Recherches physiologiques sur la vie et la mort*, publiées en 1800 à Paris chez Victor Masson et chez Charpentier, lui permet également d'entrer comme membre à la Société de l'École de médecine.

En 1801, il publie ses ouvrages sur l'*Anatomie générale* puis l'*Anatomie descriptive* en 4 volumes dans lesquels il explore pour la première fois les organes par groupes dans une région, en indiquant leurs rapports, dans l'ordre de superposition.

Avant lui, on étudie chaque organe séparément, sans se préoccuper de ses interactions avec l'environnement organique.

Il commence un cours d'anatomie pathologique en septembre de la même année.

Le 9 juillet 1802, il chute dans un escalier de l'Hôtel-Dieu et s'ouvre le cuir chevelu. Il meurt le 22 des suites de cet accident, à 31 ans.

Après la mort de Bichat, Corvisart devient en 1803 Président puis Président honoraire perpétuel de cette société pendant l'empire. Il en fait une Société élitiste limitant à soixante le nombre de ses membres.

On y trouve cinq membres de l'Institut dont Portal, treize professeurs de la faculté de médecine dont Hallé, Coste et Desgenettes pour le Service de Santé des armées, Lepreux pour les hôpitaux et Jeanroi pour les dispensaires. Alibert, Récamier et Tanra se succéderont au poste de secrétaire général.

Corvisart crée un concours avec ses appointements de professeur honoraire à l'École de Médecine de Paris auxquels il renonce. Il remet au gagnant une médaille d'or à l'effigie de Bichat, le *génial anatomiste tombé sur le front de la science* ; elle récompense celui qui a « su affirmer sa supériorité sur ses collègues » et se décerne tous les deux ans.

Il confia au burin de son ami Dupré le soin de graver ces médailles qui « par leur objet, le choix du sujet et le talent de l'artiste », devraient prendre place « dans la série de celles qui allaient retracer les fastes du siècle immortel de Napoléon »[101]

Cette société créée en 1809, sous l'impulsion de Leroux, une revue qui donne un compte rendu périodique de son activité, en particulier d'importants travaux transmis à la faculté.

D'après Duméril, la société charge une commission de quatre membres d'en étudier les modalités pratiques : Boyer, Chaussier, Corvisart et Hallé.

En 1809, une traduction en anglais d'Hallé est publiée : « Recherches physiologiques sur la vie et la mort » ; elle est attribuée à Bichat et à Watkins Tobias et éditée à Philadelphie.

Jean-Noël rédige des notes avec Boyer et Antoine Dubois sur le traitement du « kyste abdominal », entre autres.

Il reste difficile de préciser tous les travaux auxquels Hallé à participer.

Mémoires de cette Société

Quelques membres contribuent à la rédaction de la revue. Le docteur D. Jeanroi attire de nombreux médecins qui souhaitent publier leurs travaux d'où la persistance des éditions même après le décès de Bichat. Il existe dans ses archives plusieurs mémoires ; par exemple, le volume édité chez Mme Vve Richard à Paris en 1797 est particulièrement évocateur du travail intense de ses membres avec une seconde édition de 1801 qui contient 618 pages !

Société des Observateurs de l'Homme

Créée à Paris en 1799, elle disparaît à l'avènement de l'empire en 1804. Elle rassemble des naturalistes, des médecins (notamment aliénistes), des philosophes, des écrivains, des historiens, des linguistes, des orientalistes et des archéologues. Certains la considèrent comme la première société d'anthropologie.[102]

Le médecin et anatomiste Paul Broca qui fonde la société d'anthropologie de Paris se réclame d'elle afin d'établir l'ancienneté de l'école française sur celle de la Grande-Bretagne apparue au cours de notre IIIe République.

Fondateurs et membres

R.-A.C. Sicard, L.-Fr. Jauffret et J. de Maimieux fondent cette nouvelle société. Jauffret pédagogue, poète et fabuliste est reçu avocat au Parlement de Paris en juillet 1789 mais la Révolution le contraint à s'orienter vers le journalisme. Il trouve sa place comme vulgarisateur des sciences à destination de la jeunesse. Il assiste à des séances publiques organisées par les sociétés savantes de Paris au cours desquelles il sympathise avec le naturaliste Cuvier et Hallé.

Les premières réunions de la jeune société se déroulent chez lui et on le nomme secrétaire perpétuel.

Hallé fait partie des membres résidants. D'autres noms célèbres ou déjà cités figurent parmi les membres de cette société : Bougainville, Cuvier, Duméril, Fourcroy, Jussieu, Lacépède, Nysten, Pinel, Portalis…

Principaux travaux

Dès 1800, la Société offre un prix de 600 francs sur le thème suivant : « Déterminer par l'observation journalière d'un ou plusieurs enfants au berceau l'ordre dans lequel les facultés physiques, intellectuelles et morales se développent et jusqu'à quel point ce développement est secondé ou contrarié par l'influence des objets et des personnes qui environnent l'enfant. »

La brièveté de son existence et l'absence d'archives rendent la recherche historique difficile. Parmi toutes ses activités entre 1800 et 1804, seules quelques-unes nous sont parvenues.

On ne connaît que ses statuts ainsi que les dossiers publiés par certains de ses membres. Parmi les plus connus citons :

- *l'expédition maritime en terres australes* du capitaine Baudin, en liaison avec la Société d'Afrique Intérieure, à laquelle Jauffret participe à la préparation en mai 1800.
Lors de la fête pour le départ de l'expédition du Havre le 19 octobre, il porte ce toast prometteur :
« Au progrès de l'anthropologie. Puisse la société des Observateurs de l'homme s'honorer un jour des recherches utiles de ses illustres correspondants ! »
Leur voyage scientifique va explorer les mers du Sud au-delà du cap de Bonne-Espérance jusque dans l'océan Pacifique.

- *l'enfant sauvage*, trouvé vers l'âge de douze ans dans l'Aveyron en 1797, peut-être né dans le Tarn vers 1790 et qui décède à Paris en 1828.
Il est rétrospectivement décrit comme un enfant autiste, probablement abandonné par sa famille.
En octobre 1801, Jean Itard, médecin spécialiste de la surdité et de l'éducation spécialisée, lit devant les membres de la société son mémoire sur Victor de l'Aveyron, texte qui va le rendre célèbre.
Pionnier de l'oto-rhino-laryngologie, on le considère comme le créateur de la première école française d'otologie.
Itard fonde également la psychiatrie de l'enfant et contribue à la nosologie de la maladie de Gilles de la Tourette.

L'activité libérale d'Hallé

L'arrestation de Robespierre le 27 juillet 1794 marque la fin de la terreur et un semblant de retour à la vie d'avant que Hallé apprécie !

Jean-Noël reprend ses visites à domicile conduit par son fidèle cocher Moreau.
Il a perdu un grand nombre de ses patients habituels certains guillotinés, d'autres toujours sur leurs terres loin de Paris par prudence et une majorité partie s'installer à l'étranger.

Parmi ses nouveaux patients il y a toujours des riches, des rentiers et aussi des gros négociants ou des notables, la plupart enrichis par des opérations sur les biens nationaux ou les fournitures aux armées. Bien sûr, il continue à soigner les pauvres. Tous ses amis du monde scientifique, les savants et leur famille, l'apprécient également et n'hésitent pas à lui confier leur santé.

Le docteur Hallé entretient des relations avec ses amis comme le montre une lettre manuscrite conservée à l'Académie nationale de médecine, datée du 12 septembre 1797.
Elle concerne la famille de Jean Philippe Garran de Coulon, avocat et homme politique français, marié en 1780 à Anne Jeanne Barrengue [Don Chevassu] :
« Au citoyen Garran-Coulon, député au corps législatif à Maixent sur Sèvre, rue de l'Unité, département des Deux-Sèvres.
Citoyen. C'est avec grande satisfaction que j'ai appris le succès (car j'appelle cela un succès) avec lequel s'est fait le voyage de madame Garran. Je suis encore plus satisfait de ce voyage depuis ce qui nous est arrivé ici quoiqu'il y ait eu la plus grande tranquillité partout* ; mais la secousse de l'imagination est inévitable, et celle-là est de nature à beaucoup affecter madame Garran.
Je ne vous entretiendrai pas de cet évènement et de ses détails vous les savez ou vous les saurez, bien ou mal, comme c'est l'usage. Dans toutes les secousses politiques que chacun voit à sa manière et que peu de personnes apprécient avec une entière justesse faute d'en connaître tous les éléments d'abord et ensuite parce que l'on ne les juge jamais avec un entier désintéressement, en sorte que les nouvelles en arrivent au loin avec plus ou moins d'altérations et d'infidélités.

Je désire bien et pour vous et pour moi, et pour Mme Garran en particulier, que cette expression soit la dernière et que la crainte d'un mal ne nous précipite pas dans un autre.
Je ne conseille rien de plus à madame Garran, elle a à peu près la clé de son régime et de sa conduite vous l'avez aussi. Je lui offre l'assurance de mes respects et mon attachement, et je lui souhaite ainsi qu'à vous toute la tranquillité due, la base du bonheur et de la santé.

Hallé »

*Dans cette lettre Hallé fait allusion aux évènements du 4 septembre 1797 à Paris où le Directoire organise un coup d'État contre les royalistes, qui étaient redevenus majoritaires dans les deux Assemblées et menaçaient d'un retour à l'Ancien Régime.

Les Directeurs Barras, Larevellière et Reubell, partisans de la manière forte, renvoient les ministres favorables à la droite dès juillet 1797. Talleyrand et le général Hoche entrent au gouvernement.
Par précaution, Barras demande son appui à Bonaparte, qui combat avec succès les Autrichiens en Italie. Napoléon délègue cette mission au général P. Augereau qui cerne les Conseils avec 12000 hommes et 40 canons !
On annule les élections dans 49 départements et on déporte 53 députés en Guyane.

Les patients du docteur Hallé apprécient sa compétence et toutes ses qualités.
« La nature avait comblé M. Hallé de ses dons les plus précieux : esprit, amabilité, bonté, sensibilité, gaîté, tact fin et délicat, caractère égal et ferme, franchise, discrétion, bon cœur et tête fortement organisée, tête de génie » [Leroux].

Jean-Noël n'hésite pas à porter secours aux nécessiteux certainement par bonté d'âme et par respect de ses convictions religieuses.

Un document, vendu sur catalogue récemment, le confirme :
« Michel-Augustin Thouret médecin et homme politique, premier directeur de l'École de Santé : Apostille avec Jean-Noël Hallé sur une supplique de Jacques Artaud aux Citoyens administrateurs des hospices civils du canton de Paris, 20-29 août 1798, 2 pages.
Thouret et Hallé appuient Jacques Artaud, âgé de 78 ans, ancien tailleur et père d'une nombreuse famille, dans la plus profonde indigence, qui demande une place au nombre des vieillards... »

Bouleversement familial en 1789

La période révolutionnaire marque la perte du premier enfant du couple Jean-Noël et Marie Geneviève Hallé.

En effet, leur fille *Louise* meurt à l'âge de trois ans ; certainement un drame pour ce couple très attaché à une vie familiale intense.

Heureusement, la même année leur deuxième fille *Augustine Françoise Marie* (1789–1876) voit le jour.

Elle épouse à vingt ans, le 5 septembre 1809, Philibert Gueneau de Mussy (1776–1834), Inspecteur Général et médecin en 1803. Philibert est le fils de François Pierre Guéneau de Mussy, Lieutenant-Général de Police et d'Odette Oudin liée au comte de Georges-Louis Leclerc de Buffon.

« Il est des hommes que l'adversité fortifie et qu'elle remplit de courage. Guéneau de Mussy était de ce nombre. Obligé de renoncer à toute espèce d'emploi public, il tourna ses idées vers une carrière essentiellement libérale, tout à fait indépendante, qui allait lui permettre de satisfaire son goût pour les sciences et en même temps de montrer tout son dévouement pour l'humanité… Une fois ce parti pris, Guéneau apporta dans ses nouvelles études une ardeur et une contention telles que sa santé, naturellement délicate, fut bientôt sérieusement altérée : ce fut M. Hallé qui lui donna des soins. De là une vive et tendre amitié que devait resserrer plus tard une alliance entre les deux familles… Il débutait dans la pratique par les modestes fonctions de médecins des indigents de la division du Luxembourg et du cinquième dispensaire… » [F. Dubois]

Le troisième enfant du couple, leur seul fils, *Charles Louis Noël* naît huit ans après sa sœur le 19 décembre 1797.
Il épouse en 1825 Agathe Félicité Marie Rendu et va devenir magistrat et Conseiller à la cour impériale de Paris.

De leur union vont naître quatre enfants :
Anne Louise Marie « Sophie » (1826-1893) ;
« Félix » Marie Noël Philibert Hallé (1829-1899) ;
Charles « Athanase » Marie (1833-1900)
et Geneviève Jeanne Marie Stéphanie (1840-1936).
Les deux derniers connaîtront le début du XXe siècle.

Leur fils aîné Félix, le chef de la famille Hallé à la fin du XIXe siècle, se marie le 30 août 1858 avec Marie Geneviève « Marguerite » Colin de Verdière (1837-1925).

De leur union vont naître huit enfants :

Noël Adrien Joseph Marie (1859-1927) ;
Marie (1861-1965) ;
Athanase François Marie « Pierre » (1863-1885) ;
Charles « Jacques » Marie (1864-1945) ;
Geneviève Camille Marie (1866-1963) ;
Jean Étienne Marie (1868-1951) ;
Élisabeth Marie-Sophie (1870-1928)
et Paul Guy Marie (1872-1955).

Jean-Noël et sa propre famille, sa mère et sa sœur, vivent en bonne harmonie rue Pierre Sarrazin dans la maison acquise par Noël, le chef de famille, en 1776 et léguée à sa mort à son fils.

Marie Geneviève, son épouse, se révèle d'une nature plutôt triste, une femme de devoir, une mère et une épouse attentionnée, très attachée aux dévotions de la religion. Tous les voisins apprécient la famille Hallé.

Jean-Noël n'organise pas de réception tapageuse. Il se comporte comme un médecin de quartier. Malgré sa brillante réputation, il reste accessible aux sollicitations de ses voisins pour résoudre leurs problèmes de santé ou aborder tout autre motif avec eux. Il mène une vie paisible, sans engagement politique, reçoit des visites d'amis du monde médical ou scientifique.
Quelques domestiques fidèles assurent le quotidien auprès de la famille.

Une seule ombre assombrit ce tableau familial idyllique pendant quelques années. Un litige oppose Jean-Noël à son cousin germain le peintre Jean-Bernard Restout (1732-1797), fils de la sœur aînée de Noël Hallé, Marie Anne qui a épousé le 14 novembre 1729 le peintre Jean II Le Jeune Restout, parrain de Jean-Noël.

A la mort de sa sœur en 1784, Noël estime que certains biens de sa sœur doivent lui revenir. De nature procédurière, Jean-Bernard s'oppose au moindre legs à la famille Hallé et intente d'abord un procès contre son oncle Noël, puis à l'épouse de celui-ci Françoise Geneviève et enfin à son cousin Jean-Noël.

A la mort de Jean-Bernard, Jean-Noël attaque en justice le testament de son cousin et obtient gain de cause.

A l'issue du jugement mademoiselle Anne Maréchale héritière désignée par Jean-Bernard se trouve dépossédée de toute ressource.
Jean-Noël fidèle à sa bienveillance et sa générosité habituelle décide d'offrir à la jeune femme une pension viagère ainsi qu'un hébergement jusqu'à sa mort dans sa propre maison familiale.

PARTIE III - Période napoléonienne

Médecin ordinaire de l'Empereur Napoléon Ier

Sur le plan politique, à partir du 26 octobre 1795, un Directoire composé de cinq directeurs dirige la première République française de 1792. Ce gouvernement prend fin avec le coup d'État réussi du 9 novembre 1799, date qui marque le début l'épopée napoléonienne.
Au cours des quinze années de règne de Napoléon Bonaparte, le régime politique subit plusieurs évolutions : Consulat provisoire (Bonaparte, Ducos, Sieyès), Consulat définitif à partir du 1er janvier 1800 (Bonaparte Premier Consul, Cambacérès 2e et Lebrun 3e), Consulat à vie de Bonaparte à partir du 12 mai 1802 puis Empire français de Napoléon Ier à partir du 18 mai 1804 jusqu'au 22 juin 1815.

Les Français approuvent dans leur majorité la prise du pouvoir par le glorieux général Bonaparte, pour qu'il rétablisse l'ordre dans le pays après une longue période troublée sur le plan politique et par les conflits imposés par les royautés étrangères. Les Républicains taisent leur soif de démocratie, les Royalistes français, à part quelques irréductibles, pensent qu'il s'agit peut-être d'une transition nécessaire vers un retour à la royauté et le peuple considère comme plutôt favorable qu'un enfant de la Révolution prenne les rênes du pouvoir.

Le Consulat de Napoléon va mettre fin aux guerres des coalisés, ramener la paix civile, radier des noms des listes d'émigrés, conclure un Concordat avec le pape, organiser l'administration, publier un Code Civil, rétablir une vraie monnaie, tenter d'imposer le nouveau système révolutionnaire de poids et mesures, commencer à développer l'industrie, réformer l'éducation et l'université, ouvrir la voie à une médecine moderne… améliorer le bien-être, la confiance et le goût du travail.

Grâce à l'amitié et la coopération persévérante de trois amis, les docteurs Fourcroy, Hallé et Corvisart, l'enseignement et la pratique de l'art de guérir vont subir une profonde révolution.

De l'École de médecine à la Faculté

Rappelons que pour donner suite au rapport de Fourcroy, le gouvernement révolutionnaire autorise l'ouverture, le 27 novembre 1794, de trois *Écoles centrales de santé* qui deviennent des *Écoles spéciales de médecine* le 25 octobre 1795 puis des *Écoles de médecine* en 1798.
Le Consulat, dirigé par trois Consuls, va aussi apporter des modifications à leur statut ainsi qu'à leur dénomination.

Formation des médecins sous Bonaparte

Peu de temps après la prise de pouvoir du général Bonaparte à la suite de son coup d'état organisé par E.-J. Sieyès, Napoléon nomme son frère Lucien ministre de l'Intérieur, un poste de premier plan sous le Consulat. Pendant la période napoléonienne, une médecine plus moderne commence à s'installer en France, contestant sérieusement la formation hippocratique. Tout médecin va devoir apprendre son métier au lit du malade à l'hôpital. Les nouveaux médecins vont apprendre à écouter, inspecter, palper, percuter, ausculter et de plus en plus souvent autopsier chaque malade dès que le clergé n'aura plus la mainmise sur cet enseignement.
Hallé, titulaire de la chaire de physique médicinale et d'hygiène depuis le décret du 4 décembre 1794, conserve son poste pendant toute la période napoléonienne, malgré tous les changements de statut de l'enseignement de la médecine. Il va même devenir un des référents pour ses collègues, les malades et pour les administrations.

La loi du 5 décembre 1799 signée par Lucien Bonaparte attribue à l'École de Médecine de Paris un rôle central en la chargeant « de s'occuper de tout ce qui peut concourir à l'amélioration de l'Art de guérir » ; d'après Jean-François Lemaire, elle englobe tout : la conservation de l'espèce et des individus en santé et en maladie, par conséquent tout ce qui concerne la salubrité, l'amélioration des régimes diététiques, la nature des aliments, l'éducation physique ; ce qui revient à lui donner et à elle seule, car ni Montpellier, ni Strasbourg, n'est même évoqué, le rôle qui correspond de nos jours à sept organismes bien distincts : l'Académie de médecine, le ministère de la Santé, l'ordre des médecins, les caisses professionnelles de retraite, le *Museum* et, enfin, celui qu'on est en droit d'attendre d'elle, la formation hospitalo-universitaire des étudiants en médecine.

La loi de 1801 fait suite à l'envoi d'un long rapport alarmiste du Conseiller d'État J.-G. Lacuée au premier préfet de la Seine Nicolas

Frochot sur les conséquences du décret du 18 août 1792 abolissant l'enseignement dans les écoles de médecine et libérant l'exercice de l'art de guérir. Un décret consulaire adopte une réforme basée sur un rapport rédigé la même année par « cinq citoyens »[103].
Le texte comporte 121 articles qui décrivent le caractère indispensable d'un concours pour éviter le favoritisme, l'essentiel des caractéristiques de la formation des praticiens, en particulier la séparation des étudiants en externes et internes avec un temps d'internat limité à 4 ans et une pratique hospitalière, indépendante des examens de l'école, que l'élève doit réussir pour obtenir le doctorat. Chaptal le nouveau ministre de l'Intérieur, Cabanis, Fourcroy et Thouret organisent les modalités des concours.

La mainmise de Corvisart

Le médecin personnel de Bonaparte devient le médecin du gouvernement et va utiliser sa position dominante pour imposer ses convictions, en particulier en matière d'enseignement. Il fait approuver par le Premier Consul la mise en application des concours qu'il souhaite imposer pour favoriser la formation d'une élite médicale et obliger les étudiants à examiner des malades en milieu hospitalier au cours de leurs études.

L'externat en 1802. Il s'agit d'une formation hospitalière pratique après réussite à un concours qui concerne chaque année environ deux tiers des candidats. A la suite d'un long débat au sein du Corps Législatif sur les conditions requises pour pouvoir exercer la médecine, les élus promulguent la loi du 10 mars 1803 qui réorganise la médecine en France, instaure les écoles de médecine et interdit à toute personne non munie d'un titre légal d'exercer la médecine, la chirurgie ou l'art des accouchements, sous peine d'une amende pouvant s'élever jusqu'à mille francs. Le texte légifère également sur la préparation et la vente des médicaments.

L'internat en 1803. Dans un second temps, Corvisart ajoute un nouveau concours accessible uniquement aux anciens externes. Il rappelle que le temps de l'Internat ne pourra excéder le terme de quatre années. Cependant, si la première année voit 24 internes nommés devant un jury présidé par P.-G. Lepreux en 1802, le pourcentage de reçus tombe rapidement à dix ou quinze pour cent les années suivantes.
En 1812, on attribue 18 places pour 120 élèves candidats.

Le décret novateur du 11 mars 1803 remet de l'ordre dans les études médicales sur tout le territoire.

Avant-gardiste, il crée deux niveaux dans les professions de santé :

- celui des médecins et chirurgiens diplômés de la faculté qui suivent à partir de 1803 les mêmes cours, passent les mêmes examens et obtiennent le même diplôme de docteur en médecine. Pendant la Restauration, le père Élisée avait envisagé de séparer à nouveau les deux enseignements sans y parvenir, en partie grâce à l'opposition d'Hallé,
- celui des officiers de santé qui exercent la profession médicale sans le titre de docteur en médecine. On désigne ainsi certains médecins militaires jusqu'en 1892, année de la suppression de cette catégorie.

Dès son article premier, le décret impose que *Nul ne pourra embrasser la profession de médecin, de chirurgien ou d'officier de santé, sans être examiné et reçu comme il sera prescrit par la présente loi.*
Cette obligation va impacter de nombreux praticiens, parfois titulaires d'un poste prestigieux, à se présenter devant un jury pour continuer à exercer. Citons l'exemple étonnant d'Alexandre-Urbain Yvan, Chirurgien Ordinaire et éminence grise médicale de l'Empereur qui doit se soumettre à cette contrainte ; formé sur le tas dans sa jeunesse à l'école de santé navale de Toulon, fondée en 1755, il n'avait jamais passé le moindre examen.
Ce décret va rester en vigueur pendant deux siècles !
À partir de cette époque, seule l'obtention du diplôme de docteur en médecine autorise un exercice sur tout le territoire français aussi bien en médecine qu'en chirurgie, principe toujours en vigueur. Actuellement, le type d'exercice médical se décide en fonction de formations complémentaires validées et surtout de la reconnaissance et de l'obtention d'une assurance professionnelle adaptée à la voie choisie.

L'officier de santé suit une formation plus légère, passe un examen en trois épreuves portant sur l'anatomie, les éléments de médecine ainsi que sur les connaissances de base en pharmacie et en chirurgie. Une fois reçu, on l'incorpore au personnel des services de santé des armées durant les guerres napoléoniennes.
En dehors des champs de bataille, il exerce localement dans les campagnes où sévissent des charlatans qui profitent encore de la liberté d'exercice pourtant abolie.

Le 11 avril 1803, une autre loi souhaitée par Fourcroy confie à l'État le monopole de l'enseignement de la *pharmacie* et décide la création de trois écoles, à Montpellier, Paris et Strasbourg.
Son article 38 prescrit la rédaction d'un nouveau *Codex*[104] ou *Formulaire* sur les remèdes à utiliser. La loi prévoit également une commission composée

de professeurs de la faculté de médecine et de l'école de pharmacie de Paris, à savoir « MM. Leroux, Vauquelin, Deyeux, Jussieu, Richard, Percy, *Hallé*, Henri, Vallée, Bouillon-Lagrange et Chéradame ».
Pour conserver leur activité de société savante et maintenir les liens de confraternité entre la France et l'étranger, les pharmaciens créent quatre mois plus tard, le 3 août, la Société de Pharmacie de Paris avec le fameux Parmentier comme premier président.

Université impériale et Faculté

Un long travail entre Napoléon et Fourcroy aboutit à l'élaboration de l'*Université impériale*, approuvée par le décret du 10 mai 1806. En fait, elle ne devient effective qu'à partir de 1808.
Fourcroy qui espérait obtenir le poste de Grand Maître apprend que l'Empereur nomme un autre membre de l'Institut Louis marquis de Fontanes, journaliste et écrivain ami de Chateaubriand.

Le 1er avril 1807, Frochot arrête la « Liste des médecins, chirurgiens, docteurs en médecine et en chirurgie, officiers de santé et sages-femmes qui ont fait enregistrer leurs titres aux secrétariats de la préfecture et des deux sous-préfectures du département de la Seine »[105].
L'administration impériale cherche à unifier sous son autorité les multiples sources de légitimité médicale. Sa finalité vise à les « conserver toutes, de n'en exclure aucune, mais de les unifier » afin de leur restituer une légitimité nouvelle.

Le décret du 17 mars 1808 marque l'ouverture de la nouvelle *Faculté* de médecine, en place de l'école, au sein de la nouvelle Université. Pour éviter toute compétition entre différentes formations médicales comme à la période royale, Corvisart octroie le pouvoir médical dans tout l'Empire au Conseil des professeurs de la faculté de médecine de Paris, précisant qu'aucun membre ne sera nommé sans son accord préalable.
Une lettre de Fontanes annonce qu'il va faire sa première visite officielle à la Faculté de Paris et assister « en apparat » à la soutenance de la prochaine thèse prévue. La programmation prévoit le passage d'un nommé Peyrocave traitant de « *la fièvre adynamique* » devant un jury présidé par Fourcroy. Les professeurs concernés jugent plus opportun de reporter la visite du Grand-Maître à la soutenance suivante, prévue le 19 janvier 1809. Ce jour-là, le doyen Thouret préside le jury assisté de Boyer, Chaussier, Dubois, Richerand et d'Hallé. La thèse s'intitule :
« Considérations sur l'organisation de l'œil et sur l'opération de la cataracte appliquée au traitement des animaux domestiques ».

Cours et élèves

Les différentes formations s'effectuent sous forme de cours magistraux théoriques en amphithéâtre.

Cependant, les étudiants suivent également des cours pratiques, à savoir ceux de la Clinique interne pour la médecine à la Charité, ceux de la Clinique externe pour la chirurgie à l'Hôtel-Dieu et ceux de la Clinique de perfectionnement dans les locaux de la faculté.

Les démonstrations cliniques se font sur des malades avec l'aide de deux internes : l'un prend en note des prescriptions et des consignes relatives au traitement, l'autre inscrit les questions soumises à la réflexion des étudiants.

Les démonstrations d'anatomie utilisent comme supports des dissections de cadavres mais étant donné leur coût de revient élevé, on utilise de préférence des modèles en bois ou en cire comme ceux que fabrique l'école de Rouen de 1807 à 1810, voire également les pièces anatomiques conservées et préparées par l'injection des vaisseaux, comme les préparations de Pierre Sue et d'Honoré Fragonard, anatomiste ; ce dernier se rend célèbre pour ses « Écorchés » toujours conservés au musée de l'École nationale vétérinaire de Maisons-Alfort dans le Val de Marne.

Dès le Consulat, un premier concours fait son apparition pour sélectionner 120 élèves.

On teste leurs connaissances en chimie, physique, physiologie, clinique et pharmacie. Les épreuves se passent en latin les premières années puis oralement en français.

Cabanis, plutôt visionnaire, dénonce avec justesse la difficulté de l'approche du cours de Clinique à l'hôpital dès 1799 : « La multitude d'élèves qui suivent y rend leur instruction impossible. Comment en effet, conduire cent cinquante à deux cents élèves au lit du malade ? Comment leur permettre de l'observer et de le palper à loisir ? Cela ne se peut pas. Les élèves ne voient rien, n'apprennent rien ; et les malades sont horriblement importunés et fatigués. »[106]

En 1812, la faculté forme 1300 élèves inscrits en première année, 1000 en deuxième, 700 en troisième et 300 en quatrième. On constate une diminution du nombre d'inscrits dès 1813.

Autre particularité après la prise de pouvoir de Napoléon, la soutenance de thèse réapparaît pour clôturer la fin des études médicales. Elle va s'imposer progressivement.

D'après les archives de la faculté de médecine de Paris, la rédaction des thèses augmente rapidement :

- entre le 18 décembre 1798 et le 27 avril 1804 : 406
- entre le 14 mai 1803 et le 31 décembre 1815 : 2261.

Nominations du personnel à la Faculté de Paris

La Faculté reprend du personnel de l'école de médecine de la période révolutionnaire. Corvisart conserve la confiance du Premier Consul puis de l'Empereur ce qui lui procure un poste clé pour toutes les décisions et nominations.

Certains professeurs retrouvent un poste

La plupart des professeurs de l'ancienne école de santé créée en 1795, encore vivants, gardent leur poste. Thouret, l'ancien directeur, devient même le doyen jusqu'à son décès en 1810. Devant l'ampleur de sa tâche aux facettes multiples, il a la sagesse de ne solliciter aucune chaire.
Corvisart, qui a succédé à Desbois de Rochefort à la Charité depuis 1786, continue à y enseigner la Clinique interne tant que ses charges officielles lui laissent du temps pour l'enseignement.
D'autres anciens docteurs régents obtiennent un poste comme Bourdier, Leroux et Leroy. Cinq professeurs viennent du Collège de chirurgie : Baudelocque, Dubois, Lassus, Pelletan, Sabatier. Seul Desgenettes possède un diplôme de la faculté de médecine de Montpellier.
Enfin, d'autres occupent un poste de professeurs à l'école de santé de Paris depuis sa création comme Hallé.

Certains professeurs souhaitent et obtiennent des changements de poste et parfois des remplacements, le plus souvent à leur demande. Corvisart veille à n'accepter comme nouveaux titulaires de chaire que de brillants praticiens reconnus pour leur compétence clinique.

Pour le remplacement des professeurs décédés, Baudelocque (1810) et Sabatier (1811), la faculté organise trois concours de l'automne 1811 au printemps 1812.

Hallé conserve sa chaire

Jean-Noël reste titulaire de la chaire d'hygiène après l'avènement de Bonaparte mais il va la partager avec plusieurs nouveaux collègues, brillants médecins et chirurgiens, civils et militaires.

Citons en particulier Desgenettes qui s'associe à Hallé comme professeur de physiologie et de physique médicale.

« Tandis qu'il était en butte à ces persécutions de la part de l'administration militaire, on tentait d'un autre côté de le dépouiller de sa chaire d'hygiène à la Faculté de médecine de Paris, dont le Consulat l'avait doté en récompense de sa conduite devant Saint-Jean-D'acre... Sa nouvelle qualité de professeur adjoint à l'École de médecine de Paris et le besoin de stabilité après une campagne pénible, lui firent demander la faveur de continuer ses fonctions de médecin à l'hôpital du Val-de-Grâce et le Premier Consul approuva la proposition qui lui en fut faîte le 29 décembre 1801... »[107]

Hallé va côtoyer la plupart des nouveaux titulaires : Dubois Antoine, Petit-Radel, Duméril, Sue, Desormeaux, Dupuytren, Vauquelin, de Jussieu, Cabanis...
À noter que Desgenettes, Dubois, Duméril, Leroux et Percy rendront un vibrant hommage à Jean-Noël Hallé en prononçant son *éloge* après sa mort, avec des textes essentiels pour connaître la carrière de Jean-Noël. Rappelons en effet qu'une grande partie des informations contenues dans cet ouvrage se trouve dans ces différents éloges.
Le contenu de leurs discours prouve que tous ces professeurs se connaissent bien et participent activement à l'évolution du nouvel enseignement de la médecine en France.

Conseil des professeurs de la Faculté impériale

A Paris, ce conseil dispose de toute latitude et de toute l'autorité requise pour prendre des décisions engageant toute la profession médicale sur le territoire de l'Empire.
Il se compose de Thouret, Corvisart, Leroux, Boyer, Pelletan, Dubois et Petit-Radel.
A la mort de Thouret en 1810, Leroux le remplace et d'autres médecins entrent dans le Conseil, en particulier le célèbre chirurgien Guillaume Dupuytren.
Le doyen Leroux fait respecter une véritable police interne et n'hésite pas à condamner Percy, le 15 février 1812, à une amende, pour ses retards répétés en amphithéâtre :
« Un rapporteur est nommé en la personne de Richerand et le Premier chirurgien des armées condamné à 20 F d'amende. » [108]

Napoléon ne reste pas indifférent à l'organisation de la nouvelle faculté de médecine de Paris et à son prestige. Il conserve toute sa confiance en son Premier Médecin Corvisart qui, cependant, doit obtenir son accord pour toute nomination et respecter son avis ou sa décision ce qui explique le grand nombre de familiers de la famille impériale parmi les professeurs qui occupent directement un poste dans la maison médicale impériale : Corvisart, Boyer, Hallé, Pinel, Pelletan, Fourcroy, Deyeux, Baudelocque, Dubois…

Certains professeurs appartiennent aussi à la noblesse impériale : deux comtes (Fourcroy, Cabanis), cinq barons (Corvisart, Boyer, Dubois, Desgenettes, Percy) et deux chevaliers (Hallé et Pelletan) ce qui fait de la faculté de Paris le Grand Temple de la formation médicale et chirurgicale. Petite remarque, Montpellier ne dispose que d'un comte, Chaptal, et Strasbourg n'a pas même un chevalier.

Parmi les professeurs nommés, on trouve bien sûr un membre du Corps législatif Thouret lui-même, mais également un sénateur Cabanis, deux Inspecteurs généraux du Service de santé de la Grande Armée, l'un Chirurgien en chef Percy, l'autre Médecin en chef Desgenettes.

Bourdier devient Médecin consultant de Madame Mère en 1805 puis Médecin ordinaire de l'Impératrice Marie-Louise en avril 1810.

Bourdois de la Motte, médecin du roi de Rome, n'obtient pas un poste de professeur, mais détient le titre et le rang de Conseiller de l'Université.

Si Corvisart a la mainmise sur la nomination des professeurs, le contenu des chaires relève surtout de Fourcroy, jusqu'à son décès en 1809, assisté de Chaussier, de Cabanis (mort en 1808) et de Chaptal.

Les professeurs et employés de la faculté exercent en tant que salariés du ministère de l'Intérieur. Comme à notre époque un professeur de médecine assume au moins trois fonctions :
- participation aux soins des malades hospitalisés et organisation de son service hospitalier,
- gestion ou participation à des travaux de recherche avec publications dans des revues spécialisées,
- et encadrement des étudiants, pour leur formation par des cours magistraux, un enseignement pratique au lit du malade, l'organisation de leurs contrôles de connaissances, la direction ou la participation à leur jury de thèse de doctorat. Certains, en particulier les chefs de Service, accomplissent en plus de lourdes tâches administratives.

Au début du XIXe siècle, les professeurs de la faculté accomplissent en plus d'autres fonctions dévolues de nos jours aux membres de l'Académie de médecine, au Ministère de la Santé, à l'Ordre des médecins, aux syndicats professionnels, aux associations de formation continue, aux échanges avec des confrères étrangers, entre autres.

Personnels de la Faculté de Paris en 1813 [109]

Chaire	Professeurs	
Physique Médicinale ou Hygiène	Hallé	Desgenettes
Anatomie et Physiologie	Chaussier	Duméril
Pathologie interne	Pinel	Bourdier
Histoire naturelle médicale botanique	De Jussieu	Richard
Chimie médicale et de pharmacie	Vauquelin	Deyeux
Chirurgie opératoire	Percy	Richerand
Accouchement	Leroy	Desormeaux
Médecine légale (Pathologie externe)	Lassus	Mahon
Clinique interne à la Charité	Corvisart	Leroux
Clinique externe à l'Hôtel-Dieu	Pelletan	Boyer
Clinique externe à l'école	Lallement	Dupuytren
Clinique de perfectionnement	Dubois A.	Petit-Radel

Sue et Thillaye : bibliographie médicale et démonstration des drogues usuelles et des instruments de chirurgie.
La direction de l'établissement est confiée à J.-J. Leroux, successeur de Thouret à sa mort en 1810 ; il conserve sa chaire mais ne paraît plus guère dans son service de clinique de la Charité.

Fonctions du Professeur Hallé

Hallé, bien que consultant en ville, va assumer plusieurs fonctions à la grande école de médecine de Paris qui devient Faculté en mars 1808 : participation aux travaux de recherche et d'analyse ainsi qu'à la rédaction des rapports qui s'en suivent, présentation orale de ces rapports à la demande et devant ses confrères, discours publics traditionnels d'ouverture annuelle des cours, consultation de malades atteints d'affection rare, et surtout formation des élèves en amphithéâtre.

Jean-Noël jouit d'une aura particulière auprès de ses collègues :
« Sa parole et son sentiment furent toujours d'un immense poids parmi ses collègues de l'école et parmi ses confrères. Quand on voulait convaincre un adversaire sur quelque point controversé de la science, on croyait faire beaucoup en s'appuyant de l'opinion d'Hallé, et l'on était à peu près sûr de persuader. »[110]

Hallé professeur d'Hygiène

L'hygiène connaît dès le départ une consécration dans les études médicales de l'époque, puisque le décret du 4 décembre 1794 institue une chaire à part entière de physique médicinale et d'hygiène.

On la confie à Jean-Noël Hallé pour l'hygiène, assisté au départ par Philippe Pinel comme professeur adjoint pour la physique. Le 6 avril 1795, Cabanis remplace Pinel et lui-même laisse sa place à Desgenettes, en 1796.

Cette fonction occupe sans conteste la plus grande partie de son temps passé comme enseignant de la médecine à Paris.

Il va concéder un grand nombre d'heures pendant des années à perfectionner cet enseignement, devenant progressivement l'un des plus grands spécialistes en hygiène de son époque.

Selon Cuvier, le principe fondamental du cours d'Hallé se résume ainsi : « Le problème de la nature est un composé de connues et de constantes, d'inconnues et de variables ; c'est une grande erreur d'imaginer que, pour la résoudre, pour en évaluer les inconnues, pour fixer les nuances des variables, il faut en négliger les éléments constants et invariables ».

Ses sources.

Pour élaborer son programme d'enseignement de cette chaire innovante, Hallé reprend l'entrée « hygiène » écrite par D'Alembert dans son fameux *Dictionnaire*, dont il s'inspire pour son propre texte pour l'Encyclopédie Méthodique de Panckoucke.

De plus, il a probablement connu et apprécié le poème latin écrit par Geoffroy, en 1771, intitulé « l'Hygiène ou l'art de conserver la santé » ; ce docteur régent pense que pour prolonger la vie il faut respecter six conditions concernant l'air, les aliments et la boisson, le mouvement et le repos, le sommeil et les veilles, les excrétions et sécrétions, les passions et affections de l'âme.

Parmi d'autres sources d'inspiration figure sans conteste Johann Peter Frank (1745-1821), le médecin hygiéniste allemand qui va devenir son ami. Ce célèbre praticien, connu dans toute l'Europe, dirige l'hôpital général de Vienne et le service de santé des armées de son pays entre 1795 et 1804. Il publie le *System einer vollständigen medicinischen Polizey* (système complet d'une *police* médicale), en six volumes entre 1779 et 1819, en langue allemande parfaitement lisible par Hallé.

Jean-Noël a sans doute connu deux autres ouvrages :

- celui d'E. Tourtelle, professeur à l'école de santé de Strasbourg, chargé du cours d'hygiène dans son école, qui publie en 1796 : *« Éléments d'hygiène ou de l'influence des choses physiques et morales sur l'homme et des moyens de conserver la santé* ».

Il présente une synthèse traditionnelle orientée sur le régime, le climat et les mœurs.

- et celui de Fodéré, médecin à l'hospice d'Humanité et à celui des Insensés de Marseille, qui publie en 1798 *« Les lois éclairées par les sciences physiques ou traité de médecine légale et d'hygiène publique. » Fodéré « entend rassembler et systématiser un ensemble de règles de conduites et de préceptes à l'usage non seulement des particuliers mais aussi des pouvoirs publics* ».[111]

Il y critique ouvertement les concepts des hygiénistes parisiens.

En pratique, Hallé dès sa première publication distingue l'hygiène *publique* de l'hygiène *privée.* Son cours annuel va s'enrichir d'une multitude de disciplines scientifiques au cours de ses vingt-sept ans d'enseignement.

Ses cours d'hygiène

En raison de son esprit perfectionniste et de ses connaissances encyclopédiques, Hallé n'a jamais réussi à rédiger le livre de référence sur l'hygiène, « une bible » comme on dit en médecine, que tous ses confrères attendent avec impatience.

Il décide de s'y atteler que peu de temps avant son décès !

Par chance, quelques étudiants réussissent à prendre des notes encore accessibles pour certaines dans les archives de la BIUM.

Quelques manuscrits se retrouvent parfois sur des catalogues de vente aux enchères avec une estimation entre 500 et 700 €. Il s'agit souvent de simples extraits qui représentent quand même près de 750 pages manuscrites ![112]

L'énoncé du contenu de ses cours suffit à donner une idée assez précise de la notion que Jean-Noël se fait de l'hygiène : histoire de l'hygiène, pratiques anciennes et modernes des peuples divers sur terre, considérations climatiques, « caractères des nations », « grandes époques de la vie », vie sexuelle, maladies saisonnières ou spécifiques, préceptes d'hygiène (exercice, sommeil, etc.), alimentation (préparation des viandes, matières grasses, conservation des aliments, friture, etc.), digestion et « évacuations », bains et étuves, instincts, affections et passions, « opérations de l'esprit » (conscience, mémoire, imagination), etc.

Pour de nombreux élèves, ses cours demandent une attention très soutenue, difficile à conserver pendant un long laps de temps.

« Voyant toujours les choses à leur plus grande hauteur, l'horizon s'agrandissait sans cesse à ses yeux ; n'apercevant que les masses, les détails lui échappaient nécessairement, ou bien s'il voulait descendre à ces derniers, alors il classait, il divisait, subdivisait si souvent, si minutieusement, que le fil logique lui échappait, ou du moins devenait imperceptible pour l'auditeur qui ne saisissait plus l'ensemble ».[113]

Son plan de cours.

D'après Dubois, « la première édition de ce plan avait paru en 1791, dans le journal que publiait Fourcroy, sous le titre de Médecine éclairée par les sciences physiques ; la seconde en l'an VI dans l'Encyclopédie Méthodique ».

Pour Desgenettes, « M. Hallé, nommé professeur de physique médicale et d'hygiène dans l'an III, agrandit le plan qui lui avait été tracé à un tel point que vingt-cinq ans de la vie la plus laborieuse ont à peine suffi pour l'exécuter ».

Pour donner une petite idée du contenu de ce cours essentiel à l'enseignement médical pendant la période napoléonienne, voici une reconstitution de son plan, en respectant l'écriture de l'époque :

« 1re partie : définition l'hygiène/histoire de l'hygiène en général
-Pratiques anciennes et modernes des peuples divers.
-Considérations climatiques.
-Des tempéramens.

2e partie de l'Hygiène. Matière de l'hygiène.
-Des circumsura [circonstances] ou choses environnantes.
-Des applicata. Choses appliquées au corps.
-Des ingesta. Des aliments.
-Des matières non alimentaires qui se mangent.
-Des excréta.
-Des gesta ou des mouvements que le corps exécute.
-Des percepta.

3ème partie. Application des principes et des lois
De la matière de l'hygiène ; réduits à un petit nombre de principes aux deux hygiènes, en particulier à l'hygiène publique.
Application des principes de l'hygiène, à l'hygiène privée
Application des préceptes à l'ordre
Application des préceptes aux habitudes et au changement
De l'usage des matériaux l'hygiène suivant les différences individuelles. »

Si l'on transfert ce cours à notre époque, il s'avère contenir une multitude de spécialités différentes : histoire de la médecine, anthropologie, sociologie, astronomie, géographie terrestre mondiale,

climatologie, médecine préventive, médecine des maladies, sciences naturelles, physiologie, chimie organique, neurologie et neurophysiologie, cardiologie, gastro-entérologie, infectiologie, sexologie, science du comportement, science de l'environnement, cosmétologie, nutrition et alimentation, science du mouvement, éducation physique, sciences cognitives, psychologie, bien-être et d'autres.
Il paraît évident que peu de médecins pouvaient prétendre avoir les connaissances suffisantes pour dispenser un tel cours au début du XIXe siècle et remplacer le professeur Hallé.

Une référence à l'époque

Le docteur en médecine de l'université de Montpellier et ex-médecin des Armées M. Pouderous qui se veut être une référence sur les principes d'hygiène, écrit dans son livre en 1804 :
« Le *Traité des aliments* par M. Hallé est, je crois, ce qui a été écrit de mieux sur ce sujet. Ce que je vais dire est en partie extrait de ce traité… L'analyse des substances animales et végétales par l'acide nitrique, les convertit presque toutes en acide oxalique (acide du sucre). Ainsi, on peut dire, avec l'auteur du *Traité des Aliments de l'Encyclopédie Méthodique* [Hallé], que les différentes substances qui composent nos organes, se retrouvent non seulement dans les fluides nourriciers de notre corps, mais encore dans les diverses matières qui nous servent de nourriture. Cette base de l'acide oxalique n'est, quoi qu'on en puisse dire, que le mucilage pur, et est elle-même une substance composée ».[114]

De même, Bernard Peyrilhe, un de ses collègues professeur à l'école de médecine, publie un livre à Paris en 1801 consacré au *cours d'hygiène, par Mr Hallé... suivi d'Aphorismes.*

D'autres médecins de l'époque rédigent des ouvrages importants sur l'hygiène en associant souvent Hallé comme auteur même après sa mort. [Cf. « On en parle encore »]

Découverte d'une *anémie* sans saignement visible

La réputation d'excellent consultant du docteur Hallé, surtout pour des symptômes inconnus ou peu décrits, lui vaut une sollicitation pour avis sur un dossier d'épidémie, incompréhensible dans le milieu médical, survenue dans une mine d'anthracite en Lozère.

Devant la difficulté évidente de poser un diagnostic sur l'origine de la mort de plusieurs mineurs, uniquement dans l'une des trois galeries, les membres de la faculté font appel à sa sagacité et à son expertise.

Pour Hallé, cette épidémie source de plusieurs décès inexpliqués justifie l'examen direct de mineurs atteints et donc leurs transferts à l'école de médecine de Paris.
Comme d'habitude, il rédige un rapport et publie une notice des points principaux sur l'histoire naturelle de cette épidémie en 1803 :
« *Observations sommaires sur une maladie qu'on peut nommer* ***ANOEMIE****, une privation de sang, qui a attaqué tous les ouvriers d'une galerie dans une mine d'Anthracite ou charbon de terre, en exploitation à Auzain, Frênes et Vieux-Condé, près Valenciennes ; et qui a été suivie et traitée sur quatre ouvriers, à l'Hospice de l'École de médecine à Paris, par Hallé, Professeur à l'École de Médecine de Paris, etc.* »[115]

L'épidémie commence en 1802, uniquement dans une seule galerie de la mine et semble n'avoir jamais été décrite auparavant.
La maladie « présente principalement les caractères suivants : invasion par des coliques violentes, des douleurs d'entrailles et de l'estomac, une gêne dans la respiration, des palpitations, la prostration des forces, la météorisation du ventre, des déjections noires et vertes : durée de cet état pendant dix, douze jours, et même plus ; alors, cessation des douleurs abdominales, pouls faible, concentré, accéléré ; peau décolorée et portant une teinte jaune ; marche difficile et accompagnée d'un extrême fatigue ; palpitations fréquentes ; visage bouffi ; sueurs habituelles… »[116]

Parmi tous les remèdes essayés sur place (quinquina, camphre, sel de mercure, opium, vin, diète analeptique, etc.), aucun ne provoque l'amélioration sur l'état de santé des mineurs malades. Sur plus de cinquante ouvriers affectés, trois mineurs meurent et aucun des autres n'a guéri au bout d'une année.
Des essais de frictions mercurielles donnent des résultats mitigés non convaincants. Pour identifier la cause du mal et le bon remède, l'école de médecine demande l'autopsie des morts et le transfert à Paris de quatre ouvriers fortement atteints, accompagnés de leurs dossiers et d'un médecin de la mine.

On charge Jean-Noël d'examiner et de suivre médicalement ces ouvriers malades depuis huit à quinze mois.
Il rédige un rapport qui contient les constatations suivantes : visage et extrémités œdématiés à l'arrivée, fatigue, maigreur, peau froide, décolorée avec une teinte blafarde et jaunâtre, absence de capillaires visibles sur les muqueuses, pouls entre 90 et 100 pulsations par minute, impossibilité de marcher ou monter des escaliers sans suffoquer, sueurs nocturnes, etc.

Il donne des instructions pour les nourrir pendant trois mois avec des aliments substantiels adaptés à leur goût et en fonction des connaissances standard. En continuant malheureusement les frictions mercurielles, un des ouvriers meurt.

Hallé procède à son autopsie et voici ce qu'il constate : adhérence d'un poumon à la plèvre, estomac à moitié plein d'un liquide lie-de-vin, muqueuses blanches, chairs pâles, muscles macérés et lavés, cœur pâle, vaisseaux artériels et veineux généralement vides de sang coloré et ne contenant qu'un peu de liquide séreux…
« Cette absence générale du sang […] se trouvait tellement d'accord avec la décoloration universelle de toutes les parties naturellement rouges, que M. Hallé n'hésita pas à la regarder comme un état spécialement dépendant de la maladie », surtout lorsqu'elle atteint son terme. Il en déduit intuitivement l'arrêt de l'usage des mercuriaux et d'y substituer de la limaille de fer, à la dose d'un gros par jour, associée à une égale quantité de *kinkina* et de muriate d'ammoniaque.
« À peine huit jours se furent-ils écoulés, qu'on aperçut les heureux effets de ce nouveau traitement. »[117]

Hallé expose son dossier et sa découverte d'*anémie* à l'école de médecine en 1803.
Comme nous le savons de nos jours, le fer est indispensable pour que la moelle osseuse fabrique à nouveau et en bonne quantité les globules rouges indispensables pour corriger l'anémie et améliorer l'oxygénation des tissus.

Un médecin italien A. Dubin ne découvre qu'en 1838, après avoir pratiqué l'autopsie d'une paysanne ayant les mêmes symptômes, l'origine de cette *anémie des mineurs*, en l'occurrence un parasite, un ver. Il publie les détails de sa découverte en 1843 et la nomme *ankylostomose duodénale.*
Lors d'une autre épidémie de diarrhées et d'anémies parmi les ouvriers italiens travaillant sur le tunnel ferroviaire du Saint-Gothard, les docteurs C. Bozzolo, E. Perroncito et L. Pagliani publient dans un article que la transmission de l'ankylostome succède au fait que les ouvriers avaient déféqué à l'intérieur des 15 kilomètres de tunnel, et que beaucoup d'entre eux portaient des chaussures usagées devenues perméables.
Or, après identification complète du cycle pathologique du parasite, en 1897, on découvre que la voie principale de transmission à l'homme passe par la peau.
Des chaussures trouées permettent donc aux vers d'infester un homme. Fin de cette étrange épidémie.

Comme le rappelle le Dr Jean Hallé, descendant de Jean-Noël, il ne faut pas oublier qu'à cette occasion son aïeul propose de créer le mot **anémie** pour évoquer un corps privé de sang, terme qu'il écrit *anoemie* conformément à l'étymologie française de l'époque.

L'importance de cette découverte n'échappe pas à l'élève brillant Chomel dont on retrouve une liasse de cinq feuillets de notes manuscrites, dans ses archives de l'année 1803 :
« Chomel 2. II. Classement par des affections, symptômes ou organes affectés ; N°1 « Anémie ». Notes diverses présentant les caractéristiques principales de la maladie, des notes de lecture relatives à une épidémie dans une mine de charbon à Auzain »[118] de Jean-Noël Hallé.

Cette longue et précise description met en lumière quelques réflexions historiques. Un médecin actuel comprend aisément que cette épidémie touche la sphère digestive et s'accompagne de signes évidents d'anémie. Cette seconde remarque revêt un caractère fort intéressant car tous les signes cliniques décrits nous les retrouvons chez Napoléon mourant dans son domaine de Longwood en 1821 : pâleur morbide, peau décolorée presque transparente, marche difficile, fatigue extrême tant physique qu'intellectuelle, essoufflement, palpitations, pouls faible, filant...
À noter également que le rapport d'autopsie du mineur ressemble étrangement à celle de Napoléon.
Pour Jean-Noël ces symptômes forment un ensemble inconnu, pour lui et ses collègues, qu'il nomme « anoemie ».
A l'évidence, aucun des médecins ayant assisté à l'autopsie de l'Empereur déchu sur le rocher de Sainte-Hélène ne connaît cette nouvelle maladie que Hallé expose pourtant dès 1803 !
A l'époque les médecins savent que lors des batailles, une blessure grave à l'arme blanche entraîne la mort rapidement en raison d'une hémorragie massive et brutale. Tous ignorent, Hallé comme les autres, qu'il existe des microhémorragies invisibles et chroniques, sans saignement évident car non visible par une tierce personne, sans hématémèse (rejet par la bouche), sans melaena (par l'anus), qui aboutissent à la mort lorsque le patient atteint une perte progressive de plus de quarante pour cent de sa masse sanguine, c'est-à-dire plus de deux litres de sang[119].

Si les praticiens héléniens avaient connu cette observation du Médecin ordinaire de l'Empereur en 1821, ils auraient pu améliorer l'état de santé de leur patient illustre, diminuer ses souffrances et certainement prolonger sa durée de vie, en lui donnant du fer et surtout en évitant tous les sels de mercure (calomel et *blue pills* britanniques) qui ont précipité son décès !

Travaux de recherche et d'analyse

Hallé participe, seul ou associé à d'autres collègues, à l'étude de dossiers présentés à l'école puis à la faculté de médecine sur différents sujets.
À noter que paradoxalement, malgré son statut de spécialiste de l'hygiène, Hallé ne fait pas parti du Conseil de Salubrité de Paris placé sous l'autorité de la préfecture de police de Paris, chargé de conseiller l'administration au sujet des autorisations concernant « les manufactures et ateliers qui répandent une odeur insalubre ou incommode » d'après un statut régit par un décret de 1810. Parmi les cinq membres du premier conseil créé en 1802 siège un seul médecin Auguste Thouret, entouré de Parmentier (pharmacien et agronome), Deyeux (chimiste et pharmacien), Cadet de Gassicourt (pharmacien) et Huzard (vétérinaire).
En fait, Hallé se voit confier des missions à visées plutôt nationales.

En 1805, le docteur Louis Decressac de Poitiers, département de la Vienne, soumet à l'école de Paris une « Dissertation sur l'air et de ses influences sur l'économie animale. » Decressac L, Hallé J-N et Didot P-N-F soutiennent et présentent ce travail le 30 mai à l'école de médecine.

Le 10 mars 1808, Hallé lit à ses collègues un rapport sur les avantages « d'un tissu imperméable pour l'habillement des troupes ».[120]

Le 24 juin 1808, le Ministre de l'intérieur Emmanuel Crétet alloue 600 francs à la recherche de fébrifuges indigènes. La faculté de médecine décide d'y participer, sous l'égide du doyen Thouret qui s'empresse de nommer une commission. Sont sollicités : les docteurs R.-B. Sabatier, J.-N. Hallé, Ph. Pinel, A. de Jussieu, J.-Fr. Bourdier, N. Deyeux et B.A. Richerand.
Les premières expériences portent sur six remèdes. Les chercheurs constatent que l'*écorce de marronnier d'Inde* exerce le même effet fébrifuge que le quinquina à la même dose. Une découverte majeure à l'époque. Le remède se prépare sous forme de poudre ou d'extraits, dans le laboratoire du Premier pharmacien Nicolas Deyeux.

En1809, comme rapporteur d'une commission chargée d'évaluer l'intérêt d'une nouvelle médication, Hallé présente son *Rapport sur les effets d'un remède proposé pour le traitement de la goutte.*
Fait à la faculté de médecine de Paris, au nom d'une Commission nommée par ordre du Ministre de l'intérieur »[121], édité en 1810. Il s'agit d'un dossier étudié « sur la demande du sieur Pradier, tendant à être autorisé à annoncer et vendre un remède qu'il possède pour la goutte. » « Lorsque le

gouvernement voulut acheter le remède antigoutteux de Pradier, on nomma une commission afin de vérifier, par des expériences convenables, l'efficacité de ce médicament.

Dès qu'on sut que Hallé faisait partie de cette commission, qu'il en était même le rapporteur, on fut parfaitement tranquille sur les résultats. En effet, le travail de ce médecin, véritable modèle en ce genre, et qui eut deux éditions, prouve avec quel soin, quelle prudence, quelle réserve on avait procédé à l'examen du remède en question ; tout y est exposé avec une lucidité, une fidélité, un talent des plus remarquables ».[122]

Nous connaissons en détail la procédure confiée à Hallé pour cette étude :
« 2037. Section de l'intérieur. M. le Comte Laborde, Maître des Requêtes… Le sieur Pradier, ancien militaire, a demandé, en exécution du décret du 15 prairial An 13, relatif aux remèdes secrets, à être autorisé à annoncer, préparer et vendre un remède qu'il possède pour le traitement des maladies goutteuses. Le ministre, avant de présenter l'affaire à sa Majesté, a cru devoir consulter la faculté de médecine de Paris, qui, en conséquence, a chargé M. Hallé, l'un de ses membres, de prendre connaissance de la recette du sieur Pradier, et de faire des expériences de son remède. Il résulte du rapport de M. Hallé, que le remède du sieur Pradier est souverain dans certaines circonstances, mais qu'il est funeste dans d'autres. Il paraît qu'il calme promptement les douleurs de la goutte aiguë, qu'il détourne la goutte vague en appelant l'humeur sur les articulations des membres abdominaux ; mais qu'il est contraire à la goutte inflammatoire, qu'il ne fait qu'irriter davantage.

Sur soixante-trois expériences faites par M. Hallé, et consignées dans ses rapports, il y en a quarante d'un succès remarquable, onze de succès équivoques, et douze de non-succès. Ces résultats ont paru très favorables à la faculté de médecine, qui a, en conséquence, été d'avis qu'il devait être pris des mesures pour le rendre public, et qu'il serait à désirer que le Gouvernement achetât le secret du sieur Pradier…

A Paris, De l'imprimerie impériale. 16 Juin 1810. »

A noter que ce rapport bénéficie d'une traduction en anglais en 1819 par Johnson James sous le titre suivant :
« *Recherches pratiques sur la nature, le traitement curatif et préventif de la goutte, sous toutes ses formes ouvertes et dissimulées* ; partiellement traduit et condensé du français de Guilbert et Hallé ; avec un examen critique de certains remèdes célèbres et modes de traitement employés dans la maladie ».[123]

Les différentes fonctions d'Hallé

Le 27 octobre 1802, le directeur M.A. Thouret charge pour la première fois le professeur Hallé, de « prononcer le discours annuel d'ouverture de l'enseignement », en séance publique, en tant que Président de l'école de médecine de Paris.[124]

L'Académie de Pharmacie créée le 3 août 1803 accueille Jean-Noël comme membre ou associé libre. Nous ne connaissons pas son activité au sein de cette institution mais connaissant le personnage il n'a pas dû rester inactif.

En plus de ses activités de consultant libéral, il dispense un autre cours sur l'œuvre d'Hippocrate au *Collège de France* en tant que remplaçant de son ami Corvisart, titulaire de la chaire depuis le 13 février 1796, qui « tout entier à ses fonctions près du chef du gouvernement, [il] le choisit pour son adjoint dans sa chaire, et peu de temps après lui abandonna tout-à-fait » [Cuvier].

Hallé le remplace de plus en plus souvent après 1800 puis devient titulaire officiellement à partir de 1805.

Lors de la vente de sa bibliothèque, après son décès, on trouve un livre rare et ancien qu'il a certainement utilisé pour préparer son cours. Il réunit des œuvres écrites en latin par Hippocrate, Galien Claude et Oribase.[125]

A la faculté impériale, Hallé conserve sa chaire avec un nouvel intitulé *physique médicale et d'hygiène*, une des premières en Europe, qui s'enrichit aussi de celle de l'*épidémiologie* médicale, également une création nouvelle, innovante.

Pour le soulager, il partage sa chaire avec le glorieux docteur Desgenettes formé à l'école de Montpellier qui enseigne, à nouveau à Paris avec l'accord du Premier Consul, à partir du 29 décembre 1801. Rappelons que ce dernier cumule aussi plusieurs fonctions puisqu'il occupe également le poste de Premier Médecin de la Grande Armée.

Par ailleurs, Jean-Noël continue ses chères consultations en ville ainsi que ses activités personnelles de recherche et d'écriture.

Membre de plusieurs Sociétés de Médecine

En complément de la formation des médecins et des chirurgiens au sein d'une école de médecine, plusieurs professeurs créent de nouvelles associations professionnelles pour échanger entre confrères, informer le corps médical des avancées dans l'art de guérir ou améliorer les échanges et la formation de leurs élèves. Elles s'ajoutent aux quelques sociétés encore en activité comme la SMP et la Société d'émulation.

La Société de l'École de médecine

En 1799, Corvisart, Hallé, Desgenettes et Fourcroy fondent une Société de Santé qui a pour but de servir « de centre et de moyen d'union entre tous les hommes livrés à la culture d'une science si intimement liée au bien-être de l'humanité », d'après les articles 1 & 2 de ses statuts. Plusieurs médecins y adhèrent surtout à la suite d'un décret du 30 août 1800, du ministre Lucien Bonaparte qui lui fixe comme objectif, d'élargir le nombre de médecins capables d'intervenir dans les domaines les plus variés de l'art de guérir, en plus des seuls possesseurs d'une chaire et des membres du Conseil des professeurs.

Un groupe de travail de 40 membres

Michel-Augustin Thouret, directeur de l'École de médecine, dirige ce groupe voulu par Lucien Bonaparte et Corvisart. La société s'adjoint 15 associés pris « hors de son sein, lesquels n'auront aucun rapport avec les fonctions de l'enseignement », invités à se réunir régulièrement avec les 24 professeurs et le chef des travaux anatomiques.

Bien évidemment, tous les médecins et chirurgiens contactés acceptent d'y adhérer, car appartenir à cette société prouve d'une certaine notoriété.

Sont retenues en particulier plusieurs personnalités comme Bichat, Chaptal, Cuvier, Le Preux, Vauquelin et Dupuytren en 1800 ; Bourdois de la Motte, Larrey, et Husson en 1809. Pour répondre aux sollicitations d'autres praticiens, Corvisart crée 15 postes d'associés-adjoints dont Laennec, Roux, Royer-Collard, Nysten.[126]

Les membres de cette société ont pour vocation principale d'enseigner, d'améliorer les pratiques médicales et de conseiller le Premier Consul sur la médecine et l'hygiène.

En pratique, la société, animée par Thouret, se contente de collecter les publications d'observations des médecins des départements. Elle donne son avis sur des dizaines de questions concernant la santé publique, sur les eaux minérales, les médicaments… à l'exemple de ce que faisait la SRM.

On la consulte aussi pour établir la distinction entre parfumeurs et pharmaciens, pour lutter contre les charlatans qui proposent des préparations supposées bénéfiques, sur les *remèdes secrets* et d'autres domaines. Le Ministre de l'intérieur demande aux fabricants de tout remède, onguent et parfum curatif d'en soumettre les effets et la composition à une des commissions diligentées par cette Société.

Elle a également comme fonction de communiquer les données sur les causes de décès dans la population et d'élaborer des statistiques épidémiologiques pour Paris et la province.

Malgré l'édition de ses bulletins, on la critique pour ne pas poursuivre la publication des *Mémoires* des deux anciennes compagnies de référence, la SRM et l'Académie de chirurgie.
En particulier, J.-P. Maygrier, auteur d'un *Annuaire,* s'étonne qu'en 1810, soit dix ans après sa création, la Société, considérée comme référente, n'a publié aucune ligne propre. Maygrier, élève d'Antoine Dubois, dirige la Société médicale d'émulation de Paris, toujours active, qui présente ses motivations et sa composition dans les annuaires médicaux de 1809 et 1810 ; elle permet à ses membres, non retenus par la Société de l'École de Médecine, de publier dans son bulletin mensuel, véritable source de formation continue, et de se réunir dans les locaux mêmes de la faculté de médecine.
En décembre 1820, pour créer l'Académie royale de Médecine et affirmer son rayonnement, on met légalement fin à cette Société en 1821.

Travaux d'Hallé

Jean-Noël fait partie des premiers membres fondateurs à côté de Corvisart le superviseur.
Toujours actif, il participe à plusieurs commissions.
On le charge en particulier, dès 1800, avec Thouret comme commissaire associé, d'un rapport de 22 pages sur un ouvrage de M. Assalini intitulé : *Observations sur la maladie nommée peste,* etc.,[127] publié et présenté en séance le 4 janvier 1801.

En 1807, le Bulletin de la Société de l'école de médecine de Paris, dans le premier cahier du tome 15, relate un « extrait du mémoire de M. Hallé sur les irrégularités que la *vaccine* a présentées à Lucques, dans le cours de l'année 1806 ».[128]

Le 19 août 1813, Hallé lit devant ses collègues un rapport de 18 pages, rédigé par Thillaye et lui-même, « sur un procédé mécanique, au moyen duquel M. Delacroix a suppléé à l'action des tendons extenseurs des deux *mains paralysées,* chez un musicien pianiste attaché au Théâtre italien de sa majesté l'impératrice par J.F. Delacroix, d'Orléans ».[129]
Ce Delacroix ex-chirurgien interne à l'Hôpital des Enfants Malades occupe le poste de chirurgien interne à l'Hôtel-Dieu.

La Société d'Instruction médicale

Plusieurs étudiants fondent cette société le 29 mai 1801, placée directement sous l'autorité du directeur Jean-Jacques Leroux.
Elle illustre les nouveaux rapports qui s'instaurent entre professeurs et élèves, chacun pouvant rapporter aux autres les observations faites auprès des malades. Ces observations concernent essentiellement la clinique interne et leur rédaction doit suivre de façon rigoureuse un questionnaire type.

Hallé en fait partie en tant que professeur à Paris. Corvisart fonde un prix d'encouragement pour récompenser régulièrement ses meilleurs membres.

Hallé et les Bonaparte

Grâce à sa notoriété de consultant et de scientifique, Jean-Noël occupe une place de premier rang parmi les meilleurs praticiens parisiens. L'État va le solliciter pour participer à différentes créations administratives et devenir le médecin traitant de certains membres de la glorieuse famille Bonaparte en particulier auprès de Joséphine, Lucien, Louis, Elisa, Pauline et Napoléon lui-même. Pour Napoléon et ses deux sœurs, il existe de nombreux documents justifiant des chapitres particuliers.

Un des meilleurs consultants de Paris

Jean-Noël Hallé partage, comme la plupart des personnes de bon sens, l'adhésion générale au Consulat bien que préférant à l'évidence un Roi comme chef d'État. Le retour à la stabilité, politique et sociale, lui permet de reprendre ses activités de façon habituelle.
Grâce aux mesures du Premier Consul, d'anciens patients émigrés rejoignent leur demeure parisienne. Les dignitaires du nouveau régime le sollicitent car il est de bon ton de s'adresser à celui qui dans le passé avait la charge de la santé des aristocrates.
A la prise du pouvoir par Bonaparte, Jean-Noël âgé de 45 ans a atteint le sommet de son art. Il se distingue « par son prodigieux savoir : on peut le compter parmi ces hommes qui, bien persuadés du principe d'Hippocrate, qu'il faut tout savoir en médecine car tout peut être utile… Il étudia non seulement toutes les parties de notre art, mais aussi une foule de connaissances accessoires ; il pensait d'ailleurs que les sciences les plus diverses en apparence, viennent se fondre dans une immense unité ; il voyait partout une coordination des phénomènes vers des fins générales.

Langues anciennes, belles-lettres, histoire naturelle, physique, chimie, mathématiques, philosophie, Hallé ne négligea rien pour étendre ses connaissances, pour les varier, les approfondir, surtout pour les rapporter, les relier à la médecine, la science de l'homme par excellence ».[130]
Dans son éloge, Percy le confirme : « Quelle immensité de savoir ! Quelle variété de connaissances ! »

Une épidémie de grippe virulente surgit à Paris puis sur tout le territoire à partir de l'hiver 1802 jusqu'au printemps 1803. Elle va permettre à Corvisart et à son ami Hallé de révéler tout leur talent.
Bien sûr, à l'époque on ne connaît pas les virus et on attribue l'épidémie à des agents imaginaires sans évoquer les variations climatiques brutales : été très chaud suivi d'un automne pluvieux et glacial, comparable à un hiver par moment. Comme d'habitude, on essaye de ne pas inquiéter la population en imposant une censure à la presse. La mort touche d'abord les plus fragiles comme les personnes âgées puis quelques personnalités en vue comme S. Arnould, diva du moment à l'opéra, C.J.H. Léris de La Tude dite Mademoiselle Clairon et Marie-Françoise Marchand, dite Madame Dumesnil, toutes deux pensionnaires de la Comédie Française, l'écrivain J.-Fr. de La Harpe… et aussi de nombreuses personnes anonymes[131] Tous ces décès ne passent plus inaperçus, ils ne permettent plus de maintenir le secret, ce qui oblige les autorités à informer la population. On sait que d'autres personnalités contractent la maladie comme le Cardinal Giovanni Battista Caprara, nommé en 1801 par Pie VII légat *a latere* auprès du gouvernement français et qui, en cette qualité, conclut avec le premier consul le fameux Concordat ; il n'en meurt pas.
Cette épidémie qui tue permet aux guérisseurs d'augmenter leurs bénéfices en commercialisant de pseudo médicaments. Responsables sanitaires, médecins et malades se tournent logiquement vers celui qui parait le mieux qualifié pour donner des directives salvatrices, Hallé le professeur d'hygiène et de physique médicale.

Conforme à son habitude, Jean-Noël recommande des mesures simples dictées par le bon sens, mesures qui demeurent toujours valables au XXIe siècle :
- à titre préventif, se protéger contre tout refroidissement, se vêtir chaudement, donc pour les femmes éviter décolletés et robes légères, isoler les personnes atteintes du mal et limiter au minimum les contacts avec elles. (L'indispensable lavage répété des mains et le port de masque ne sont pas encore connus !)
- à titre curatif, prendre des bains très chauds suivis de frictions énergiques, rechercher la sudation intense par tous les moyens, boire du vin chaud

sucré, des boissons abondantes sous forme de tisanes additionnées d'un peu d'eau-de-vie, etc. Parmi les plantes à retenir pour ces boissons, on préconise le thym, le sureau, le laurier, la pulmonaire, le romarin et de préférence la reine-des-prés.

A propos de cette dernière, il faut remarquer que Jean-Noël préconise la *spirée* à partir d'une plante médicinale appelée reine-des-prés, souvent inscrite sur ses ordonnances. L'huile essentielle élaborée à partir de cette plante contient du salicylate de méthyle ainsi que de l'aldéhyde salicylique, produits chimiques qui permettent d'obtenir de l'acide salicylique. De nos jours, la spirée à partir de la *Spiraea salicifolia*, ou spirée à feuilles de saule, permet de produire de l'acétyle salicylique autrement dit une forme d'aspirine. Comme le précise Madeline, « on ne saura jamais s'il s'agissait d'un choix calculé du savant, d'une intuition du praticien ou du seul fait du hasard ».

En réalité, le quinquina, seul remède reconnu comme efficace contre la fièvre, y compris par Napoléon lui-même, est importé d'Amérique donc souvent bloqué par les navires britanniques. Les médecins essayent de le remplacer par l'écorce de saule ou de marronnier, moins efficace ou par l'arsenic plutôt toxique !

Sous le Consulat, la médecine commence à entrer dans la modernité, souvent en mettant en pratique des concepts imaginés pendant la période révolutionnaire. La santé publique devient une priorité du pouvoir. Grâce à ses travaux sur le méphitisme à partir de 1785, la rédaction d'un article sur l'hygiène pour l'Encyclopédie Méthodique en 1787, ses missions d'expertise des eaux souillées de Paris en 1790, sa chaire d'hygiène comme professeur à l'école de santé de Paris à partir de 1794, Hallé se fait reconnaître comme le spécialiste de l'hygiène aussi bien publique que privée, nouvelle discipline indispensable pour *conserver la vie* comme il le dit lui-même dans ses cours et l'écrit dans ses articles.

Joseph Frank, le fils du célèbre *Johann Peter Frank*, praticien le plus réputé d'Europe à l'époque, rend visite à Hallé lors de son passage à Paris en 1804. Il l'observe dans son activité quotidienne et constate que « le docteur Hallé se partage la pratique avec le docteur Portal » dans la capitale. Plus récemment, le Dr Jean-François Lemaire, historien de référence pour l'histoire de la médecine napoléonienne partage en partie cette opinion : « En fait sur le plan médical la Cour et la ville se disputent quatre consultants : Corvisart, Portal, Bourdais de la Motte et Hallé. Mais Corvisart était souvent injoignable, Portal trop gourmé et Bourdais d'une pointure un peu inférieure. Reste Hallé qui jusqu'à sa mort fut bien le médecin le plus recherché de la capitale tant pour sa compétence, son sens de l'examen clinique que son urbanité souriante ».[132]

Le docteur J.-H. Réveillé-Parise exprime une pensée identique :
« Que de fois dans les consultations où il s'agissait de questions de pratique très délicates, ne les a-t-il pas complétement résumées, puis décidées ! On s'en rapportait à son coup-d'œil, à son savoir, à sa prudente sagacité... La perspicacité de ses remarques, la justesse de son coup-d'œil, sa profonde et judicieuse attention, indiquaient ce qu'il fallait faire et le traitement le plus convenable ».[133]

Cependant, « l'immensité de ses connaissances », l'analyse du pour et du contre, provoquent parfois chez lui une hésitation au moment de se prononcer sur la cause d'un mal ou son traitement.
« Il savait trop pour ne pas douter toujours un peu, et dans les maladies aiguës, rien n'est pénible comme le doute ». Dans bien des cas, les malades préfèrent les « médecins décisifs ; aussi le préférait-on pour les maladies chroniques, où il est permis de n'avoir pas un avis sur-le-champ » [Cuvier et Dubois].

La notoriété croissante d'Hallé augmente l'importance de sa patientèle habituelle à laquelle s'ajoutent plusieurs personnages qui fréquentent la Cour impériale. L'épouse de J.-A. Junot, Laure Permon dont la famille a fréquenté très tôt la famille Bonaparte avant qu'elle ne devienne célèbre, évoque ses souvenirs sous le nom de *Mémoires de Mme la duchesse d'Abrantès, ou Souvenirs historiques sur Napoléon, la Révolution, le Directoire, le Consulat, l'Empire et la Restauration.*[134]
Elle relate une anecdote qui mérite d'être rapportée dans ce contexte : « Dans l'été 1808, étant à Neuilly, je trouvais un jour dans mes promenades matinales une famille composée de la mère, du mari, d'une vieille aïeule et de sept enfants. Tout cela mourait de faim. L'un des enfants était dans un état affreux. Il avait une énorme loupe au-dessus de l'oreille gauche qui le faisait beaucoup souffrir et prenait chaque jour un accroissement rapide... J'en parlais à Hallé qui était alors mon médecin. Hallé, homme aussi bon qu'il était spirituel et habile, proposa un traitement et une guérison complète. Il donnait ses soins, moi je donnais l'argent... La mère refusa sous prétexte que l'enfant souffrirait et disant enfin qu'il serait le gagne-pain de toute la famille ! » Cette petite histoire, certainement véridique, révèle que la duchesse d'Abrantès confie ses problèmes de santé au docteur Hallé et que la maladie reste une préoccupation toute relative chez les plus pauvres de cette époque.

Jean-Noël consulte dans son cabinet à Paris au 13 rue Pierre Sarazin[135], près de la faculté où il a fait ses études de médecine.

« Il demeure sans cesse près de ses malades, ou dans son cabinet, suivant les progrès de la physique, de la chimie et même de l'économie politique et du bien-être des diverses classes. » [Cuvier, p. cciij]
Sans le vouloir, il va être mêlé à l'épopée napoléonienne et devenir intime de plusieurs membres de la fameuse famille Bonaparte.

Rapports privilégiés avec six Bonaparte

Mme de Beauharnais épouse Bonaparte

Le choix de Marie Josèphe Rose veuve de Beauharnais (1763-1814) devenue Joséphine Bonaparte après son mariage en 1796 avec Napoléon a déjà été évoqué. Après sa libération de la prison des Carmes, elle choisit de conserver Hallé comme médecin pour elle et ses deux enfants Eugène et Hortense de Beauharnais pendant quelques années.
F. Masson raconte que Joséphine, à la Malmaison, continue à consulter Hallé, pour apprendre de lui, le nom des familles du faubourg Saint-Germain qui consentiraient à venir à ses réceptions au début du Consulat.
Après l'avènement de l'Empire, Corvisart devenant le Médecin de Napoléon Ier et de la famille impériale, Joséphine se rallie aux exigences de l'étiquette mais continue à fréquenter Hallé.
Mlle M.-J.-P. Avrillon, première femme de chambre de l'impératrice, évoque ce lien entre Joséphine et Jean-Noël : « Le docteur Hallé, qui faisait partie de la Maison de l'Empereur, venait quelquefois faire sa cour à Sa Majesté : c'était un homme de grand mérite et avec lequel elle aimait beaucoup à causer sur la médecine. Ces conversations m'intéressaient si vivement, que tant qu'elles duraient, je restais dans la chambre de l'Impératrice. »[136] En dehors de cette relation, il n'existe aucun document historique prouvant le lien professionnel entre Hallé et Joséphine.

Lucien Bonaparte

Le 30 août 1800, Lucien Ministre de l'intérieur signe un décret autorisant l'école de médecine de s'allouer, dans un premier temps, les services de quinze personnes extérieures susceptibles de l'aider dans les multiples sollicitations que l'institution rencontre au quotidien. Ainsi naît la Société de l'École de Médecine de Paris déjà évoquée.
Hallé en fait partie comme professeur titulaire d'une chaire.

Louis Bonaparte

Le petit frère de Napoléon, celui qu'il connaît le mieux et qu'il protège particulièrement, commence des problèmes de santé préoccupants à partir de 1802. Inquiet, le Premier Consul sollicite son médecin personnel afin qu'il le consulte.

Le 9 février, Corvisart demande à son ami Hallé de se rendre avec lui au chevet de Louis dans son château de Baillon, acquit l'année précédente. Les deux professeurs pratiquent un examen long et minutieux et rédigent un certificat à l'intention de l'illustre frère, le 14 février. Ils constatent « une espèce d'*aridure* ou *dessèchement* déjà très sensible des deux mains et qui s'étend visiblement à une partie des deux avant-bras ».
Ce compte-rendu clinique figure dans les *Mémoires* d'Hortense, de Du Casse, ainsi que dans les écrits de Lacretelle et du Dr Cabanès. Les symptômes traduisent une sorte de paralysie surtout des doigts, une faiblesse musculaire des membres supérieurs. S'y ajoutent des troubles inexplicables de différents organes.
En fait, les deux grands praticiens restent dans l'incertitude sur l'origine et l'évolution de ce mal :
« Cette affection fait des progrès dont le terme nous est aussi inconnu que la cause nous paraît, quant à présent, obscure. »

Comme tous les bons médecins de l'époque, ils connaissent particulièrement les maladies vénériennes qu'aucun des deux praticiens n'évoque, contrairement à la conviction de Napoléon et de plusieurs historiens par la suite !
L'évolution des symptômes jusqu'au décès de Louis, à près de 69 ans, oriente plutôt vers une séquelle de traumatisme cervical à la suite d'une, voire deux, chutes de cheval comme je le conclut dans mon livre « Au chevet des Bonaparte ».

Malgré l'échec des différents remèdes préconisés, Louis estime visiblement les qualités de Jean-Noël et tient compte de son expertise d'hygiéniste dans la gestion de son royaume de Hollande.
En 1808, le Roi *Lodewijk Napoleon I* change de capitale et choisit Amsterdam en remplacement de La Haye, ville où son premier fils perd la vie, à cinq ans en 1807, par suite d'un croup. Louis devient très sensible aux maladies infectieuses favorisées par un environnement malsain.
Des documents historiques témoignent qu'il se préoccupe beaucoup d'améliorer la santé publique, parce que lui-même se sait de constitution fragile. Contribuer à la « santé et salubrité du pays »[137] fait partie de ses ambitions. Il adopte une politique sanitaire innovante. Il met en place plusieurs règles d'hygiène publique, à savoir l'aménagement des villes en favorisant la bonne circulation de l'eau, de l'air et des approvisionnements alimentaires, l'installation de fontaines, de parcs et de jardins, la gestion des digues et d'autres créations.

Là encore, l'influence d'Hallé paraît évidente. Un autre facteur contribue à la santé, l'exercice physique, en particulier la marche et l'équitation en extérieur, activités qui ne posent aucun problème à l'époque.

Pourtant, à ma connaissance, les Hollandais ont complètement oublié ce qu'ils doivent à Louis Bonaparte ! Le roi organise son pays en adaptant toutes les innovations de son illustre frère mais refuse certaines de ses exigences comme d'imposer le français.

Elisa Bonaparte épouse Baciocchi

Dès l'avènement du Consulat, Elisa s'installe à Paris avec sa famille chez son frère Lucien dans l'hôtel de Brissac où elle tient un salon artistique et littéraire. Elle y reçoit de nombreuses personnalités comme Chateaubriand, Madame Récamier, Fontanes, son ami Pierre-Louis Roederer[138] et d'autres.

Bien que non malade, elle invite le docteur Hallé, que toute la société parisienne s'arrache surtout dans l'aristocratie, particularité qui intéresse Elisa, pour donner du lustre à son salon.

Médecin de la famille Baciocchi

Fin janvier 1801, Elisa débute des ennuis de santé qui surviennent par crises pendant environ neuf mois. Elle demande à Jean-Noël de la prendre en charge sur la recommandation de Corvisart.

Elle présente une triste mine, ressent des malaises et des troubles nerveux localisés, dans la région de l'estomac, qui se traduisent par un vomissement dès qu'elle ingère de la nourriture. Son humeur change brutalement. D'après ses amis, elle pense constamment gêner son entourage. Roederer dans ses écrits rapporte une phrase assez significative qu'elle aurait prononcée lors d'une réception dans son salon : « Je m'en vais ; j'empêche tout le monde de s'amuser, j'attriste tout le monde ».[139]

Hallé demeure perplexe devant le mal qui touche sa nouvelle patiente habituellement très allante. De plus, le médecin ne constate aucune anomalie physique malgré un examen minutieux. Il pense donc que le mal a une origine purement psychique. Ce diagnostic semble très probable en raison du limogeage récent de son frère préféré Lucien et du refus catégorique de son auguste frère de suivre sa suggestion de remplacer Lucien par Miot de Mélito. Napoléon y préfère confier le poste de Ministre de l'intérieur à Chaptal.

Jean-Noël préconise un repos total à sa patiente, loin de son environnement habituel, ainsi qu'un léger régime lacté. Il suggère une cure à Barèges dans les Pyrénées, avec les eaux découvertes par Fagon, médecin de Louis XIV et fondateur du Jardin des Plantes. Elisa écrit à son frère

Lucien sa déception : « Je commence à désespérer de l'effet des eaux de Barèges. Je [me] promène beaucoup avec Louis… Adieu mon aimable ami, je suis obligée de garder le lit presque tout le jour. Mille baisers. Ta sœur et amie. »
Déçue du résultat après douze jours de cure, elle décide sur le chemin du retour de consulter à Carcassonne un des meilleurs médecins de l'époque, P.-J. Barthez, celui qui a soigné son père agonisant, puis le docteur Fouquet à Montpellier. Tous leurs conseils et prescriptions n'obtiennent pas plus de résultat satisfaisant ce qui n'a rien de surprenant s'il s'agit d'un mal psychologique comme le pense Hallé. Pendant son séjour dans le sud, C.-I. Brugière, baron de Barante, qui lui offre l'hospitalité en préfecture, confirme que Mme Baciocchi apparaît « fort souffrante d'une affection d'estomac ».
De retour à Paris, ses médecins préconisent de l'exercice, comme des promenades à cheval. Elle sollicite par courrier son ami Roederer pour l'accompagner car elle a besoin d'un « écuyer aimable, gai et plein d'esprit ». Dans cette même lettre datée du 30 septembre 1801, elle explique avoir trouvé elle-même la bonne solution pour se rétablir, « du lait de chèvre seul, sans pain, sans eau (six tasses) ; je m'en trouve très bien, à part un peu de faiblesse. Et, j'ai été si loin chercher le remède qui était si près ! »

Médecin légiste du petit Napoléon Baciocchi

En 1803, le deuxième fils d'Elisa prénommé Napoléon décède peu après sa naissance. Le Premier Consul demande à plusieurs médecins dont Hallé de pratiquer l'autopsie du nourrisson afin de déterminer l'origine du décès car le premier fils du couple, Félix Napoléon, est également mort avant l'âge d'un an, mais probablement de la variole.
Le docteur Noël Hallé, arrière-petit-fils de Jean-Noël, a trouvé dans les papiers de sa famille le protocole de l'autopsie signé Pelletan, Hallé, Corvisart et Joubert. Les médecins assurent n'avoir trouvé aucune anomalie héréditaire.
D'ailleurs, Elisa va mettre au monde trois autres enfants Napoléone Elisa (1806-1869), Jérôme Charles (1810-1811) et Frédéric Napoléon dit Fritz (1814-1833).

Médecin de la Princesse de Lucques et Piombino

Devenue *Altesse Impériale* en 1804 comme ses sœurs, Napoléon nomme Elisa, dès l'année suivante, princesse héréditaire de Piombino en Toscane, par le décret du 18 mars.

Au mois d'avril 1805, la princesse demande à son frère l'Empereur de bien vouloir libérer son propre Médecin ordinaire, Hallé, de ses obligations aux Tuileries et de lui donner pour mission de se rendre auprès d'elle. Elle doit accoucher en 1806 et souhaite avoir à ses côtés un médecin compétent, de confiance, qu'elle connaît bien et qu'elle considère comme un ami.

Hallé refuse dans un premier temps. « Comment quitter le Collège de France, sa clientèle ? Mais elle le prend par son faible, lui fait valoir de vacciner l'enfant après sa naissance et de répandre la vaccine en Italie. Cet argument est convaincant.

En effet. Hallé est, en 1802, le Président de la Commission de l'Institut chargée d'examiner ce qu'il y a d'exact dans la découverte de Jenner. »[140]

Il faut aussi que Napoléon accède à sa demande et autorise son Médecin ordinaire de se rendre à Lucques.

L'empereur accepte et Jean-Noël part pour la Toscane, accompagné d'un de ses élèves L.-E. Héricart de Thury, futur brillant minéralogiste et frère du vicomte de Thury responsable des travaux de consolidation des carrières souterraines de Paris ainsi que de l'aménagement, la décoration et l'ouverture au public des Catacombes.

Jean-Noël et Louis-Élisabeth partent en voiture conduite par le fidèle Moreau, le 11 mai 1806 de la rue Pierre Sarrazin et arrivent à Lucques le 29 mai.

Lors de son séjour à Lucques jusqu'au 20 août, Hallé en profite pour inoculer la vaccine à la petite Elisa Napoléone, née le 3 juin. Il va surveiller l'évolution post-vaccinale et constater avec bonheur que tout se passe sans complication.

Dès 1806, Elisa, principale dirigeante de la principauté de Lucques et Piombino, s'implique avec maîtrise et conviction dans les affaires de l'État. Elle montre un certain intérêt pour la santé publique, influencée et bien conseillée par son ami Hallé. Sur ses conseils, la princesse prend plusieurs mesures de prévention de santé publique dont un décret, le premier en Europe, qui rend la vaccination antivariolique obligatoire.

Dès 1807, elle organise des consultations médicales gratuites destinées aux pauvres afin d'éradiquer les maladies qui ravagent la population de Lucques, en particulier les maladies contagieuses.

Relations entre Elisa et son médecin

Hallé lui-même dit dans une de ses lettres « Vis-à-vis de moi, la Princesse est sans autre expression que celle de la confiance et de l'affection. Moi, vis-à-vis d'elle, comme vis-à-vis de tout le monde, sans autre ton que mon

ton ordinaire, disant, sans me gêner, tout ce qui me passe par la tête et ayant soin de lui rendre amitié pour amitié, avec égards, mais sans grande cérémonie ».
Un jour, la Princesse Elisa soutient à Hallé une « opinion la plus fausse avec toute la vivacité de son amour-propre », il lui dit simplement avec son plus gracieux sourire : « J'ai raison en fait, mais vous ne sauriez avoir tort car vous avez trois fois raison de soutenir votre point de vue : vous êtes jeune, vous êtes belle, vous êtes princesse. » Là-dessus, il lui tourna le dos. Cette petite scène ne changea pas les sentiments amicaux qu'elle avait pour Hallé.

Hallé écrit le 7 juillet : « La Princesse est bien maintenant et paraît devoir continuer d'être en bon état, partant pour les bains de Lucques où elle passera deux mois. Mais je ne puis encore songer au retour avant d'avoir vu l'issue de quelques contre épreuves de vaccine qui me renseigneront sur la valeur de ce que j'ai inoculé à la petite Napoléone. »
Peu de temps après, elle lui fait un cadeau comme en témoigne la lettre du 29 Juillet, de Jean-Noël à sa femme :
« Ma bonne Amie, je ne sais si mon ventre français, ou, mon ventre en particulier, qui ne laisse pas d'étaler, a le mérite de faire-valoir un gilet, mais un gilet que m'a donné la Princesse, fait d'un très beau basin, brodé en laine de deux verts et liseré en or sur les côtés et les bords des feuilles qui y sont semées, a frappé les yeux d'un gentilhomme de Lucques et on m'a demandé la permission d'en prendre le dessin. Ainsi, mon ventre est le point de mire de la Cour de Lucques. Le 1er Juillet j'ai assisté à une séance de l'Académie Napoléone. J'ai reçu mon diplôme de Docteur *Honoris Causa* avec toutes ses dentelles gravées sur un beau parchemin. J'ai reçu ma lettre d'agrégation du Collège des Médecins de Lucques avec tous les assaisonnements et une députation qui me l'a apportée. Aussi, me voilà pourvu et archi honoré… »

Le 21 juillet, Hallé adresse une lettre à une amie, Sophie Germain chez Monsieur Mauriceau au Mans département de la Sarthe, lettre vendue récemment en salle de ventes pour 280 €.
Il se justifie longuement de ne lui avoir pas encore écrit :
« Je vais enfin partir du port de Gênes (...) ou de grands souvenirs et l'empreinte d'un orgueil vraiment national compensent beaucoup de nullités et de sottise. Car j'aime l'orgueil national quand il est noble et qu'il est décoré par quelque chose de généreux et de grand. Les monuments ici portent cette empreinte. Quelques familles ont cet orgueil.
Mais il est bien prêt de ressembler à cette vanité des nobles qui ont laissé faire la révolution et qui ont été se battre de loin avec l'épée des autres... Il

n'aurait ni le temps ni assez de papier pour tracer la longue kyrielle des folies civiles, politiques, religieuses, féroces ou pieuses, que présente en ce pays comme en tout autre, l'histoire des hommes, quelques fois belle, souvent plaisante, trop souvent triste, plus souvent encore pitoyable et honteuse… »

Pauline Bonaparte épouse Borghèse

Hallé a également été sollicité pour examiner Pauline, la sœur préférée de Napoléon de 1805 à 1812.

Pauline, veuve du général Charles V.E. Leclerc, épouse en 1803 Camille Borghèse, un prince romain. Le 14 août 1804, le fils de la princesse, Dermide Leclerc, meurt prématurément à l'âge de six ans. Borghèse tarde à transmettre la nouvelle à son épouse déjà souffrante.

Lorsque Pauline l'apprend avec retard et se lamente : « Mon pauvre petit garçon. Si seulement j'avais été avec lui ... je l'aurais soigné comme j'avais soigné son père. »[141]

Elle reproche à son mari sa décision de lui avoir caché la mort de Dermide et son mécontentement intervient probablement comme un des facteurs de la rapide mésentente du couple.

Les crises nerveuses de Pauline

Dès qu'elle prend connaissance de la mort son fils, l'état nerveux de la princesse Borghèse s'altère puis s'aggrave progressivement.

Son médecin le docteur Noël Étienne Peyre, ancien militaire qui l'a assisté à Saint-Domingue pendant l'agonie de son premier mari, s'estime dépassé par l'intensité des symptômes de sa patiente. Il lui conseille de faire appel au docteur Corvisart. Le Premier Médecin de l'Empereur trouve au premier examen une patiente très amaigrie et fiévreuse et estime que son état justifie une surveillance médicale.

En mars 1805, devant accompagner, à Milan, Napoléon qui doit ceindre sa tête de la couronne italienne, il demande à son collègue et ami Hallé de prendre en charge la jeune femme en son absence.

Cet épisode permet au docteur Peyre d'apprécier la gentillesse des paroles vis-à-vis de sa patiente et la douceur des gestes du praticien qu'il va choisir comme futur référent en cas de difficulté.

Hallé informe régulièrement son ami et confrère sur l'état de santé de leur patiente commune ce qui permet à Corvisart de lui adresser cette lettre rassurante d'Italie : « Heureusement pour votre santé et pour ma tranquillité, vous êtes entre des mains sages et habiles, et surtout vous y avez placé votre confiance. Hallé m'a fait un grand plaisir en se louant des témoignages affectueux que vous lui en donnez. Je ne vous ennuie pas des

petits détails dans lesquels j'entre avec lui au sujet de votre Altesse. Ils n'ont rien de neuf et je ne change rien à nos déterminations antérieures… »[142]
Hallé va consulter régulièrement la princesse.

Le 28 mars 1807, Auguste de Forbin, chambellan, de 1804 à 1807, et amant de Pauline, écrit à sa demande, à J.-P. É. Dupré de Saint-Maur son Secrétaire des Commandements et mari d'une de ses amies Jenny Barolis de Saint-Romain :
« J'ai reçu vos deux lettres, Monsieur, et j'en ai fait part à S.A.I. [Pauline]. Elle en a paru satisfait. Voici de nouvelles observations que je vous transmets d'après ses ordres. Mr Hallé assure que la chaleur des eaux de Gréoux ne va pas à plus de trente degrés et qu'il serait impossible d'y prendre ni douches ni étuves. S.A.I. croit donc urgeant que vous alliés directement à Digne [et] que vous y suiviés les premiers erremens qui vous ont été donnés.
[S.] A. veut être à la campagne. Celle du [Leciveur?] lui parait devoir être [r]aisonnable, on la prendrait pour un mois. Faites-la arranger proprement. [Et] plus d'observations sur tout cela. S.A. paraît décidée à ne plus en entendre parler, sachant fort bien tout ce que le séjour de Digne a de désavantageux et de peu agréable.
Ayés une chambre arrangée dans la maison des bains, c'est indispensable pour que S.A. puisse s'y reposer. Vous placerés ensuite toutes les personnes de la Maison où vous pourrés. Faites arranger d'une manière plus propre qu'elle ne l'est peut-être l'étuve, le bain et la douche... »[143]
Pauline Bonaparte ajoute de sa main : « Ma chère Jeny. Mr Hallé m'assure que c'est les bains et les eaux de Digne qu'il me faut. Aussi, arrangés le tout pour le mieux, pourvu que je me trouve hors de la ville. Faites l'impossible. Je me porte assés bien. Adieu, ma chère Jeni, je vous prie de dire à votre mari que je lui suis obligée des lettres qu'il m'écrit et lui fait mon compliment. Adieu. Je vous embrasse... »

La capricieuse Pauline reste bien décidée de prendre les eaux à Gréoux, après un séjour à Aix-en-Provence chez la belle-sœur du comte de Forbin, pour retrouver son amant.

Consultation à domicile en avril 1807

Pauline présente une nouvelle crise aiguë. Elle se confie à Cambacérès qui intervient souvent dans les affaires privées de la famille Bonaparte. Il lui offre sa maison de Monceau pour qu'elle se repose quelques jours et lui conseille de rappeler le docteur Hallé. Le docteur Peyre approuve ce conseil et les deux médecins examinent à nouveau la Princesse les 15 et 19 avril au château de Saint-Leu, la résidence appartenant à Louis et Hortense Bonaparte.

Jean-Noël livre par écrit ses observations au médecin personnel de la princesse, le 20 avril au soir :

« J'ai continué à réfléchir sur l'état dans lequel j'ai trouvé Son Altesse et dans lequel nous l'avons vue hier. Cet état est celui d'une affection hystérique. La matrice était moins sensible, mais l'était encore, les ligaments conservaient encore l'impression de cette douleur d'irritation pour laquelle nous l'avons fait mettre dans le bain jeudi dernier. Les spasmes que j'ai vus dans les bras étaient des spasmes hystériques, la douleur de la tête était hystérique. L'aspcct général est celui de l'abattement et de l'épuisement.

Ce n'est point-là une inflammation ordinaire ; l'état inflammatoire, que nous avons vu, n'était que passager. L'état habituel et constant est un état d'excitation de l'organe utérin, et cet état soutenu et continué peut devenir fâcheux. Voilà le mal. J'ai touché les causes en parlant à demi-mot à la princesse jeudi dernier. J'ai accusé les douches internes et j'ai parlé d'une manière générale de tout ce qui portait sur l'irritation de la matrice, de quelque nature qu'il fût ; je crois avoir été entendu mais j'ai peur de ne l'avoir pas été assez. Je ne sais rien, mais il faut bien que je devine par les moyens qui nous sont donnés de deviner, et ce que j'ai dit de la nature des symptômes que vous et moi avons vus, et que vous avez vus plus souvent que moi, est plus que suffisant pour avoir le mot de l'énigme. On ne peut pas toujours accuser la douche et son tuyau ; il faut bien supposer dans une femme jeune, jolie, sensible, solitaire, et qui s'épuise visiblement, une cause subsistante de cet épuisement.

Quelle que soit cette cause, il est temps et plus que temps de l'écarter. J'ai vu des femmes victimes de pareilles faiblesses, elles ont toutes commencé comme cela. Il est évident que si elle ne se hâte, il ne serait bientôt plus temps. Je ne puis rien dire de plus que ce que j'ai dit, car je ne sais rien, mais il faut cependant bien que nous arrachions cette jeune et intéressante jeune femme à sa perte, et, s'il était quelqu'un qui favorisât ses faiblesses, et qui en fût complice, cette personne ne s'accuserait pas et on nous accuserait de n'avoir rien vu et d'avoir tout souffert. Je suis d'humeur ni à me laisser traiter de sot ni à me laisser accuser d'une lâche et perfide complaisance ; mais plus que tout cela, il faut sauver cette excellente et malheureuse femme dont le sort m'afflige ; heureusement je ne puis dire qu'il me désespère.

Dépêchez-vous donc, mon cher confrère, car il n'y a pas de temps à perdre. Faites de ma lettre l'usage que vous voudrez et mettez-moi à même

de parler ouvertement et vivement. Si nous ne pouvons parler en maîtres, il faut que nous nous retirions ».
D'après Florence de Baudus[144], cette lettre fut donnée en 1897 par un descendant du docteur Hallé à l'éditeur Gauthier-Villard, mieux connu sous le pseudonyme de Willy, mari de l'écrivain Colette. Elle permet d'apprécier le sérieux de l'examen clinique réalisé par le médecin et de mieux cerner la pathologie de Pauline.

Il paraît évident qu'Hallé pratique un examen gynécologique approfondi associé à des manœuvres palpatoires. Il conclut que la patiente souffre d'une salpingite aiguë et d'une névrose hystérique, maladie qui ne provoque pas de lésion organique chronique et en tout cas aucune lésion visible. Devant la gravité du diagnostic, Peyre se permet d'informer Letizia, Napoléon et probablement d'autres personnes. En effet, cette lettre se retrouve dans plusieurs ouvrages mais, malheureusement, le Dr Noël Hallé a détruit en 1951 tout le dossier médical rédigé par son aïeul Jean-Noël, par souci de confidentialité et respect du secret médical. D'après un de ses fils, ce dossier comportait des ordonnances et toutes les lettres échangées entre Jean-Noël, le docteur Peyre et Napoléon.
Quand Pauline séjourne à Paris, Hallé continue de la suivre et lui prodiguer des soins.

Comme Hallé ne se prononce pas sur l'origine de cette salpingite, certains évoquent une affection sexuellement transmissible, en raison des nombreux amants qu'on lui connaît, en particulier son chambellan. Napoléon semble partager cette hypothèse. Cependant, il parait peu probable que le professeur Hallé qui connaît bien tous les signes de ces maladies vénériennes soit passé à côté. De plus, au moins un de ses amants aurait été contaminé et en aurait parlé.
Une hypothèse plus plausible réside dans le fait que Pauline a subi un accouchement difficile à la naissance de Dermide d'après Florence de Baudus. La complication d'une salpingite bactérienne peut expliquer des douleurs lors de nouvelles poussées infectieuses, étant donné l'absence d'antibiotique à l'époque, ainsi que la stérilité secondaire.
Ce contexte favorise aussi l'apparition d'une hystérie de conversion sur la « matrice ».
Hallé se doute que Pauline a recours à de nombreuses relations sexuelles et suppose qu'elle s'adonne à la masturbation : douches internes, tube et tout ce qui « irrite sa matrice ». Ces pratiques provoquent probablement un soulagement de ses douleurs du bas-ventre au même titre que ses relations sexuelles, mais entretiennent l'inflammation chronique de sa matrice, à l'origine d'un véritable cercle vicieux. Comme il apparaît que les poussées aiguës sont intermittentes, une autre pathologie semble possible,

l'*endométriose*, simple hypothèse sans preuve. Cette maladie difficile à diagnostiquer même à notre époque comporte encore de nombreuses inconnues en particulier sur son origine. Peut-être pour Pauline, son accouchement difficile ?

Nouvelle crise grave en février 1812

Lors d'une nouvelle crise, Pauline se plaint de douleurs abdominales insupportables. Hallé lui-même ne sait plus que penser et sollicite l'avis de Corvisart. Il pense que la princesse a seule la solution pour traiter ses maux de façon définitive mais il pense que la parole du Premier Médecin de l'Empereur peut mieux influer sur son comportement.

Il incite probablement Pauline à écrire elle-même cette lettre à Corvisart :

« Aix en Savoie le 5 août 1812.

Mon cher Corvisart, il y a déjà longtemps que je veux vous écrire mais je suis encore si faible que je n'ai pu le faire plus tôt. Je veux cependant vous remercier moi-même de l'intérêt que vous avez pris à mes souffrances. Elles ont été longues et bien vives, il a fallu tout mon courage pour me tirer de là ! (...) Je souffre beaucoup de mes douleurs de rhumatisme qui se sont portées sur tout le côté gauche. Je souffre aussi du côté du foie assez fortement. B(ouvier ?) dit qu'il est un peu engorgé. Je prends la douche dans le bain même, car je ne pourrais pas la supporter autrement. J'éprouve aussi des élancements de temps en temps. Mais j'espère que beaucoup de soins et de temps donné exclusivement à ma santé me rétabliront. Je regrette beaucoup de ne pas être à portée de recevoir vos soins, mais je suis autant que par le puis, vos instructions. Je sais qu'elles sont dictées par un attachement bien sincère et que je sais apprécier. Adieu, mon cher Corvisart, je suis fatiguée d'en avoir tant écris, je vous renouvelle l'assurance de mon attachement. Pauline.

Je ne dors presque pas, j'éprouve des picotements assez forts. J'espère, mon cher Corvisart, que vous voudrez bien me donner toujours votre avis. Je compte bien vous le demander dans tel pays que je me trouve »[145] De toute évidence, Pauline continue ses douches et ses extravagances thérapeutiques mais semble se plaindre en plus d'un « rhumatisme » avec des douleurs de tout le côté gauche de son organisme et du foie.

Elle n'est âgée que de trente-deux ans. Certains attribuent la dégradation de son état de santé à la mort de son amant le hussard Jules de Canouville à la bataille de la Moskova. Également à cette époque, elle met fin à sa relation amoureuse avec le célèbre acteur Talma.

En fait, les différents symptômes ressentis par la princesse, surtout pendant les derniers mois de sa vie, orientent vers une tuberculose comme le pense le Dr Guy Godlewski (1913-1983) ainsi que le Dr Henri Parlange, auteur d'une étude médico-psychologique sur Pauline Bonaparte, publié à Lyon, en janvier 1938. Il s'agit probablement d'une forme dite viscérale touchant les poumons, le foie et l'estomac (ou plus probablement le péritoine) qui va l'emporter le 9 juin 1825, à 45 ans.

Hallé et Napoléon Bonaparte

Ils se connaissent en tant que membres de l'Institut des Sciences et des Arts, le général Bonaparte ayant été élu à la première classe, fin 1797. A l'époque, lors des premières séances, toutes les sections se réunissent ensemble au Louvre.

Hallé, Corvisart et Napoléon

Bonaparte connaît ces deux médecins depuis la fin de la décennie 1790. Corvisart rencontre Bonaparte pour la première fois au cours d'une réception chez Barras, invité par un de ses fidèles patients, Lecoulteux de Canteleu, membre du Conseil des Cinq-Cents, probablement en mars 1798.

Hallé et Corvisart ont à peu près le même âge, entreprennent tous les deux des études médicales à Paris, Hallé de 1772 à 1778, Corvisart de 1777 à 1782. Tous les deux fréquentent les mêmes hôpitaux pendant leurs études, l'Hôtel-Dieu et la Charité.

Bons amis bien que différents

Jean-Noël Hallé et Jean Nicolas Corvisart se connaissent, échangent sur le plan professionnel et deviennent amis bien que leurs parcours de vie divergent et qu'il existe de nombreuses différences entre eux deux. Malgré leurs natures contradictoires, les deux hommes s'apprécient, s'estiment, se font confiance et surtout croient en une nouvelle médecine plus moderne, plus scientifique, qu'ils vont initier et imposer.

Tous les deux se font renvoyer par Madame Necker dans son nouvel hôpital des Paroisses, rue Vaugirard, car ils refusent de porter la perruque en 1782 comme le confirme Cuvier : « On assure que M. Corvisart et M. Hallé ont été les premiers à donner le scandale de ne la point prendre [la perruque à marteau], et que cette légèreté, comme on l'appelait, leur nuisit beaucoup. » Le même refus affirmé de contraintes désuètes.

Plusieurs arguments prouvent leur amitié sincère comme leurs nombreuses consultations en binôme, le poste prestigieux auprès de l'Empereur que Corvisart confie à Hallé et un legs spécial de sa part.

Jean-Noël Hallé voit le jour et grandit au sein d'une famille réputée et aisée d'artistes. Tous les témoignages évoquent un homme modeste, humaniste, aimable, souriant, spirituel, tolérant et ne cherchant jamais à faire fortune. Sur le plan personnel, Jean-Noël représente le mari fidèle, le bon père, le bon frère, le bon fils, le catholique pratiquant qui apprécie un mode de vie paisible.

« Quoique de mœurs graves et même austères, cet illustre médecin avait le rire franc et communicatif, aimant même à se réjouir dans l'occasion... Toutefois sa gaîté n'avait lieu qu'avec ses égaux et dans quelques circonstances, autrement il était toujours grave et posé ».[146]

Sur le plan professionnel, Jean-Noël reste indifférent aux distinctions et aux honneurs, mais fier de son titre de Chevalier royal hérité de son père. Il se sent autant scientifique que médecin, mêle le doute à son savoir, écrit beaucoup, publie ou participe à la rédaction de nombreux ouvrages et brochures, aime le travail et passer du temps dans sa bibliothèque ou son laboratoire. « On lui doit une foule de Mémoires et de Rapports justement estimés et portant tous l'empreinte de son génie observateur et de sa vaste érudition » [Percy].

Jean-Nicolas Corvisart voit le jour, au sein d'une famille de magistrats anoblie en 1669, à Dricourt en Champagne, son père Pierre Corvisart-Desmarets, procureur au Parlement de Paris, étant exilé de la capitale par Louis XV de 1754 à janvier 1757 à la suite d'un conflit entre le clergé et la magistrature. Personnage particulièrement imbu de sa personne, Jean-Nicolas se montre ambitieux, d'aspect sévère parfois mélancolique mais bon vivant.

Napoléon dira de lui : « Honnête et habile homme, seulement un peu brusque. »[147]

Son aspect brusque, évoque probablement pour Napoléon le traitement de son *lumbago* d'un jour ; Corvisart lui assure pouvoir le redresser et le soulager rapidement par un remède peu protocolaire. L'Empereur accepte, son médecin se place alors derrière lui et lui assène brutalement un coup de pied dans les fesses. Heureusement, le traitement a fonctionné. Anecdote transmise par son neveu et fils adoptif Scipion (1790-1866).

Sur le plan professionnel, Corvisart recherche les titres, les décorations et la fortune, surtout pour organiser des soirées festives et enrichir sa grande collection de curiosités et de raretés. Il préfère soigner les personnes de haut rang qu'enseigner aux étudiants, privilégie ses loisirs à la pratique de son art.

Il écrit et publie très peu comme le remarque avec justesse son élève Laennec dans une lettre à son père, rédigée en 1803 :

« Monsieur Corvisart est trop paresseux pour faire un ouvrage bien qu'il soit le coryphée de la médecine moderne ».[148]
Bien que « grand patron » de la médecine, il n'est l'auteur que de sept ouvrages, traités, mémoires ou essais, imprimés entre 1789 et 1808. Il n'aime tellement peu écrire qu'il ne nous a rien transmis sur les soins prodigués à son plus prestigieux patient, Napoléon. Avec lui, le secret professionnel n'a aucun souci à se faire !
Cette attitude provient en grande partie de sa vie privée. Confié à l'âge de sept ans à un oncle maternel, curé de Wimille dans le pays de Boulogne-sur-Mer pendant 5 ans, il se revendique athée. Peu aidé par son père après son choix d'entreprendre des études médicales, il doit enchaîner des petits travaux pour subsister : attaché au service des salles (sorte d'infirmier) de l'hôpital Hôtel-Dieu, « démonstrateur » (sorte d'assistant clinique) de ses professeurs Desault et Desbois de Rochefort ainsi que d'autres petits moyens de subsistance.
Diplômé, il fréquente Anne-Marie Drouillard, veuve de Longpré qu'il suppose riche car propriétaire de terre aux colonies, aux revenus vite taris par la marine anglaise. Elle lui donne un fils Gustave Publicola le 7 août 1793, avant le mariage. Ils se marient en 1794 mais le couple divorce à la mort de l'enfant onze mois plus tard. Après cette séparation, il mène définitivement une vie de célibataire. Il aime la chasse, les fêtes, les femmes puis les orgies culinaires lorsque son état de santé, des séquelles d'ictus, limite ses capacités sexuelles. Cuvier évoque cet aspect dans son éloge : « Le matin médecin actif et occupé, il devenait le soir un homme de plaisir et ne voulait plus entendre parler ni de malades ni de médecine ». Une fiche à son nom dans les archives nationales de la police précise qu'il « n'était pas de première moralité dans l'ordre des mœurs, mais ne donnait pas à scandale ».[149]
Le 1er avril 1818, il adopte Scipion, le fils de son frère aîné Louis P. H. Corvisart, qui héritera de son titre de baron.

A sa mort, Nicolas lègue à son ami Jean-Noël un portrait en miniature du médecin autrichien Maximilien Stoll (1743-1788) que Corvisart a reçu de son fils rencontré à Schönbrunn en 1809. Il le considère comme un de ses maîtres et la lecture de ses ouvrages lui a servi de modèle pour imposer l'enseignement clinique en France.
D'ailleurs, parmi ses rares publications, Corvisart édite en 1797 un livre consacré aux aphorismes du docteur Stoll.
En remerciement de la visite de Corvisart en Autriche et de son admiration pour son père, le fils du docteur Stoll, lui fait parvenir en 1810 un précieux portrait de son père avec la promesse de le conserver pieusement et de le léguer à son tour à un autre confrère qu'il estime le plus et qu'il juge

susceptible d'en assurer la pérennité pour que ce dernier agisse de même par la suite. Corvisart va rester très attaché au portrait de son mentor jusqu'à sa mort en 1821. « Corvisart, en léguant à Hallé le portrait de Stoll, écrivait qu'il lui faisait ce don comme au médecin qu'il estimait le plus » [Cuvier].

Malheureusement, la mort inattendue d'Hallé ne permettra pas à ce dernier de poursuivre cette chaîne confraternelle. Les descendants de Jean-Noël l'offriront à la faculté de médecine de Paris.

Choix du Premier Consul

La première rencontre professionnelle entre Corvisart et le Premier Consul s'avère déterminante pour l'avenir du médecin et probablement pour la médecine française.

En début d'année 1800, Bonaparte commence à ressentir une indisposition digestive inexpliquée.

Sur la recommandation de divers membres de son entourage, il consulte les docteurs Sue, Pinel et Portal.

Déçu par l'inefficacité de leurs remèdes, il décide de prendre l'avis d'un médecin militaire dont il a apprécié les qualités en Égypte, Nicolas Desgenettes qui, voulant trop bien faire, se lance dans des explications interminables et prescrit plusieurs drogues.Le Premier Consul n'apprécie ni les unes ni les autres. Pour lui, un médecin adepte d'une telle méthode est « un discoureur de l'art, une imposture ».[150] En conséquence, il décide de déchirer l'ordonnance.

Comme à son habitude, il s'en remet à dame nature.

Est-ce par pudeur que Napoléon ne souhaite pas faire appel à son collègue Hallé qu'il croise lors des séances de l'Institut ? Est-ce parce qu'il sait que Joséphine le consulte pour elle et sa famille depuis son incarcération dans les geôles révolutionnaires ?

Nous ne le saurons jamais. Mais nous savons qu'il y a pensé.

Il aurait dit lors d'une séance au Conseil d'État :

« J'aurais plus confiance dans un médecin qui n'aurait pas étudié les sciences exactes que dans celui qui les posséderait. J'ai préféré M. Corvisart à M. Hallé parce que M. Hallé est de l'Institut, M Corvisart ne sait pas seulement ce que c'est que deux triangles égaux. On ne doit pas détourner l'étudiant en médecine de la fréquentation des hôpitaux ».

Cabanès nous livre en 1908 une version légèrement différente de cette phrase rapportée par Dubois d'Amiens :

« J'ai préféré comme médecin M. Corvisart à M. Hallé qui était de l'Institut, et cela précisément parce que M. Corvisart ne sait pas ce que c'est qu'un triangle équilatéral ».[151]

Quelle que soit la version, Napoléon a donc bien pensé à Jean-Noël dans le choix de son médecin personnel ! Cependant, le hasard ou le destin en a décidé autrement.

Corvisart médecin personnel de Bonaparte

Malheureusement, la gêne digestive du Premier Consul se transforme en une véritable douleur abdominale, angoissante en raison de sa survenue par crises sans prodrome. Bourrienne, son secrétaire, évoque cet épisode douloureux dans ses *Mémoires* ; le soir, principalement vers la tombée de la nuit, il voit à plusieurs reprises Bonaparte changer de couleur, déboutonner son habit et se tordre de douleur sur le côté droit en gémissant : « Comme je souffre ». Au cours d'une de ces crises, il finit par interroger Bourrienne qui conseille Corvisart, qui a sauvé son frère d'une grave maladie[152] et qui lui a été recommandé par Louis Bonaparte.

En juillet 1801, Napoléon se décide à faire appel au « moderne Hippocrate français », à l'élogieux médecin de la Charité. Son épouse Joséphine insiste régulièrement, lui répète, qu'il doit en finir avec ses douleurs, que la santé du Consul représente un bien précieux pour le pays. Elle conseille certainement son propre médecin Hallé mais tout l'entourage, en particulier Madame Lannes vante les mérites de Corvisart dont les familles se fréquentent de longue date.

Corvisart accepte de se rendre à la Malmaison en ayant soin de se renseigner sur les souffrances de son futur patient et sur ses convictions vis-à-vis de la médecine. La rencontre dure environ une heure. Jean-Nicolas écoute, pose quelques questions précises, examine et pose son diagnostic. Pour lui, il suffit de respecter quelques règles diététiques simples et rationnelles, une thérapeutique naturelle. L'état du Premier Consul s'améliore progressivement et Napoléon dira plus tard en évoquant cette première consultation : « Je vis qu'il avait pénétré ma structure, que c'était le médecin qui me convenait. Je me l'attachai et le comblai de biens. » Son teint pâle et jaunâtre souvent décrit à cette époque évoque une pathologie vésiculaire, probablement lithiasique, qu'une bonne hygiène alimentaire à toutes les chances d'améliorer.

Malgré le bon résultat des simples conseils prescrits, Napoléon restera toute sa vie septique sur la médecine de son époque comme le confirme certaines de ses paroles : « Je ne crois pas à la médecine mais je crois en Corvisart » ou le 11 février 1809, à Roederer, « Corvisart a aussi de la charlatanerie, mais il a de la science et du talent. Si vous êtes malade, vous confiez-vous à un charlatan sans savoir ? »[153]

Les médecins du Gouvernement

À la suite de cette première rencontre professionnelle, Napoléon conquis par la personnalité de Corvisart décide de le choisir comme médecin personnel puis de le faire nommer par son Ministre de l'intérieur Chaptal, médecin du gouvernement, le 12 juillet 1801 avec un traitement de 12.000 francs.

Un second médecin obtient ce titre, P.-J. Barthez, l'un des derniers grands médecins qui se soit occupé de Charles Bonaparte, le père de Napoléon, avant sa mort à Montpellier en 1785.

Qui peut croire à un hasard ? De toute évidence, l'avis de Bonaparte a fortement influé sur le choix des deux médecins désignés.

Corvisart va souvent faire appel à son ami Hallé pour le seconder dans ses différentes tâches et surtout conserver quelques temps libres indispensables à ses loisirs particuliers.

Une information parue dans *La Gazette nationale ou Moniteur universel,* du 5 février 1801 (page 571), illustre déjà cette collaboration future pour certaines missions : « Le citoyen Hallé a rendu compte des symptômes de la maladie contagieuse qui a dévasté une partie de l'Espagne. Il a prouvé que ce n'était point la peste du Levant, mais la maladie connue en Amérique, sous le nom de fièvre jaune. » Mission qui incombait normalement à un médecin du gouvernement !

Corvisart décide de mettre en place une police de la médecine et de la pharmacie en France.

On attribue la première police médicale à un Autrichien, Wolfgang T. Rau dès 1764, concept de santé publique combinant l'expertise médicale d'action publique et l'éducation sanitaire de la population.

Dans le même esprit, le très réputé médecin allemand Johann P. Frank pense que *la misère est mère de la maladie* et impose l'Hygiène en tant que science avant l'ère pasteurienne, une des principales influences d'Hallé. Frank et Corvisart se connaissent et s'apprécient. Probablement à la suite de leurs discussions, le Médecin du Gouvernement adresse aux Consuls une revendication ayant pour but de « placer la santé de la population dans toutes ses dimensions sous la responsabilité de l'État. »[154]

Clinicien très apprécié, Frank devient le médecin personnel du tsar Alexandre Ier, pendant cinq ans à Saint Pétersbourg, et de Beethoven à Vienne.

Corvisart Premier Médecin de l'Empereur

Le Premier Consul Bonaparte devenant l'Empereur Napoléon Ier, le 18 mai 1804, il se doit comme les anciens Rois de France d'avoir une « Maison impériale » dotée d'un service médical attaché à sa personne.

Tout naturellement, il fait appel à Corvisart pour cette tâche et le couvre d'honneurs et de bienfaits pour remplir cette fonction : Légion d'honneur, Baron d'Empire en 1808 avec une dotation de 10 000 francs, Commandeur de l'ordre impérial de la Réunion le 29 février 1812, etc.

Le Premier Médecin devient un intime de Napoléon.

Il affirme la stérilité de Joséphine, il diagnostique le début de grossesse de Marie Walewska à Schönbrunn en août 1809, il soutient la première Impératrice lors de la cérémonie de la dissolution de son union avec l'Empereur, il sauve le fils de Marie-Louise à sa naissance le 20 mars 1811, il veille sur l'impératrice et son fils pendant les semaines qui suivent la première abdication...

Cependant, l'Empereur déchu apprend le rôle néfaste de son ex-Premier Médecin lors de cette dernière mission. Après l'abdication, Napoléon souhaite que son épouse et son fils le rejoignent rapidement ou qu'ils se retrouvent à l'île d'Elbe.

Corvisart affirme dans différents courriers que l'état de santé de Marie-Louise ne permet pas un si long et périlleux voyage. En raison de cette attitude, non justifiée, Napoléon aura des mots très durs à Sainte-Hélène contre son ancien médecin personnel !

En fait, pendant ses dernières années de vie sur son rocher perdu au milieu de l'océan Atlantique, l'ex-empereur se montre très critique envers tous ses anciens collaborateurs, Corvisart comme Hallé et de nombreux autres ; il tient alors des propos souvent non justifiés.

La Maison Médicale de l'Empereur

Le 19 juillet 1804, avant de quitter Saint-Cloud pour se rendre au camp de Boulogne, Napoléon Ier signe le décret nommant un Premier Médecin de l'Empereur. Corvisart va continuer à se ménager des temps libres pour satisfaire ses loisirs en précisant qu'il « peut s'absenter et se faire remplacer par l'un des médecins ordinaires ». Il obtient le libre choix de ses collaborateurs et pense en priorité à son ami Hallé.

Le service médical de l'Empereur

Corvisart décide de l'organisation de tout le service de santé de Napoléon Ier auprès duquel il se doit d'obtenir l'approbation définitive. Il choisit les

médecins et les chirurgiens qui vont remplir les différentes fonctions auprès de la famille impériale.
Conscient de l'importance de sa tâche, des conséquences pour la prise en charge des hauts personnages de la cour et de son propre avenir, il suit une stratégie précise : éviter les médecins et chirurgiens militaires qui seront en contact étroit avec l'Empereur pendant les campagnes inéluctables et qui risquent de lui substituer sa place à la moindre insatisfaction du souverain ; éviter les praticiens qui s'adonnent à la politique ; choisir des docteurs et des professeurs connus, reconnus par leurs collègues e de préférence plutôt âgés.
À partir de ces critères, il désigne les quatre postes principaux à pourvoir, à savoir celui du Premier Médecin, attribué à lui-même, du Médecin ordinaire confié à son ami Hallé, du Premier Chirurgien qu'il réserve à Alexis Boyer, 47 ans, successeur du célèbre Desault à la chaire de Clinique chirurgicale et du Chirurgien Ordinaire attribué à Yvan, le seul imposé par l'empereur.

Pour Corvisart au moment du choix pour la désignation du Médecin ordinaire de l'Empereur, il n'a aucune d'hésitation. Le seul candidat idéal qui correspond à sa « fiche de poste » est bien sûr son fidèle ami Hallé. Jean-Noël a cinquante ans.
Il a l'habitude de soigner les hauts personnages et bénéficie d'un bon contact avec ses patients. S'ajoutent deux critères supplémentaires : on le considère comme le plus diplômé des médecins de l'époque et il connaît déjà Napoléon.
Une anecdote rappelle que celui qui va devenir le Premier Médecin de l'Empereur n'oublie pas son confrère et ami Hallé. Peu après la cérémonie du sacre du 2 décembre 1804, Napoléon demande à son médecin de se rendre auprès du Cardinal Antonelli, membre de la suite du Saint-Père venu à Paris pour la cérémonie du sacre à Notre-Dame. Le prélat malade bénéficie des soins des médecins, Prela et Porta, du service de santé du Pape mais il présente un état fébrile persistant et inquiétant. Son entourage sollicite l'avis du médecin de l'Empereur. Corvisart, athée, libre-penseur, peu habitué à la fréquentation des ecclésiastiques de haut rang et voulant s'assurer d'une compétence supplémentaire, demande à Hallé, imbu de spiritualité, de l'accompagner. Les mesures prises par les confrères italiens leur ayant paru satisfaisantes, ils confirment le traitement en cours et d'ailleurs le Cardinal se rétablit.
Pour le poste de Chirurgien Ordinaire, Napoléon intervient directement en imposant au moins un militaire Yvan. Il le connaît bien depuis la première campagne d'Italie en 1798 durant laquelle le ministère l'attache à sa personne en tant que général à partir de 1800. Il le considère comme un

véritable ami ainsi que d'autres membres de la famille Bonaparte. Caroline et Joachim Murat le choisissent comme témoin à leur mariage. Yvan se charge d'organiser l'ambulance impériale qu'anime, sous son autorité, Ribes, Vareillaud et Jouan. Napoléon le nomme Inspecteur Général du service de santé en 1814, au mépris de son propre règlement imposant un *numerus clausus* déjà atteint.

Corvisart propose le poste de Premier Pharmacien à Nicolas Deyeux. Après vingt ans de travail dans une officine pharmaceutique privée à Paris, le chimiste devient successivement professeur à l'École de pharmacie, professeur de chimie à la faculté de médecine, membre de l'Académie des sciences, élu en 1797, membre de l'Académie de médecine, membre du Conseil d'Hygiène publique et de Salubrité en 1802... Il participe avec succès à l'entreprise de Benjamin Delessert qui construit à Passy une raffinerie pour extraire le sucre de betterave par un procédé industriel pour remplacer le sucre de canne des Antilles, difficile à obtenir en raison du conflit avec les britanniques dont les flottes contrôlent l'océan. Deyeux accepte le poste de Premier Pharmacien à condition de ne jamais quitter Paris ni participer aux campagnes militaires, par peur d'être tué. Le décret signé le 18 juillet 1804 à Saint-Cloud lui attribue 6000 francs annuels. Après le remariage de l'Empereur, Corvisart va lui confier la délicate mission de confectionner des pilules à base de *mica panis* [mie de pain] pour soulager les maladies imaginaires de l'impératrice Marie-Louise, certainement mal à l'aise dans les premiers mois de son « exil » loin de son Autriche natale.

Premiers praticiens nommés entre 1804 et 1810[155] :

Titres	Médecins	Chirurgiens	Pharmaciens
PREMIER	J.-N. Corvisart Secrétaire : Louis P. Bouvenot	Alexis Boyer	Nicolas Deyeux
ORDINAIRE	Jean-Noël Hallé	A.-U. Yvan (+ ambulance impériale)	Jacques Clarion E. J.-B. Bouillon-Lagrange C. L. Cadet de Gassicourt
Consultants	P.-J. Barthez P. G. Lepreux P. L. Malouët Philippe Pinel	Pierre Lassus P. Pelletan R. Sabatier P. F. Percy	
Dentiste : Jean-Joseph Dubois-Foucou (1806-1813)		Chirurgien-bandagiste : Ronsil (après 1809)	

Médecin-oculiste : Michel Jean Baptiste De Wenzel (après 1806)		Chirurgien-pédicure : Tobias Koën (après le 8 février 1810)
Infirmerie impériale	Lanefranque (1806) Leclerc (1806-1808) Guilloneau (1806) Lerminier (1809) G. Bayle* (1809)	Horeau (1806) Vareillaud (1806) Ribes (1808) Jouan (1808-1809) Lacourène (1809)

(Entre parenthèses = Dates d'entrée en fonction)

*À noter que Gaspard Bayle a pour neveu Antoine L.J. Bayle, médecin et aliéniste, professeur agrégé et sous-bibliothécaire de la faculté de médecine de Paris, qui fonde en 1824 la Revue médicale et dirige *L'Encyclopédie des Sciences médicales* une des références importantes de notre biographie sur Hallé. Bayle et Laennec tous deux élèves préférés de Corvisart poursuivront les travaux en cardiologie de leur maître.

D'autres médecins réputés vont obtenir des postes officiels. L'ancien docteur régent Bourdier de la Moulière qui fait partie des médecins ordinaires de Madame Mère, la mère de Napoléon 1er, et qui sur proposition de Corvisart devient le Médecin ordinaire de la nouvelle impératrice Marie-Louise en 1810 dont la maison médicale se complète d'un accoucheur Jean-Louis Baudelocque et d'autres praticiens.

De très bons médecins exclus

Le Premier Médecin s'oppose à donner un poste à certains médecins pourtant reconnus très qualifiés comme Guillotin ou Portal ainsi qu'à certains chirurgiens comme Larrey. Il pense certainement qu'en leur attribuant un poste auprès de l'Empereur, il risque de perdre de son tout ou partie de son influence.

Joseph-Ignace Guillotin, ancien jésuite, qui abandonne la soutane pour la médecine en 1763 puis fréquente des personnages illustres comme Franklin, Lavoisier, Bailly, Buffon, Lacépède, Condorcet, Voltaire et d'autres. Comme Hallé, il exerce une activité de consultant en cabinet privé et défend ses convictions. Il condamne, comme membre de la Commission Royale d'enquête en 1784, le magnétisme animal initié par Mesmer.

Il conseille et impose en tant que président du Comité de salubrité sous la Constituante d'utiliser pour les exécutions une machine qui abrège instantanément la souffrance des condamnés. Le docteur Antoine Louis, ancien chirurgien militaire, a largement contribué à la conception en

France d'une « louisette » (ou « louison ») que la postérité attribue à Guillotin qui a tout fait pour l'imposer bien qu'opposé à la peine de mort. Dès 1799, il s'allie avec Pinel pour propager l'intérêt de la vaccination. Le Comité central de la vaccine l'élit président, le 11 mai 1800, avec « une poignée d'hommes qui ont bien mérité de leur patrie, et même de l'humanité » [Dupont Michel]

En 1803, il soutient le directeur Fourcroy pour obtenir le vote de la loi du 10 mars instaurant les écoles de médecine. Guillotin avec plusieurs confrères parisiens comme Bourru, Desessartz, Sédillot, Léveillé, Legallois, Bosquillon et Portal fondent l'Académie de médecine de Paris le 27 septembre 1804, en fédérant la SMP avec la Société de la faculté de médecine et l'Académie royale de chirurgie créée en 1731. Leur projet ne résiste malheureusement pas à la démission de Portal et Sédillot qui décident de créer une nouvelle société en juin 1811, le Cercle Médical.

Malgré son érudition, sa compétence médicale, ses actions brillantes pour le développement de la médecine moderne, Corvisart lui refuse un poste auprès de l'Empereur. Il redoute probablement l'humanisme et les convictions politiques de son confrère. Malgré cette éviction, Guillotin continue ses combats pour l'organisation et le développement de la médecine en France. Ajoutons qu'on lui doit aussi l'utilisation pratique de statistiques médicales vers la fin de l'Empire.

Antoine Portal partage avec Guillotin, à peu près du même âge, une carrière brillante depuis son doctorat à Montpellier en 1765. En 1803, il obtient la publication de son fameux *Cours d'anatomie médicale* en cinq volumes.

Malgré tout cela, Corvisart lui refuse un poste auprès de l'Empereur ce qui ne l'empêche pas de continuer une carrière brillante.

Il soigne son ami Cambacérès et le pape Pie VII lors de sa détention à Savone de 1809 à 1812.

Après la chute de l'Empire, Louis XVIII le nomme Premier Médecin du roi, fonction qu'il occupe également sous Charles X. Cette charge le place à la tête d'un service médical de plus de vingt médecins à Paris, lui permet d'entrer dans les conseils d'administration de nombreuses œuvres de charité, d'hôpitaux, d'hospices civils, de sociétés savantes, etc. Il occupe donc sous la Restauration un poste équivalant à celui de Corvisart sous l'Empire. Il participe largement en 1820 à la création de l'actuelle Académie de médecine qui va lui attribuer la présidence d'honneur. Il publie de nombreux articles et on lui doit en particulier une brillante description des signes avant-coureurs de l'épilepsie, en 1827.

Dominique-Jean Larrey se lie dès 1788 avec Corvisart, Bichat et Sabatier le Chirurgien en chef des Invalides, hôpital où il obtient la première place d'un concours pour le poste d'aide-major.
Il participe à de nombreuses campagnes militaires du général Bonaparte qu'il admire dès leur première rencontre. En 1802, il succède à Percy à la fonction de Chirurgien en chef de la Garde des Consuls. En 1804, on le nomme Inspecteur Général du Service de Santé avec Percy, Desgenettes, Heurteloup et Parmentier.
Corvisart qui le connaît bien, redoute son caractère difficile, ambitieux et volontiers vantard et préfère éviter de lui confier un poste trop dans l'intimité de l'Empereur. Larrey participe à toutes les campagnes du Premier Empire en qualité de Chirurgien en chef de la Garde impériale puis de la Grande Armée à partir du 12 février 1812 ; là encore, il succède à Percy atteint d'ophtalmie.
Le caractère de Larrey a tendance à déplaire à plusieurs confrères comme en témoigne P.-I. Jacob et le pharmacien genevois, H.A. Gosse : il paraît « aussi hâbleur à lui seul que trois Gascons ensemble ».[156]
On le gratifie également d'autres qualificatifs peu aimables : hautin, prétentieux, vaniteux et même menteur, d'ailleurs Percy rapporte plusieurs exemples convaincants dans ses Mémoires.

Hallé, Médecin ordinaire de l'Empereur

Sur le plan médical, la période napoléonienne marque la transition entre la médecine décrite dans les pièces de Molière et la médecine moderne actuelle. Napoléon, membre de l'Institut, va prendre des dispositions innovantes en faveur des sciences et honorer plusieurs savants de son pays ainsi que quelques médecins malgré sa défiance par rapport à l'art de soigner qui contient pour lui une part de charlatanisme.

Choisi par Corvisart, accepté par Napoléon

Bien que nommé au poste prestigieux de Médecin ordinaire de l'Empereur par son ami, Hallé va continuer toutes ses activités sans profiter personnellement de sa proximité avec le chef d'État.
Bien sûr, son titre améliore indiscutablement sa notoriété, ce qui se traduit par un nombre croissant de ses consultants. Napoléon Ier connaît son sérieux et l'importance de ses connaissances scientifiques qu'il va utiliser bien plus pour le bien-être des Français que pour la prise en charge de sa propre santé rarement inquiétante pendant son règne.
Corvisart au moment où il désigne son ami Hallé au poste de Médecin ordinaire ne doute pas d'avoir fait le bon choix. Pour lui c'est évident : Hallé cumule les avantages, âgé de 50 ans, médecin compétent, civil et non

militaire, ne souhaitant pas suivre le souverain sur les champs de bataille, savant reconnu, ami fidèle, désintéressé sur le plan financier, insensible à la gloire, entre autres valeurs qualifiantes aux yeux du Premier Médecin.

Relative mésentente entre Hallé et Napoléon

Corvisart ne prévoit pourtant pas les divergences de comportements entre les deux hommes, chacun ayant une forte personnalité. Un petit incident relaté par le Premier Valet Constant dans ses mémoires illustre cette relative incompatibilité : « Un jour Sa Majesté, suivant sa singulière habitude, s'avisa de tirer les oreilles d'un de ses médecins (M. Hallé, je crois). Le docteur se retira brusquement en s'écriant : " Sire, vous me faites mal ! " Peut-être ce mot fut-il assaisonné d'un peu de mauvaise humeur, et peut-être aussi le docteur avait-il raison. Quoi qu'il en soit, depuis ce jour ses oreilles ne coururent plus aucun danger. »[157]

Il est vrai que Jean-Noël se retire choqué.

H.A. Gosse, en relation avec Fourcroy durant ses études à Paris, a laissé une correspondance durant son séjour entre 1811 et 1816. Il consigne tout ce qu'il entend se dire dans Paris et rédige un manuscrit, présent à la bibliothèque universitaire de Genève, qui raconte une autre version : « Napoléon aurait passé son rasoir sous le menton » de son médecin. Quelle que soit la vérité, Napoléon n'a certainement pas apprécié la saute d'humeur de son Médecin ordinaire pour un geste plutôt amical de sa part.

A Sainte-Hélène, lors d'une de ses conversations avec le chirurgien britannique W. Warden, il évoque cet incident avec des paroles pleines de rancœur contre Hallé ; peut-être en a-t-il ressenti un réel dépit. Il raconte en présence du général Bertrand qui traduit en anglais les propos du souverain : « Lorsque je voulus prendre un médecin, je demandais celui qui avait tué le plus de monde, qui avait été conséquemment dans les hôpitaux, et je choisis Corvisart. Il était en concurrence avec Hallé, mais j'avais entendu celui-ci raisonner autrefois à l'institut et n'en avais pas été content. Je le regardais comme *théoricien* et *médiocre.* »[158]

En vérité, à la fin de sa vie, Napoléon multiplie les critiques sur toutes les personnes qui l'ont servi et souvent de façon très fidèlement.

Pour Madeline, l'empereur déchu règle un petit compte destiné à la seule postérité lorsqu'il prononce des « paroles injustes quand on considère la carrière du médecin, les missions qu'il lui confia et le rôle qu'il lui fit jouer auprès des siens… L'Empereur, certainement impressionné par une marque de caractère assez rare dans son entourage, avait maintenu Hallé dans sa fonction jusqu'à la fin de son règne ».

A ce propos, Cabanès auteur de la version française du livre du docteur Warden, complétée de notes en bas de page, rappelle les paroles évoquées précédemment : « J'ai préféré comme médecin M. Corvisart à M. Hallé qui est de l'Institut, disait un jour l'Empereur en plein Conseil d'État, et cela précisément, ajoutait-il, parce que M. Corvisart ne sait pas ce que c'est qu'un triangle équilatéral. »
Et à cette occasion, l'Empereur faisait remarquer que, par une étrange bizarrerie de l'esprit humain, tel est un grand médecin qui n'a jamais su apprendre une division complexe. [Dubois] A la même page 145 de cet ouvrage, nous trouvons un autre complément très informatif dans l'échange entre Warden et l'Empereur :
« Je [Warden] lui exprimai ma surprise au sujet de la bonne santé dont il avait joui au cours de sa carrière agitée.
– Oui, répondit-il, je me suis toujours bien porté ».

Cette confidence explique le peu d'échanges entre Hallé et Napoléon, sur la santé du chef de l'État. L'Empereur au pouvoir ne se plaint que de petites indispositions dont il préfère confier la prise en charge à son Premier Médecin.
En revanche Napoléon apprécie ses discussions avec Hallé, comme avec tous les médecins qui l'ont approché, sur l'anatomie, le fonctionnement du corps humain et de ses organes et naturellement sur l'état de santé de son peuple pour lequel il va lui confier de nombreuses missions.

Quelques missions impériales

La place naturelle et innovante que l'hygiène publique et privée prend sous l'Empire, les Français la doivent essentiellement à Jean-Noël Hallé. Comme nous l'avons évoqué précédemment, Napoléon, sa sœur Elisa et leur frère Louis profitent de leur position régnante pour imposer dans leurs territoires des mesures directement inspirées de leur médecin, titulaire de la chaire de professeur d'hygiène : amélioration de la circulation de l'air dans les villes et dans les hôpitaux, développement de l'approvisionnement en eau pure et en nourriture dans les villes, début de création d'un réseau d'égout dans leurs capitales, vastes étendues de jardins pour la marche, etc.
Nous avons déjà évoqué la participation de Jean-Noël à l'autopsie du fils d'Elisa Baciocchi en 1803, à la demande du Premier Consul.

Pendant la période impériale, d'autres tâches incombent à Hallé en dehors de son poste de Médecin ordinaire de l'Empereur :

- participation au comité central de la Société pour l'extinction de la petite vérole en 1804
- rapporteur de la commission des prix décennaux qui met en parallèle l'ouvrage de Corvisart (*Essai sur les maladies et les lésions organiques du cœur et des gros vaisseaux*, publié par le docteur C.-E. Horeau, Paris, 1806) et celui de Pinel (*Nosographie philosophique*). Bien que désigné comme arbitre entre les deux rivaux, Hallé loue dignement l'un et l'autre, mais n'ose pas se prononcer franchement pour l'un ou l'autre
- nomination au Collège impérial par le décret du 13 février 1805
- mission auprès d'Elisa à Lucques en mai 1806 (cf. Hallé/Elisa)
- participation au projet de création d'une école de française de cires anatomiques en 1806
- désignation comme un des membres du jury pour étudier les 80 mémoires soumis au concours pour trouver un remède contre le croup après le décès de Napoléon-Charles, premier fils d'Hortense et de Louis Bonaparte, de 1809 à 1811, neveu préféré de l'Empereur
- participation avec Corvisart et Yvan à une « unité médicale d'urgence » aux Tuileries le jour de la signature de l'acte de dissolution du mariage entre Joséphine et Napoléon le 15 décembre 1809. L'Empereur craint que l'Impératrice ne fasse un malaise, ce qui arriva !
- désignation, avec le chirurgien par quartier Vareillaud, comme responsable du service de santé de la nouvelle impératrice, à mettre sur pied en quatre jours avant l'arrivée de Marie-Louise fin février 1810
- avis sollicité pour la nomination du Médecin ordinaire de la nouvelle impératrice en 1811
- membre de la commission de salubrité avec J.-J. Leroux pour endiguer l'épidémie de typhus qui débute dans l'est du pays lors de la campagne de France et qui tue environ 2000 malades en début d'année 1814.

Plusieurs de ces missions justifient des précisions décrites dans des paragraphes distincts dans les pages suivantes.

Hallé : un besoin d'indépendance

Bien que très proche de l'Empereur à plusieurs occasions, Jean-Noël ne profite jamais de ses entretiens pour tenter d'obtenir un avantage pour lui ou ses amis contrairement à bien d'autres. Son poste privilégié n'entrave aucunement son esprit d'indépendance.

« Hallé était trop bien élevé pour jamais s'oublier, mais, tout en conservant une exquise politesse et une parfaite urbanité de langage, il savait, à l'occasion, montrer toute l'indépendance de son esprit et la dignité de son caractère ; il est vrai que les médecins ont cela de particulier qu'ils peuvent

garder leur franc-parler jusque dans les plus hautes régions ; Hallé appliquait un rituel lorsqu'il parlait avec l'empereur :
« Je ne m'avise jamais d'aller sur son terrain ; mais lorsqu'il vient me faire la guerre sur le mien, je sais me défendre, et je ne crains pas de lui répondre » [Dubois].

Précisons que Jean-Noël a quinze ans de plus que le chef d'État.

Hallé fait allusion aux discussions que Napoléon aime engager sur le peu de certitude de la médecine et le charlatanisme des médecins.
Un jour, attaqué vivement sur ce point, Hallé ne se défend pas avec moins de vigueur :

> « -Bah ! répliqua l'empereur, vous autres médecins, vous êtes tous un peu charlatan !
> Aussi bien avec le frère qu'avec la sœur [Elisa], Hallé savait garder son franc-parler. Napoléon aimait à engager avec lui des discussions sur le peu de certitude de la médecine. Un jour même, il alla jusqu'à lui dire :
> -Votre art est conjectural, dangereux surtout, il peut coûter la vie à ceux sur qui on l'exerce.
> -Oh ! Sire répartit Hallé, permettez-moi de vous dire qu'il est un art plus glorieux, sans doute, mais plus dangereux que le nôtre et qu'on ne devrait exercer qu'avec bien plus de ménagements. »[159]

L'Empereur jugea prudent de ne pas pousser la discussion.

Malgré quelques controverses, Napoléon confie à son Médecin ordinaire de nombreuses missions officielles déjà évoquées et qui ne l'empêchent pas de poursuivre ses travaux en laboratoire, de continuer à enseigner dans des institutions prestigieuses et par-dessus tout de ne pas abandonner sa vocation première de consultant auprès des malades de toute condition.

Reconnaissances impériales

Malgré les paroles blessantes, évoquées précédemment, prononcées par Napoléon à Sainte-Hélène sur Hallé, plusieurs actes témoignent de sa reconnaissance.
A l'évidence, l'Empereur récompense plus le savant, le membre de l'Institut, le professeur de la faculté de Paris et du Collège de France, que le médecin consultant pourtant recherché et apprécié par Joséphine et les hôtes des Tuileries. Ses récompenses s'adressent moins à son Médecin ordinaire, bien que toujours apprécié comme interlocuteur sur les sujets qui le passionnent comme l'anatomie et le fonctionnement des organes !

Légion d'honneur

Depuis 1791, toutes les décorations ont été supprimées par la Convention. Malgré de nombreuses oppositions, Bonaparte décide de créer le 19 mai 1802 l'0rdre de la Légion d'honneur.

Le Premier consul signe la loi le 29 mai et nomme le premier Grand Chancelier le 14 août 1803, un civil, B.-G. de Lacepède.

C'est avec des hochets qu'on mène les hommes, aurait-il dit, ajoutant « *Les Français ne sont pas changés par dix ans de révolution. Ils sont ce qu'étaient les Gaulois, fiers et légers. Il faut donc donner un aliment à ce sentiment* ».

Il aurait prononcé ces mots, fin avril ou début mai, devant Cambacérès et Roederer (ou devant son chef d'État-major Berthier ?), qui s'inquiètent de cette création contre-révolutionnaire.

Napoléon la destine à tous les citoyens, civils et militaires, comme récompense de leurs actes, leur savoir ou leur talent, qui contribuent à défendre les principes de la Révolution et à propager le rayonnement de la France.

Mille noms figurent sur les premières promotions signées avant le 18 décembre 1803 répartis dans quatre grades : Légionnaire, Officier, Commandant et Grand Officier.

Dès la première promotion, Napoléon veut, selon ses propres mots, décorer « ses soldats et ses savants ». Les maréchaux d'Empire (Berthier, Soult, Ney, Murat, Lannes…) et les vétérans des campagnes révolutionnaires côtoient ainsi des personnalités civiles, à savoir des hauts fonctionnaires, des magistrats (Brillat-Savarin), des médecins (Corvisart), des industriels (Conté, Oberkampf, Delessert, Ternaux, Lieven-Bauwens), des scientifiques (Cuvier, Monge, Montgolfier), des artistes (David, Gros, Gérard, Houdon), des architectes (Fontaine et Peyre), des dignitaires de l'Église, des musiciens, des hommes de lettres, ainsi qu'un certain nombre de héros plus ou moins obscurs.

Hallé fait partie de la première promotion des civils comme plusieurs de ses amis tels que Lacepède, Jussieu, Berthollet, Geoffroy Saint-Hilaire, Cuvier, Lalande, Cassini, Méchain et quelques autres.

Jean-Noël reçoit la Légion d'honneur en sa qualité de savant mais aussi comme tous les membres de la Maison médicale de l'Empereur.

La première distribution des aigles, après le *Senatus consulte* du 18 mai 1804 proclamant Napoléon « Empereur des Français », s'effectue en la chapelle Saint-Louis-des-Invalides. Le jour choisi, le 14 juillet en commémoration de la prise de la Bastille tombant un samedi, on fixe la cérémonie au

dimanche 15, afin de permettre au peuple de Paris d'assister au défilé des troupes et au passage du cortège impérial.
Louis Bonaparte remet à son auguste frère le grand cordon de la Légion d'honneur qui l'enlève aussitôt pour en revêtir le cardinal Caprara, le légat du Pape. Sous les acclamations pour ce geste inattendu, la remise des croix commence. Napoléon remet ensuite leur étoile aux Légionnaires présentés par le Grand Chancelier en se servant des deux grands bassins placés à côté du trône, l'un en argent contenant les croix de chevaliers, l'autre en or les Croix d'officiers. Un des premiers décorés est le comte de Rochambeau, puis les cardinaux Fesch et Caprara. Les récipiendaires se présentent les uns derrière les autres devant l'empereur qui épingle lui-même les insignes en disant à chacun quelques mots.
Nous ignorons ce qu'il dit à Hallé.

Anoblissement. Le Chevalier Hallé ?

Un décret du 1er mars 1808 précise les titres, les droits et les obligations attachés à la noblesse d'Empire ainsi que les modalités de transmission aux futures générations. Quelques membres du corps médical bénéficient d'un anoblissement sous l'Empire, parmi eux, une majorité de militaires.
On ne trouve que dix barons nommés entre 1808 et 1813.

- Corvisart Jean Nicolas, le 12.12.1808
- Boyer Alexis, le 31.01.1810
- Larrey Dominique Jean, le 31.01.1810
- Desgenettes (Dufriche) René Nicolas, le 31.05.1810
- Yvan Alexandre Urbain (1765-1839), le 31.07.1810
- Marchant Nicolas Damase, le 11.10.1810
- Percy Pierre François, le 14.10.1810
- Heurteloup Guillaume, le 16.10.1810
- Dubois Antoine, le 23.04.1812
- Lallemand François Antoine, le 19.06.1813

A l'évidence, tous les membres du service de santé ne figurent pas dans ce décret. Cependant le point 11 du décret concerne Hallé : *Les membres de la Légion d'honneur, et ceux qui, à l'avenir, obtiendront cette distinction, porteront le titre du chevalier.* A-t-il été chevalier de la noblesse d'Empire ? Difficile de répondre à cette question avec précision.

Pour certains auteurs, Jean-Noël a bien reçu le titre de chevalier impérial, ce que suggère le décret.
- D'après le travail de recherche et de compilation de G. Raton dans le bottin mondain, félicité par Jean Tulard,[160] Hallé reçoit le titre de chevalier d'Empire : « *Hallé, Jean Noël* 02.01.1754 Paris - 11.02.1822 Paris. Premier

Médecin de l'Empereur. Chevalier de l'Empire - Lettres patentes 03.12.1809 » Notons que Hallé n'a jamais été Premier Médecin mais Médecin ordinaire ! Une erreur d'interprétation ?

- Dans l'ouvrage sur la noblesse impériale de J.-F. Zieseniss[161]: « Les écrivains et les artistes, les savants et les médecins (civils) sont très peu nombreux. Citons Monge, Chaptal, Volney, Volta, Cabanis, Berthollet (comtes, sénateurs), Fontanes (comte président du Corps Législatif), Corvisart, Antoine-Isaac Silvestre de Sacy (1758-1838/barons tirés des corps savants), Vivant Denon (baron président de Collège électoral), David, Houdon, Cuvier et Hallé (chevaliers Légionnaires) » par le décret impérial du 8 décembre 1809. Il s'agit en fait d'un titre de Chevalier en tant que récipiendaire de la Légion d'honneur expliqué précédemment.
Il faut constater que seulement trois médecins de la Maison médicale impériale obtiennent plus tard le titre de comte (Corvisart, Boyer et Yvan) alors que Jean-Noël, un des cinq membres principaux de cette Maison reste Chevalier.

Pour d'autres spécialistes, Hallé n'a pas appartenu à la noblesse impériale.
- Grâce aux travaux de Madame le Docteur C. Lobryeau, « on sait que ce dernier [Pinel] a reçu la Légion d'honneur pour fait médical ainsi que les médecins Hallé, Bourdier et Lepreux, appartenant au même service de la Maison mais non anoblis ».[162]

En réalité, il semble que Jean-Noël, prévu dans les listes pour intégrer la noblesse d'Empire, a négligé ou refusé délibérément de se plier au protocole obligatoire pour obtenir les lettres patentes. Rappelons que Jean-Noël, déjà titulaire d'un titre de Chevalier comme premier héritier mâle de son père anobli par Louis XVI, qu'il vénère, estime que ce titre « royal » lui suffit. Pour lui, demander la distinction impériale aurait équivalu à une sorte d'engagement politique inutile qui l'oblige à prononcer un serment de fidélité « *à l'"Empereur et à sa dynastie* » ce qu'il préfère éviter.
De surcroît le serment doit être prononcé dans le cabinet de l'Empereur devant plusieurs dignitaires, au cours d'une cérémonie jugée alors un peu ridicule, pendant laquelle l'impétrant doit exécuter en s'avançant en effectuant certaines courbettes rituelles à apprendre, et se retirer à reculons au risque de tomber. Probablement pour éviter ce cérémonial sans intérêt pour lui, Hallé se dispense d'engager les formalités d'obtention des lettres

patentes indispensables à la reconnaissance officielle de son titre accordé par décret. Par voie de conséquence, l'affaire n'a pas de suite.
Napoléon ignore dans un premier temps l'absence de démarche du médecin et l'administration doit prendre ce silence pour un retard ou un oubli. Il ne découvrit que beaucoup plus tard la décision d'Hallé, sans contrariété apparente.
Malgré cela, tous les courriers officiels et certains rapports adressés à Hallé portent le titre de Chevalier. Même le portrait exécuté par Hullin Boischevallier, présenté en couverture de ce livre, porte la mention de « Chevalier Hallé » dans son intitulé.

Ceci confirme que sous le régime impérial, tous les membres de la Légion d'honneur portent le titre de Chevalier sans pour cela appartenir obligatoirement à la noblesse d'Empire.

Une livrée armoriée

Corvisart toujours avide de reconnaissance, et inspiré par le statut du Premier médecin du Roi de France, obtient de l'empereur le 27 juillet 1806 le droit de porter une livrée armoriée.
« Non satisfait de cette décision, le Premier médecin écrivit le 4 décembre 1811 à l'Intendant général pour lui demander d'étendre ce privilège au Premier Chirurgien, aux médecin et chirurgien ordinaires et au Premier Pharmacien. »[163]
Il n'est pas certain que Jean-Noël Hallé apprécie ce nouveau privilège.

Rémunérations pendant la période impériale

D'après l'historien J.-F. Lemaire[164], le Premier Médecin Corvisart reçoit 30000 francs par an, le Premier Chirurgien Boyer 15000F, le Chirurgien ordinaire Yvan 12000F. Les quatre médecins par quartier, sous les ordres de Corvisart, reçoivent 8000F chacun mais doivent suivre l'Empereur en campagne.

Jean-Noël Hallé perçoit comme Médecin ordinaire 15000F par an, qu'il continue à recevoir même s'il ne se présente que rarement aux Tuileries après le signe affectueux du souverain peu apprécié ! Au début de l'Empire, cette somme représente presque le traitement d'un général de division ou les émoluments d'un archevêque, d'un inspecteur général des Ponts et Chaussées ou d'un chef de division.

Grâce aux travaux de la Fondation Napoléon, sur le site de sa bibliothèque numérique napoléonienne, *Napoléonica*, le détail de la gestion économique

de l'école de Paris en 1803 permet de mieux comprendre son fonctionnement interne et d'évaluer les rémunérations.
Hallé reçoit 6855 francs de rétribution pour l'année 1803-1804, comme tous les professeurs, puis pendant l'empire 10000F comme professeur à la nouvelle faculté de médecine, 10000F comme remplaçant de Corvisart au Collège de France, 1500F comme membre de l'Institut et 250 F en tant que Chevalier de la Légion d'honneur.
Bien que le consultant ne se montre guère exigeant pour le règlement de ses honoraires au cours de toute sa carrière, il peut se faire rémunérer à hauteur de 13 ou 14 francs par consultation. Par comparaison, Corvisart demande jusqu'à 20 francs, Portal 12, un médecin de bonne réputation autour de 5 et un médecin de quartier entre l à 2 francs. Un ouvrier à Paris gagne entre 1,5 et 4 F par jour.

Ajoutons enfin qu'il hérite, avec sa sœur, des biens de ses parents à la mort de sa mère le 17 mars 1807 et que son épouse reçoit à son mariage une certaine fortune.
Pour rapporter à la monnaie actuelle les différents chiffres cités ici, il faut retenir que le franc or de Napoléon correspond à environ 1,20 euro. Bien sûr, le coût de la vie à l'époque est moitié moins élevé que celui d'aujourd'hui.

Rappelons que pour Napoléon, il faut gagner 3000 F pour être admis en société, 4000 pour être considéré, 6000 pour être honoré et 10000 ou 12000F pour être riche.

Au total, Hallé fait partie des médecins les plus riches, d'autant plus que ses rémunérations augmentent par la suite. Il reçoit également quelques droits d'auteur de ses ouvrages édités.
Hallé fait donc partie des notables aisés. Comme le précise Madeline, il mène cependant une vie simple, jamais ostentatoire, préférant consacrer aux autres une bonne partie de ce qu'il possède. Son train de vie relativement modeste étonne le célèbre médecin autrichien Joseph Frank, conseiller aulique de l'Empereur François d'Autriche, qu'il reçoit avec tous les honneurs à Paris en 1804, en tant que membre de l'élite du corps médical français.

Grâce à ses gains confortables, Jean-Noël décide de satisfaire son souhait de posséder une propriété à la campagne. Il aime la nature et espère ainsi trouver un lieu de détente et de repos. Le 14 mai 1808, il achète pour la somme de 108 000 francs aux héritiers Bernard le domaine du « Grand Mesnil » à Châtres en Seine et Marne. Cette acquisition comprend une

grande maison de construction ancienne, à laquelle s'intègrent les bâtiments d'une ferme importante. Des bois entourent les terres de culture. Hallé complète cette acquisition peu de temps après par l'achat d'une deuxième ferme voisine du nom de « Renouilleux ».
L'ensemble représente 197 hectares de terre et 129 hectares de bois. Cette propriété, à cinq heures de voiture de son domicile parisien, représente sans nul doute sa seule véritable source d'évasion.
La propriété devient la maison familiale de ses descendants pendant plusieurs générations avant d'être démembrée, à la fin du siècle dernier, puis très réduite en superficie à la suite de plusieurs partages.
Actuellement plus aucun membre des descendants de la famille Hallé n'occupe la moindre partie de cette ferme depuis quelques années.

Membre du Collège Impérial

Fondé en 1530 par François Ier, le Collège royal a pour ambition d'enseigner « le savoir en train de se constituer dans tous les domaines des lettres, des sciences ou des arts ». Il allie recherche et enseignement de haut niveau. L'italien Guido Guidi, Premier Médecin du roi François Ier devient le Premier lecteur en médecine du Collège royal en 1542.
La première chaire de médecine apparaît bien plus tard en 1769, année de naissance de Napoléon. Le chimiste Louis Lefèvre-Gineau administre le Collège de 1800 à 1823 qui devient impérial à partir de 1804. Napoléon le nomme en 1808 Inspecteur général de l'université et Baron d'Empire.

Élection de Jean-Noël Hallé

Tous les professeurs du Collège de France n'accèdent au poste de titulaire d'une chaire qu'après leur élection par leurs pairs, en fonction de leurs travaux. Le titre lui confère un rayonnement particulier dans sa discipline, en France et à l'étranger.

En 1796, J.-N. Corvisart y obtient la chaire de médecine par un arrêté du Ministre de l'intérieur du 6 mars 1796. Très occupé par ses fonctions gouvernementales à partir du Consulat, il se fait souvent remplacer par son ami Hallé. Le 21 décembre 1804, Corvisart, dépassé par ses nombreuses activités impériales, « adresse sa démission de professeur au Collège de France. Réunis en assemblée générale quelques jours plus tard, les membres de la vieille institution avaient décidé, à l'imitation de leurs collègues de l'École de Médecine, de rétablir en sa faveur le titre de professeur honoraire et demandé à la section de médecine de l'Académie des Sciences de leur présenter le candidat de leur choix. »[165]

Une lettre impériale du 20 janvier 1805 nomme Corvisart professeur honoraire de la chaire de médecine.

Jean-Nicolas souhaite transmettre sa chaire à Jean-Noël qui l'occupe déjà en intérim. D'après les statuts, la nomination de tout professeur doit passer par une élection.

Jean-Noël devient officiellement *professeur au Collège impérial*[166] le 25 janvier 1805.

Hallé obtient la chaire de médecine dans la classe des sciences mathématiques, le 28 janvier 1805, devant Pinel, Alibert, Petit-Radel et Récamier. Le décret de nomination, signé par Napoléon le 13 février 1805, paraît le 28 février. Jean-Noël va conserver son poste jusqu'à sa mort en 1822.

Lors de son cours, il remarque très vite et apprécie un étudiant venant de sa Bretagne et aurait déclaré à ses collègues que cet élève « s'il continue à travailler comme il travaille, deviendra le Premier Médecin de l'Europe ». Cette réflexion montre son excellent sens d'analyse.

Plus tard, il va tout faire pour favoriser l'ascension de cet élève aux plus hautes fonctions, il s'agit de Théophile Laennec.

Jean-Noël ne se doute pas que son élève va lui succéder à sa mort en 1822.

Professeur au Collège de France

Le cours de Jean-Noël porte sur le thème médical traditionnel : « Fièvre. Coaques d'Hippocrate ».[167]

« Érudit avec choix et avec critique, M. Hallé, qui ne calomnia point son siècle, et chercha toujours à marcher avec lui, explique les anciens avec les lumières des modernes, et jamais on ne les présenta de manière à les rendre plus respectables. » [Desgenettes]

« Son érudition se montrait encore avec plus d'éclat dans ses leçons au Collège de France, où il avait saisi, en quelque sorte, l'autre face de la médecine, celle qui considère l'économie dans ses altérations intimes, et qui se voit presque toujours obligée de renoncer à la plupart des considérations physiques. Il y avait pris pour sujet l'Histoire de l'expérience en médecine, depuis les premiers monuments écrits de l'art, et il commençait ce cours par l'interprétation des œuvres d'Hippocrate, non qu'il voulût les présenter pédantesquement, avec tant de modernes qui les connaissent assez mal, comme des recueils d'oracles infaillibles et auxquels il n'y aurait rien à ajouter ni à retrancher… » [Cuvier].

« L'enseignement de la médecine au Collège de France n'était plus ce qu'il avait été dans les premiers temps de cette institution… Le cours que professait M. Hallé était à la fois un cours de philologie, d'histoire, de morale et de haute philosophie. Helléniste profond, érudit sagace et ingénieux, il trouvait des explications heureuses aux passages les plus obscurs des écrivains de cette époque ; il y montrait l'observation, faible d'abord et incertaine, portant sur des faits mal étudiés et incomplets, puis sur des faits plus nombreux et mieux décrits, puis sur des faits rapprochés, comparés et susceptibles de donner lieu à des déductions lumineuses » [Dubois].

Cependant, comme pour ses cours à la faculté, son enseignement dans cette institution fait ressentir le même défaut d'un excès d'érudition.

Son style « se ressent de cette exubérance de faits et de pensées ; il est clair et correct ; on y remarque cette touche de simplicité mâle, de dignité sans affectation et sans emphase, propres à de graves objets ; mais ce style souvent prolixe, redondant, fatigue l'attention ». [Dupont M, p. 325]

Cuvier confirme cette critique : « Néanmoins ce que son débit avait de pénible était racheté par ce que sa doctrine avait de profond, peut-être même était-ce cette profondeur, cette science vaste, ces faces multipliées par lesquelles il envisageait les objets, qui contribuaient à rendre ses leçons moins agréables au commun des jeunes gens. »

Dans les archives du Collège de France, on y trouve plusieurs photocopies de documents conservés par la famille et transmis en particulier par Mademoiselle Hallé, membre du laboratoire de neurophysiologie en 1975. Parmi ses documents :

- Extrait du registre d'expériences d'Hallé, sept pages des 4 prairial au 22 thermidor an 13, (24 mai au 10 août 1805).
- Analyse sur quatre pages de la liqueur d'un charlatan remise à M. Loyeux par M. Hallé.
- Rapport sur six pages fait à la classe des sciences mathématiques et physiques de l'Institut national, par les citoyens Hallé et Biot, sur les expériences du physicien italien Giovanni Aldini, neveu de Luigi Galvani dont il édita le traité sur l'électricité musculaire en 1791.
- Discours d'Hallé à la séance publique de la faculté de médecine de Paris pour l'ouverture des cours, du 4 novembre 1815 (cf. Ci-dessous).
- Documents du Dr Jean Hallé, descendant de Jean-Noël, sur « La cour de la Princesse Elisa à Lucques » ; 14 pages datées du 20 novembre 1948.
- Texte de Jacques Decourt, *In memoriam* Jean Hallé, 2 pages, 1952.

Soutien de l'école de cires anatomiques

L'Empereur Napoléon Ier envisage dès ses premières années de règne à redonner vie à une nouvelle faculté de médecine.

Une discipline l'intéresse particulièrement, et personnellement, l'anatomie. Dès qu'il se trouve en contact avec un de ses médecins, il aime poser des questions sur la santé de la population, s'informer sur le fonctionnement du corps humain et certains de ses organes et surtout il s'intéresse avec intérêt à l'anatomie humaine.

Persuadé qu'une bonne connaissance de l'anatomie est indispensable à l'art de guérir, Napoléon cherche un moyen pour faciliter l'apprentissage de cette matière qu'il affectionne particulièrement et éviter le pillage de cadavres dans les cimetières.

D'autres avant lui, comme le médecin militaire Desgenettes, y ont pensé.

Réflexions de Desgenettes

En France, René Nicolas Desgenettes, médecin de l'armée de la République en Italie, publie dans le Journal de médecine, chirurgie et pharmacie, en deux parties l'une en juin, l'autre en juillet 1793, des « Réflexions générales sur l'utilité de l'anatomie artificielle ; et en particulier sur la collection de Florence, et la nécessité d'en former de semblables en France ».

Quelques semaines plus tard, il écrit dans un autre journal, les « Observations sur la physique, sur l'histoire naturelle et sur les arts » :

Un « citoyen François de concert et avec l'agrément du ministre de la République en Toscane, vient de proposer au Gouvernement de se procurer une copie de la collection d'anatomie artificielle du cabinet de physique et d'histoire naturelle de Florence, pour être déposée au sein de la capitale et destinée à l'instruction publique ».[168]

Desgenettes met en avant sa propre « connaissance très exacte de cette immense et précieuse collection » ainsi qu'une « longue étude de l'anatomie », pour indiquer qu'il est en mesure de « discuter cette proposition avec quelqu'avantage pour le bien de [s]on pays. »[169]

Création de l'école de Rouen

En France en 1806, l'Empereur qui travaille avec Fourcroy à l'élaboration d'une Université impériale le questionne sur l'opportunité de créer une école de cires anatomiques. Le problème a été soulevé par le Sénateur Chaptal qui cherche quelles mesures à adopter pour prévenir l'enlèvement nocturne des cadavres dans les cimetières et cependant assurer les moyens de s'en procurer pour l'enseignement.

Fourcroy interroge à son tour Thouret sur cette proposition, qui, lui, se tourne vers Chaussier, Duméril, Leclerc, Lepreux et Hallé.

Tous les médecins consultés font à l'Empereur une réponse enthousiaste dès le 8 mai 1806 ce qui enclin Napoléon à signer, à Saint-Cloud, le 29 mai un décret créant à Rouen une école destinée à l'enseignement de l'art des préparations anatomiques modelées en cire.

On charge le chirurgien et anatomiste Laumonier, de surcroît, beau-frère de Thouret, de diriger cette école avec un revenu de 6000F par an. Sa mission consiste à exécuter :

1. Des séries de pièces d'anatomie humaine les plus délicates et les plus compliquées pour l'usage des Écoles de médecine.
2. Les pièces d'anatomie comparée nécessaires à la collection du Museum d'histoire naturelle.
3. Les pièces représentant les cas pathologiques les plus rares qu'il pourrait être utile de placer dans les écoles et dans les principaux hôpitaux civils et militaires pour la pratique des grandes opérations de la chirurgie.
4. Celles qu'il conviendrait de réunir pour la démonstration des cours d'accouchement dans les chefs-lieux de département et pour les examens d'anatomie aux officiers de santé.
5. Celles qui pourraient être destinées à donner des notions élémentaires de la structure des parties du corps humain dans les établissements d'instruction publique.

L'école ouvre le 1er janvier 1807 et, quoique prévue pour six élèves par session, elle n'accueille qu'un nombre réduit d'étudiants. Parmi eux, trois étudiants atteindront une certaine renommée : les anatomistes Hippolyte et Jules Cloquet, ainsi que le chirurgien A.-C. Flaubert, père du romancier.

Malheureusement Laumonier s'avère mauvais gestionnaire et son beau-frère Thouret principal recruteur pour l'école meurt en 1810 ce qui met fin de l'intérêt de Napoléon pour cette innovation.
Le musée d'Orfila à Paris jusqu'en 2011, le muséum de Rouen et surtout le musée de la faculté de médecine de Montpellier conservent toujours plusieurs de ces pièces anatomiques créées par l'École de Rouen.

Institut National et Impérial

Grâce au rôle attribué à l'Institut par le général Bonaparte lors de son expédition d'Égypte en 1798, ses membres adhèrent naturellement au coup d'État de Brumaire, d'autant plus que le héros du jour appartient à leur institution. D'ailleurs, le Premier Consul affiche fièrement son appartenance comme « membre de l'Institut » dès son élection en 1797 à la place du Directeur Carnot.
Deux jours après sa nomination à la tête de l'état, le 12 novembre 1799, il assiste à une séance et ses confrères, avec un ensemble touchant, prêtent le serment exigé par le nouveau régime.

D'éminents savants comme Monge et Berthollet, anciens d'Égypte, chantent ses louanges. Cabanis membre de la seconde classe de l'Institut, réservée aux sciences morales et politiques, rédige le soir du 19 brumaire la proclamation justifiant le changement de régime.

Organisation et membres de l'Institut

Au début du Consulat, l'Institut national des Sciences et des Arts comporte toujours trois classes divisées chacune en plusieurs sections :
- la classe des sciences physiques et mathématiques, compte deux présidents, un pour les sciences physiques, un pour les sciences mathématiques et se divise en 10 sections.
- la classe des sciences morales et politiques comporte 6 sections.
- la classe de littérature et des beaux-arts a 8 sections.

Dans la classe des sciences morales, Garat va jusqu'à dire que Bonaparte « est un philosophe qui, par hasard, s'est cru obligé de gagner quelques batailles. »
D'après l'Almanach national de France de l'an 9 (1800/1801),[170] Bonaparte est toujours « dans la classe des sciences physiques et mathématiques, dans la section d'Arts Mécaniques avec Monge, Périer, Prony, Berthoud et Carnot ; Hallé, dans la section Médecine & Chirurgie avec Desessartz, Portal, Pelletan, Sabatier et Lassus. »

Le Consul Bonaparte modifie l'organisation

Les idéologues ne redoutent pas « la dictature qui s'annonce aussitôt après le coup d'État… ils y voyaient une dictature de salut public à la romaine… Au pire, ils attendaient un despotisme éclairé par les lumières de l'idéologie. Leur illusion fut vite dissipée. Bonaparte entendait gouverner seul ».[171]
Il semble que Benjamin Constant, qui n'appartient pas à l'Institut, avertisse précocement Sieyès des ambitions personnelles de Bonaparte. Le Tribunat servant de tribune aux idéologues opposants, Bonaparte l'en écarte ainsi que Daunou, Ginguené, Chénier, Garat et quelques autres à la faveur du premier renouvellement, véritable épuration menée en 1802. Pour le premier Consul, ils sont douze ou quinze et se croient un parti.
Après quelques mois, les idéologues et les philosophes imbus des Lumières, membres de la seconde classe, participent aux premiers ennuis internes du nouveau chef d'État.
Pour Jean Tulard, la fronde commence après la signature du Concordat avec le Pape le 15 juillet 1801, sans consultation préalable des membres de l'Institut.

Plusieurs idéologues s'insurgent devant l'autorité grandissante du souverain qui ne peut pas les museler comme au Tribunat. Bonaparte décide de supprimer la classe des sciences morales et politiques par l'arrêté des Consuls du 24 janvier 1803 qui n'exclut pas les anciens membres de cette classe mais leur demande de se répartir dans les nouvelles classes en fonction de leurs travaux. Certains continuent « à être couverts d'honneurs : Sieyès, Cabanis, Destut de Tracy, Garat et Volney deviennent sénateurs avec un traitement de 25000F, Légion d'honneur et titre de comte ».

L'ancienne deuxième classe des sciences morales et politiques disparaît et la troisième se trouve divisée en trois nouvelles classes ce qui va donner naissance à quatre classes au total :

1- Classe des sciences physiques et mathématiques divisée en onze sections. Napoléon et Hallé siègent toujours dans cette classe.
2- Classe de langue et littérature française, composée de 40 membres.
3- Classe d'histoire et littérature ancienne, composée de 40 membres et de huit associés étrangers.
4- Classe des beaux-arts.

Autre changement à la demande de l'Empereur : l'Institut initialement installé au Louvre occupe à partir de 1805 l'ancienne construction ordonnée par Jules Mazarin en 1661, de l'autre côté de la Seine, transformée en « École centrale des Quatre-Nations » en 1796 puis fermée en 1802. A. Vaudoyer transforme la chapelle en salle de séance pour les académies, occupant toujours la même fonction actuellement.

Élections à l'Institut

Au cours de la période impériale, de nouveaux membres intègrent la prestigieuse Académie. L'anatomiste G. Cuvier, entré en 1796, devient secrétaire perpétuel pour les sciences physiques en 1803.

De nouvelles personnalités

Parmi les membres élus pendant la période napoléonienne, une mention particulière pour le graveur et écrivain Dominique Vivant Denon, entré en 1803 ; il étudie le dessin à Chalon-sur-Saône puis entre à Paris dans l'atelier de Noël Hallé auteur, au pastel, d'un portrait de Vivant Denon dans sa jeunesse qui a lui-même peint le portrait de son professeur. Sous Napoléon, il devient le directeur général des musées et s'illustre dans l'organisation du fameux musée du Louvre. À ce titre, on le considère aujourd'hui comme un grand précurseur de la muséologie, de l'histoire de l'art et de l'égyptologie.

Voici quelques français élus :

Le sculpteur J.-A. Houdon en 1805 ; le peintre d'histoire, portraitiste et illustrateur néo-classique F. Gérard, élu le 7 mars 1812 ; J.-L. David, A. Gros, C. Vernet, le musicien J.-F. Lesueur après 1805 ; le peintre F.-A. Vincent considéré comme le concurrent principal de David, professeur de dessin à l'école polytechnique.

Il existe aussi des associés étrangers : J. Haydn qui devient membre en 1801 ; A. Canova en 1802 ; l'archéologue d'origine italienne, E.Q. Visconti nommé à la classe des beaux-arts en 1803 puis à la classe d'histoire et de littérature ancienne en 1804 ; le graveur et peintre floral d'origine néerlandaise Gérard van Spaendonck que Napoléon décore de la Légion d'honneur en 1804 et anoblit l'année suivante, le musicien florentin Luigi Cherubini après 1805 et d'autres membres plus ou moins connus.

Hallé, Président élu de l'Institut

Comme nous l'avons déjà évoqué, Jean-Noël entre à l'Institut par cooptation avec seize autres nouveaux membres lors de la troisième séance de l'Institut dès le 9 décembre 1795.

Il faut remarquer que pour une fois, Hallé devance Corvisart dans une institution.

Au décès du chirurgien P. Lassus le 16 mars 1807, les membres de l'Institut procèdent à une nouvelle élection.

Contre toute attente, ils n'élisent pas le Premier Médecin de l'Empereur mais Percy qui, fier et honoré, aborde deux fois le sujet dans ses Mémoires :

« J'apprends par MM. Husson et Dupuytren que le 5 de ce mois [avril 1807] l'Institut m'a nommé à la place vacante par la mort de M. Lassus. MM. Heurteloup, Larrey, Deschamps, Boyer (Premier Chirurgien de l'Empereur), Dubois, Dufouart, Thouret, Corvisart et Leclerc ayant été sur la liste, on nous a ballottés, M. Corvisart et moi : j'ai eu trente-six voix et mon compétiteur, dix-neuf ».

Percy rappelle à nouveau sa nomination quelques pages plus loin, lors d'un échange verbal avec l'Empereur, en réponse à ses questions :

« - Il y a longtemps que vous êtes de l'Institut ?

- Sire, j'en étais membre non-résident depuis sa création. A la mort de M. Lassus, la classe, après d'assez longs débats entre la section de médecine et celle de chirurgie, m'a fait l'honneur de me nommer résident ou titulaire. J'étais absent et, par conséquent, très innocent dans cette lutte ; aussi, à mon arrivée à Paris, j'ai demandé pardon de la préférence qu'on m'a accordée à M. Corvisart, mon honorable ami et Premier Médecin de Votre Majesté.

- Oh ! Corvisart, dans aucun cas, ne pouvait passer avant vous ; l'Institut vous a rendu justice. »[172]

Ce dialogue rappelle que Napoléon préfère sans conteste les médecins militaires aux civils et surtout Percy à tous les autres chirurgiens !

En 1812, les membres élisent Jean-Noël Hallé Vice-Président de la section de médecine et de chirurgie, dans la 1ère classe.
Selon la tradition, il devient Président de cette section l'année suivante. Comme toujours, il prend à cœur toutes ses fonctions et participe activement aux nombreuses activités de l'Institut.

Actions d'Hallé à l'Institut

Les membres de toutes les classes multiplient leurs travaux mais les mémoires et communications de Tenon, Lassus, Desessartz et Hallé représentent 42% des pages imprimées par l'Institut.
Pourtant, de nombreux savants et artistes y travaillent régulièrement. Chaque membre participe à différentes séances. Leurs travaux consistent à donner leur avis d'expert scientifique sur des sujets en rapport avec leur section.

Pour Hallé, les dossiers concernent bien sûr la médecine.
Les archives de l'Académie des Sciences conservent les procès-verbaux de 1795 à 1855 réunis dans un ouvrage publié par l'imprimerie nationale en 1979 et intitulé *Tables générales alphabétiques.* On y trouve aux pages 313 à 315, toutes les séances auxquelles Hallé a participé ; la liste occupe deux pages et demi, chaque page correspondant à environ deux cents séances ! Résumer les presque *cinq cents séances* qui impliquent Hallé semble utopique et surtout indigeste pour un lecteur. Pour illustrer son travail d'académicien, voici cinq exemples caractéristiques de ses devoirs.

- **Examen de *Mémoires.***

En 1801, l'institut charge les commissaires Hallé, Desessartz, Toulongeon, Réveillere-Lepeaux, Leblond et Camus d'examiner des mémoires envoyés au concours proposé par le gouvernement sur les questions relatives aux *cérémonies funérailles* et aux lieux de sépultures. Un rapport signé de Desessartz (rapporteur), Hallé, Camus AG, Toulongeon F-É d'Emskerque contient le jugement porté par les membres de l'Institut et la proclamation du prix, remporté par Mulot et Duval.

- **Analyse de rapports**.

Extrait de la page 314, concernant l'item *fièvre jaune à Marseille*, dossier présenté à la séance le 26 mars 1804 en présence de Jean-Noël. L'Institut

doit se prononcer sur un soupçon d'importation d'une maladie contagieuse.
« En se résumant, la section de médecine, de l'Institut national des Sciences et Arts, estime :
1° Que les rapports envoyés par les médecins de Marseille sur la maladie et la mort de Causier Henry Schultz, capitaine commandant le brigantin suédois l'*Amitié*, ne fournissent point de lumières suffisantes pour connaître et caractériser la véritable nature de l'épidémie qui s'est manifestée à Malaga.
2° Qu'il en résulte seulement que la maladie de ce capitaine a beaucoup d'analogie avec la fièvre jaune d'Amérique.
3° Que sans preuves les médecins de Marseille ont prononcé que ce capitaine avait contracté sa maladie à Alicante. D'où il suivrait que la fièvre dite jaune de Malaga, d'Alicante et par conséquent d'Amérique, est essentiellement contagieuse, opinion démontrée fausse et reconnue comme fausse par ceux qui l'ont vue et traitée dans plusieurs épidémies.
Signé à la minute : Hallé, Pelletan, Lassus, Sabatier, DesEssartz.
La Classe approuve le rapport et en adopte les conclusions. »

L'introduction d'une fièvre jaune épidémique sur le territoire français aurait eu des conséquences désastreuses et imposées des mesures préventives drastiques. Les médecins basent leur conclusion de non-contagion sur le fait qu'aucun marin du bateau n'a attrapé la maladie.

Grâce à cet exemple, nous comprenons aisément le rôle important joué par Hallé au sein de l'Institut et la masse impressionnante d'écrits qu'il a publiés et souvent présentés oralement à ses collègues.

- **Attribution de missions.**

D'après le compte-rendu du lundi 28 janvier 1805, au cours de cette séance de travail, Hallé est cité deux fois (page 176) :
« Le Président ouvre la séance à trois heures du soir. Le procès-verbal de la précédente séance est lu. La rédaction en est adoptée. La Classe reçoit les ouvrages suivants :
- Projet de règlement sur *l'enseignement et l'exercice de l'art de guérir* en France, par J.C.F. Caron. M. Hallé en rendra un compte verbal…

- La section de médecine présente, pour la place vacante au Collège de France par la démission de M. Corvisart, les cinq candidats suivants : MM. Hallé, Pinel, d'Alibert, Petit-Radel et Récamier ». Jean-Noël sera l'heureux élu, selon le souhait de son ami le Premier médecin.

- **Visite de correspondant.**
Une lettre datée du 17 mai 1806, Hallé donne à Huzard, membre de l'Institut, des nouvelles de son séjour à Lyon et particulièrement des visites qu'il a faites chez la famille de son correspondant M. Hénon, trouvé alité. Il lui raconte avoir également visité l'Hôpital qui lui a paru « bien, mais pas tout-à-fait ».
Le Jardin botanique ne l'a point enchanté par sa tenue, « quoique bien exposé ».[173]

- **Représentation aux funérailles d'un membre.**
Le 25 février 1806, meurt Collin d'Harleville de la classe de la langue et de la littérature françaises. En exécution de l'arrêté pris lors de sa séance du 15 décembre 1798, un membre de l'Institut assiste aux funérailles du dramaturge comme représentant à chaque décès d'un membre de son Institut.
Au lieu de la sépulture, et en l'absence du Secrétaire perpétuel, F.-G.-J.-S. Andrieux*, membre de la même classe, prononce un discours dans lequel il évoque le rôle de Jean-Noël :
« Après la mort de Doublet**, M. Hallé, notre confrère de l'Institut, voulut bien donner des soins à Collin ; et, dans les commencements, il le regardait seulement comme étant d'une santé délicate et faible, mais il ne le croyait pas atteint d'une maladie mortelle. Il vint enfin une époque où le mal avait fait de tels progrès, qu'on ne garda plus qu'à peine l'espérance de la guérir ; Collin s'affaiblissait, dépérissait de jour en jour. Ce fut, j'en suis persuadé, dans l'idée que sa fin n'était pas éloignée, qu'il recueillit ses ouvrages, et qu'il en donna lui-même l'édition ».

*Andrieux a publié plusieurs éditions des *Œuvres complètes de Collin d'Harleville* dont une nouvelle, ornée de douze gravures et précédée d'une notice sur sa vie.

** Le docteur François Doublet de Chartres est devenu un des professeurs de la faculté de médecine de Paris et membre de la SRM ; il a bénéficié des soins de Jean-Noël Hallé avant de mourir.

Hallé et la petite-vérole

Jean-Noël va beaucoup contribuer à la lutte contre la petite vérole et à la diffusion de la « variolisation ». La petite-vérole ou variole (*smallpox* en anglais), pathologie infectieuse d'origine virale, se comporte comme une maladie très contagieuse voire épidémique.

En France au début du XIXe siècle, la variole tue 50 000 à 80 000 personnes par an, ce qui représente entre un tiers et la moitié des porteurs du virus selon les régions et les périodes. Les survivants gardent souvent des cicatrices cutanées persistantes.
Grâce à la vaccination, la maladie a bénéficié d'une éradication mondiale annoncée officiellement en décembre 1979 par le rapport final de la Commission mondiale pour la Certification de l'éradication de la variole à Genève.

La découverte de Jenner

Tout commence par les observations d'un membre de la *Royal Society* britannique, Edward Jenner (1749-1823). Il constate qu'une maladie du bétail voisine de la variole, le *cow-pox*, transmissible à l'homme ne provoque chez lui que des lésions cutanées bénignes et une protection contre la maladie létale. Après une vingtaine d'années de travaux, le 14 mai 1796, Jenner décide d'inoculer par scarification le jeune James Phipps avec une pustule « bovine » prélevée sur la fermière, Sarah Nelmes, atteinte de *cow-pox*. Le jeune garçon présente des pustules varioliques, survit à cette « expérimentation » et acquiert une protection.
Le mot *vaccination* vient du nom de la « variole des vaches », la vaccine, elle-même dérivée du latin *vacca* qui signifie « vache ».
En septembre 1798, Jenner publie ses travaux, reproduits avec les mêmes conclusions dans de nombreux pays.
Le succès de cette variolisation va donner naissance à la vaccination et la publication anglaise « eut un impact mondial aussi bien médical que social. Pour un modeste ouvrage imprimé à compte d'auteur, ce fut un énorme succès.
En un an, la nouvelle se répandit dans le monde occidental et en peu d'années, dans le monde entier. »[174]

Les débuts de la vaccination en France

Le 19 janvier 1800, l'École de médecine de Paris nomme des commissaires chargés, avec l'aide de membres d'une commission de l'Institut, d'expérimenter ensemble un fluide-vaccinal rapporté d'Angleterre par le médecin genevois Louis-Théodore-Frédéric Colladon. La première tentative effectuée par Pinel à La Salpêtrière échoue. F.A.F. de La Rochefoucauld, duc de Liancourt, initié aux méthodes britanniques de variolisation, crée la « société des souscripteurs pour l'inoculation de la vaccine » en mars 1800, dans le but de réunir des fonds destinés à expérimenter la découverte de Jenner sur un grand nombre de sujets.

Hallé ainsi que plusieurs personnalités influentes apportent rapidement leur soutien : les Consuls Lebrun et Bonaparte, Lucien Bonaparte, Talleyrand, Fouché, Roederer, Thouret, Carnot, Frochot, Moreau de la Sarthe, Duchanoy, Corvisart, Guillotin, Pinel, Thouret et bien d'autres. Doussin-Dubreuil, Husson, Le Roux, Parfait, Pinel, Salmade et le duc de la Rochefoucauld restent membres du Comité central de vaccine, de 1800 à 1822, pendant toute son activité.

Le 11 mai 1800, les signataires de la souscription se réunissent et décident que la maison offerte par le sieur Colon à Vaugirard devienne le siège des expériences suivies par un comité médical pour l'inoculation de la vaccine. Les premières tentatives parisiennes échouent.

Le docteur Aubert, présent à Londres, parvient à convaincre le docteur Woodville de se rendre à Paris afin d'enseigner aux Français la méthode correcte d'inoculation. En chemin, Woodville passe par Boulogne-sur-Mer où il fait la connaissance du docteur T.M. Nowell d'origine anglaise. Le 18 juin 1800, les deux médecins effectuent alors avec succès les premières vaccinations en France contre la variole sur trois petites filles. En souvenir, on procède à l'inauguration d'une statue de Jenner, au pied des fortifications de la vieille ville, le 11 septembre 1865.
Woodville arrive à Paris le 26 juillet, mais les vaccinations échouent le fluide vaccinal étant devenu inactif au cours du voyage. Il décide de prendre du fluide sur des enfants vaccinés à Boulogne et réussit ainsi plus de cent cinquante vaccinations avec la « matière de Boulogne ».
Le comité central de l'inoculation de la vaccine diffuse les résultats, encourage la création d'instituts et remet son premier rapport au préfet de la Seine Frochot, le 25 janvier 1801, qui accorde rapidement, par arrêté préfectoral du 7 février, l'ouverture d'un hospice d'inoculation dans l'ancienne maison du Saint-Esprit. Dès le 5 avril, d'autres centres s'ouvrent au public : celui de la Salpêtrière dirigé par Pinel, la maison des orphelins par Mongenot, médecin de l'hôpital des Enfants malades et de l'hôpital de madame Necker, la Pitié et l'hôpital des Enfants malades confiés à J.-F.-N. Jadelot et le Prytanée au docteur Marin…
Grâce à l'intervention de Joséphine Bonaparte, Guillotin obtient une rencontre avec le Premier Consul le 23 octobre 1803, ce qui lui permet de lui remettre un rapport sur les moyens à mettre en œuvre pour mieux répandre la vaccination en France. A l'époque, plus de 80% de la population, notamment rurale, reste non vaccinée. Un autre rapport, aux conclusions identiques, émane de l'Institut sur le même sujet à la suite des travaux confiés à Portal, Fourcroy et Huzard.

Rôle essentiel du docteur Husson

Certaines villes comme Reims victime d'une épidémie en septembre 1800 ouvrent plusieurs centres d'inoculation. Dans cette ville, le docteur Henri Marie Husson, secrétaire du comité, va s'investir dans la propagation de la vaccine, la grande œuvre de sa vie et la source de son principal ouvrage intitulé *Recherches historiques et médicales sur la vaccine*, texte publié à Paris, par Gabon, en 1801. Quelques années plus tard, Husson occupe un poste de médecin consultant de Louis-Philippe qui le fait officier de la Légion d'honneur pour ses services aux soldats malades du typhus à la Pitié. Il devient membre de l'Académie royale de médecine puis président de cette Académie en 1839.

Pour donner suite aux différents rapports du comité, Bonaparte charge Chaptal d'organiser la vaccination dans tout le pays. Le 4 avril 1804, le ministre de l'Intérieur fonde dans un premier temps la Société pour l'extinction de la petite vérole en France par la propagation de la vaccine. La gestion en est confiée à un nouveau Comité Central de Vaccine présidé par Guillotin assisté d'Husson comme secrétaire et composé de quelques savants de l'Institut et de hauts fonctionnaires du conseil général des Hospices. Il comporte 16 membres au total dont Hallé, Corvisart, Fourcroy, Pinel, Thouret, Chaptal, Leroux, Cuvier, Berthollet, Benjamin Delessert, Frochot, Germain de Lacépède, La Rochefoucauld-Liancourt... Ce comité ne disposant d'aucun moyen financier au commencement, l'organisation ne reposant que sur des bonnes volontés.

Il faut attendre 1809 pour qu'un décret impérial sur la vaccine lui alloue une somme chaque année afin d'organiser la vaccination à l'échelle départementale, de payer les vaccinateurs, le plus souvent des officiers de santé, d'acheter la fourniture nécessaire et d'installer 25 sites de stockage et de conservation du vaccin. Chaptal fait imprimer le mémoire rédigé par le comité et charge des libraires, dépositaires dans 25 grandes villes de France et quelques villes d'Europe, d'en assurer la diffusion.

Husson va jouer un rôle essentiel dans cette lutte contre la variole pendant la période napoléonienne. Il rédige l'article « *vaccine* » dans le Dictionnaire des sciences médicales de C.L.F. Panckoucke :

« Tous les établissements d'instruction publique, les hôpitaux, les grandes manufactures et ateliers, les enfants trouvés envoyés dans les campagnes, les élèves sages-femmes formées à l'école pratique des accouchements de Paris, les jurys de médecine, les sœurs de la charité, les ministres des divers cultes, concoururent sur tous les points de la France à y naturaliser la vaccine ».

L'État prend en charge le docteur Husson après sa nomination comme médecin titulaire du dispensaire rue de la Bûcherie, en face de l'ancienne école de médecine. Le docteur Ribes le rejoint en tant que chirurgien titulaire.
Husson vaccine pendant vingt ans, deux fois par semaine, tout en continuant activement son travail de secrétaire de la société savante.
En 1806, il obtient un poste de médecin de l'Hôtel-Dieu puis celui de médecin du lycée impérial en 1809, le futur célèbre lycée Louis-le-Grand.
Napoléon décerne à Husson le titre de Chevalier dans l'Ordre impérial de la Réunion en 1811, fondé nouvellement le 11 octobre.
En huit ans, en France, on va pratiquer 2,5 millions d'inoculations de vaccine. Grâce à cette organisation, le nombre annuel de cas de variole passe d'un million à moins de 100 000.

Hallé expert de l'Institut pour la Variolisation

Jean-Noël joue également un rôle de premier plan dans l'histoire de la diffusion de la vaccine. Esprit très attentif aux découvertes de ses collègues, comme ceux de Laennec plus tard, aidé par sa bonne connaissance des langues étrangères, admiratif des toutes récentes découvertes de Jenner, il en vérifie l'exactitude, se laisse convaincre et préconise rapidement la diffusion de la vaccine.
Il milite activement dès la formation du premier comité contre la variole en mars 1800. La même année, il rédige un premier rapport pour l'Institut sur l'état des lieux de la mise en place de la variolisation et sur la méthode pour se préserver de la petite-vérole par l'inoculation de la vaccine.

Un premier rapport d'Hallé à la gloire de Jenner

Les premiers essais de Jenner datant de 1796, on met en application ses travaux en France, moins de 4 ans après, le 19 janvier 1800.

Hallé est nommé en 1802 président de la Commission de l'Institut chargée d'étudier cette nouvelle approche de la variole en l'associant avec des commissaires nommés par l'École de médecine de Paris comme A. Aubert auteur d'un rapport sur la vaccine en 1801. Leur mission : expérimenter le fluide-vaccinal, rapporté d'Angleterre par Colladon.
Jean-Noël rappelle aussi que « la France doit d'abord des témoignages éclatants de sa reconnaissance, à Woodville, qui, pendant les fureurs de la guerre, est venu reproduire au milieu de nous le germe de la vaccine échappé de nos mains. » [Dubois]

Le 14 mars 1803, Hallé lit devant les membres de l'Institut un premier rapport sur les effets immédiats, les conséquences et la propriété

préservative de la vaccine. Il en profite pour glorifier Jenner, n'hésitant pas à célébrer la gloire du pays qui a donné le jour à un si grand homme. Précisons sur le plan historique que la France et Angleterre reprennent les hostilités le 18 mai 1803 en dépit de la paix d'Amiens signée en mars 1802 ! Ce rapport de 40 pages rédigé au nom de la classe des sciences, mathématiques et physiques, se trouve dans le tome 5 de ses Mémoires de 1803 et s'intitule : « Pour l'examen de la méthode de préserver de la petite vérole par l'inoculation de la vaccine. »[175]
Il porte la signature de Portal, Fourcroy, Huzard et Hallé.

Des attaques en règle de ses confrères

Comme l'un des signataires de ce rapport, Hallé commence à avoir des ennuis, sans aucun rapport avec la tension entre la France et l'Angleterre. Plusieurs de ses confrères multiplient les critiques contre la découverte de la vaccine. À partir de ce premier rapport, des opposants publient de nombreux articles visant à dénoncer les dangers de la technique, véritables mémoires dont la passion n'est pas exempte de caricatures et satires contre Jenner et les inoculateurs. Cette attitude semble étonnante lorsque l'on sait que plusieurs médecins en France et à l'étranger pratiquaient déjà l'inoculation de la variole connue depuis le milieu du XVIIIe siècle. Les chinois l'ont pratiquée depuis un temps immémorial ; ils inoculaient le sérum d'une variole légère, opération risquée mais suivie le plus souvent d'accidents légers et surtout d'une immunisation contre la maladie. Toutefois, rien d'étonnant lorsque l'on observe ce qui se passe actuellement dans notre pays avec la vaccination contre la Covid ; autres temps, même meurs !
En fait, cette méthode séduit la partie dite éclairée de la société française, en dehors de la famille royale française qui refuse de s'y soumettre bien qu'elle ait éprouvé la fin tragique de Louis XV.
Seuls les opposants au Roi, les hommes d'avant-garde, la famille d'Orléans en tête, acceptent ce type d'inoculation qui devient un moyen de marquer son opposition à la branche aînée des Bourbons.
En réaction, Hallé décide de rédiger son propre Mémoire sur la vaccine, soutenu et édité par l'Académie des Sciences en 1804. De son côté, Guillotin reçoit l'appui de Parmentier et impose de mai 1805 jusqu'en 1813, l'obligation de l'inoculation contre la variole autant chez les civils que chez les soldats de la Grande Armée. En pratique, la vaccination a du mal à se faire accepter chez les militaires pendant les campagnes napoléoniennes malgré les efforts de Larrey.
L'Institut fait aussi imprimer dans le tome 8 de la première classe un mémoire sur l'*Histoire de plusieurs vaccinations,* faites-en 1806 à Lucques, au

milieu d'une épidémie variolique, basé sur le travail réalisé par Hallé auprès de la princesse Elisa.

Un deuxième rapport plus objectif

« Des contre-épreuves de variolisation furent effectuées sur certains vaccinés et permirent de conclure à l'efficacité de la nouvelle méthode. On testa même la matière varioleuse (c'est-à-dire le virus de la petite vérole lui-même) ayant servi aux contre-épreuves sur deux enfants qui n'avaient pas encore contracté cette maladie. On les variolisa. Le bon exemple de personnes distinguées créa une saine émulation. Les citoyens Sabatier, Huzard, De Jussieu et Hallé, membres de l'Institut, firent vacciner leurs propres enfants. Ces exemples mémorables portèrent rapidement la conviction dans les familles : ils servirent à répandre la pratique de la nouvelle inoculation… » [176]

Cependant, le dossier réuni contre la variolisation prend de l'importance et provoque la crainte chez certains. Hallé, avec un esprit critique et une impartialité digne d'un vrai savant, décide au bout de douze ans d'expérience de reprendre tous les faits, de remonter aux sources, de diligenter des enquêtes vraiment complètes, sans jamais blesser personne. Il s'attelle fermement et avec détermination à remettre les choses au point. Jean-Noël « d'une humeur assez douce, facile à vivre, son argumentation était pourtant hardie, foudroyante, sa réplique ferme, quelquefois mordante ».[177]

Un soutien exceptionnel va faciliter la diffusion de la vaccine : Napoléon fait vacciner son fils le 11 mai 1811. Il charge Husson de cette lourde tâche et le praticien devient ainsi le Médecin vaccinateur des Enfants de France.

Le docteur Duchanoy, membre du comité central de la vaccine profite de cette occasion pour répandre le bienfait de l'inoculation :
« Tout l'Empire sait aujourd'hui que Sa Majesté l'Empereur et Roi a adopté, pour son auguste fils, le Roi de Rome, la salutaire méthode de la vaccine. L'exemple, comme père et comme souverain, qu'il vient de donner de sa confiance dans un procédé que le comité central a, depuis onze ans, répandu dans toute la France, doit enfin dissiper les doutes, forcer la conviction et assurer le succès de la vaccine… »[178]

Hallé publie un *second rapport* pour l'Institut qui établit un constat sur l'accomplissement de la vaccine sur le sol français. Désigné rapporteur, il le lit devant la classe des sciences physiques et mathématiques le 17 août

1812 : « Exposition des faits recueillis jusqu'à présent concernant les effets de la vaccination et examen des objections qu'on a faites en différents temps et que quelques personnes font encore contre cette pratique »[179] ; rédigé par MM. Berthollet, Percy et Hallé [éloge Dubois].
La Classe l'approuve et arrête son impression avec l'insertion des 12 feuillets du texte d'Hallé, dans les mémoires, imprimés par Firmin Didot à Paris[180].

Ce rapport répond à six questions :
1/ La fièvre et l'éruption générale qui suivent l'inoculation de la petite-vérole, et qui n'ont pas lieu de même après la vaccine, constituent-elles cependant une dépuration nécessaire, dont l'absence peut donner lieu à des conséquences dangereuses ?

2/ Les faits observés démontrent-ils que le vaccin, introduit dans le corps, soit de nature à produire des maladies éruptives, ou des accidents qu'on doit attribuer à la difficulté, à l'imperfection des éruptions, ou à leur défaut ?

3/ Le virus introduit par la vaccination est-il de nature à produire immédiatement, c'est-à-dire, pendant le développement des effets naturels de la vaccine, des accidents mortels ?

4/ Le virus introduit par la vaccination est-il de nature, même après l'opération heureusement terminée, à donner naissance à des maladies consécutives plus ou moins graves, et dont l'issue peut être funeste ?

5/ Si l'inoculation de la petite-vérole a eu l'avantage de favoriser quelquefois la guérison de certaines maladies chroniques, cet avantage lui est-il particulier, et doit-il lui assurer une préférence distinguée sur la vaccination ?

6/ Dans quelle mesure la faculté préservative de la vaccine est-elle assurée, comparativement avec l'avantage semblable qui résulté et de la petite-vérole naturelle et de la petite-vérole inoculée ? Quelles conséquences dérivent respectivement de cette propriété, considérée dans l'un ou l'autre virus ?

Pour répondre à chacune de ces questions, Jean-Noël expose des arguments vérifiés et contrôlables reposant le plus souvent sur des

publications scientifiques parues dans des revues de haut niveau de plusieurs pays grâce à ses connaissances en langues étrangères.
Après ce second rapport de l'Institut toutes les objections tombent. Dans sa majorité, le corps médical adopte ses conclusions, rapidement suivi par le public français.

Nous pouvons affirmer que par ses actions en faveur de la vaccination Jean-Noël Hallé a été l'un des pionniers de la *médecine préventive.*

Un auteur fécond

Pendant toute la durée du règne de Napoléon, Hallé rédige un nombre impressionnant de publications. Certes, il ne publie aucune découverte majeure mais plusieurs de ses décisions inaugurent une pratique médicale plus moderne et la plupart d'entre elles améliorent le bien-être des Français. Certains de ses écrits ont été évoqués précédemment comme ses réflexions sur les fièvres, la goutte, l'anémie ou la petite-vérole, mais d'autres pas encore.

En voici quelques exemples, dans un ordre chronologique.
1799. Après un premier Mémoire publié qui s'intitule *La distinction des tempéramens*, Hallé écrit sur les Observations fondamentales d'après lesquelles peut être établie la distinction des tempéraments.
Ce thème des tempéraments occupe une place importante dans le plan de son cours sur l'hygiène à l'école puis à la faculté de médecine.

La notion de tempérament date de l'antiquité. Selon Hippocrate, les maladies reposent sur l'altération des humeurs et les tempéraments résultent de la réaction entre l'organisme et le milieu ambiant. Le médecin grec identifie quatre tempéraments : bilieux, atrabilaire, sanguin et lymphatique ; l'atrabilaire désigne l'individu disposé à l'abattement, la tristesse, la méfiance et la critique, terme remplacé au XXe siècle par « nerveux ».
Ces quatre tempéraments fondamentaux reposent sur quatre humeurs la bile, l'atrabile, le sang et la pituite. Cette théorie humérale des tempéraments, complétée par un autre médecin grec Claude Galien au début de notre ère, va s'imposer dans la compréhension des maladies et orienter les réponses thérapeutiques en associant saignée, vomitif, purgatif, diurétique, sangsues et autres procédés.

Le principe de base des premiers remèdes consiste à chasser du corps les mauvaises humeurs par toutes les voies naturelles possibles.

Hallé s'éloigne des théories hippocratiques. Il estime que la nutrition et l'hygiène influencent les tempéraments de façon plus significative que l'environnement. En résumé, il distingue les tempéraments généraux qui affectent tout l'organisme et les tempéraments partiels qui perturbent un seul des organes essentiels à la vie. Joseph Briand publie en 1828 un *Manuel complet d'hygiène ou Traité des moyens de conserver sa santé,*[181] contenant des extraits des meilleurs ouvrages publiés jusqu'à ce jour, et rédigés selon la doctrine du Professeur Hallé.

À partir de 1800, Jean-Noël se charge d'une nouvelle édition du livre de son confrère T. de Bordeu : « Recherches anatomiques sur la position des glandes et sur leur action, Paris, Quillau, 1751. Nouvelle édition augmentée de réflexions destinées aux jeunes élèves qui liront cet ouvrage, Paris, Brosson… An 8 ».
Bordeu philosophe, médecin de la comtesse du Barry et ami de Diderot, a influencé les vues philosophiques sur la *sensibilité* par ses recherches sur le rôle du système nerveux, l'importance des fibres et la hiérarchie fonctionnelle des organes. Il a rédigé un article pour l'Encyclopédie de Diderot et a fondé avec Barthez, l'école vitaliste, également appelé la doctrine médicale de l'École de Montpellier.
On lui doit aussi des découvertes anatomiques sur les glandes et sur la structure des tissus, utilisée par Bichat.

Également dans le domaine de la médecine pratique, on est redevable à Hallé des écrits sur l'utilité des *eaux minérales* pour la guérison des écrouelles (abcès de ganglions), sur la nécessité de consulter le *pouls* et d'en distinguer les espèces ainsi que sur les avantages de l'inoculation.

En 1808, des journaux annoncent la parution, sous le titre *Hygiène, ou l'art de conserver la santé,* d'un ouvrage rédigé d'après les principes de l'Encyclopédie où l'on trouve l'analyse des leçons du savant M. Hallé… par une société de médecins mais d'un auteur anonyme, à Paris, chez Albert. D'après le médecin aliéniste A.-L. Bayle, Jean-Noël émet un avis défavorable et il refuse de reconnaître ce traité d'après ses leçons « recueillies avec assez de négligence ».[182]

En revanche, mais d'après le même auteur, également en 1808, Hallé participe à la publication d'une « Observation sur une perforation de l'œsophage coïncidant avec plusieurs autres lésions organiques », dans le Journal de médecine, chirurgie et pharmacie, tome 20, cahier de février 1808 ainsi que dans la Bibliothèque médicale.

De 1809 à 1813, Jean-Noël décide d'éditer à Paris, chez Allut imprimeur-libraire, les œuvres complètes du docteur Samuel Auguste André David *Tissot* (1728-1797) en 11 volumes. Dans le tome premier, des pages 12 à 14, Hallé commence par un précis historique sur la vie de l'auteur.
Chaque volume s'accompagne des propres notes d'analyse de Jean-Noël. Le médecin suisse Tissot a connu de son vivant une notoriété extraordinaire. Sollicité pour consulter de nombreuses personnalités européennes de haut rang, notamment le roi de Pologne, le prince-électeur de Hanovre, sa Majesté britannique, il compte parmi les membres de la société royale de Londres, de l'académie de Bâle et quelques autres.

Petite anecdote napoléonienne : Le jeune officier d'artillerie Napoléon Buonaparte, âgé de 18 ans, n'hésite pas à solliciter une consultation par écrit, le 1er avril 1787, auprès du docteur Tissot pour soulager son grand-oncle l'archidiacre Lucien, goutteux ; malgré une lettre pleine de détails médicaux bien décrits, il ne recevra jamais de réponse ayant omis de joindre un billet à sa demande ![183]
On attribue à Tissot la réputation d'être *le médecin des princes et le prince des médecins*. A. Carlino et A. Wenger publient en 2007 chez Droz, un ouvrage intitulé *Littérature et médecine : approches et perspectives (XVIe-XIXe siècle)*. Les auteurs brossent une analyse sur le travail d'Hallé : « Études sur les relations entre littérature et médecine à l'époque moderne, sur la formation d'un discours médical, la rhétorique des traités et manuels de médecine, la maladie et la médecine dans les œuvres de fiction, etc. Le précis historique sur la vie de l'auteur par Hallé présente l'intérêt de situer le travail de Tissot par rapport à cette écriture « charitable ».

On divise les ouvrages de M. Tissot, en ceux que l'auteur destine à éclairer les gens du monde sur leur principal intérêt, la conservation de leur santé, et ceux écrits pour les hommes instruits, sur des matières qui exigent des connaissances plus approfondies en médecine. Parmi les premiers, on trouve l'*Avis au Peuple*, le *Traité des maladies des gens du monde*, le *Traité sur la santé des gens de lettres*, et celui de l'*Onanisme*, à quoi l'on peut joindre aussi la dissertation intitulée : *l'Inoculation justifiée…* » Ses travaux, notamment sur l'onanisme et ses études sur l'épilepsie ont contribué à sa célébrité.

Entre-temps, Jean-Noël Hallé publie d'autres articles importants.
En 1812, il rédige avec son élève Nysten un texte intitulé « *air atmosphérique* », dans le Dictionnaire des sciences médicales, pour une société de médecins et de chirurgiens (tome I, p. 225-285).

Rappelons qu'Hallé avait collaboré avec le célèbre chimiste Lavoisier qui s'intéressait à l'oxygène et à l'air que nous respirons.

En fait Hallé insère plusieurs articles savants d'abord dans l'Encyclopédie, et quelques-uns ensuite dans le Dictionnaire des Sciences médicales, tels que les articles sur différents items déjà évoqués : Air, Aliments, Bains, Eau, Hygiène, Matière de l'Hygiène...
Sur l'entrée Percepta, Leroux écrit dans son éloge : « Cet article est un de ceux qui attestent le plus profond savoir de l'auteur, la finesse de son esprit, et la justesse de son jugement dans l'analyse si délicate des influences réciproques du physique sur le moral, et du moral sur le physique... Pour tous les articles, très nombreux et très longs qu'il a rédigés seul, ainsi que ceux pour lesquels il s'est fait aider par MM. Nysten et Thillaye fils, et qui ont été insérés dans le Dictionnaire des sciences médicales, il ne s'est jamais réservé le moindre prix de ces travaux ; il l'a constamment abandonné à ses deux jeunes confrères. Cet acte de désintéressement m'a été communiqué par M. Thillaye, et confirmé par M. Panckoucke ».

En 1813 paraît une nouvelle édition du *Codex* des médicaments ou référence de la Pharmacopée française. A la suite des découvertes de Lavoisier et des chimistes de la fin du XVIIIe siècle, Fourcroy introduit dans la loi du 11 avril 1803, la nécessité de réviser le *Codex* de 1748, l'édition était épuisée depuis longtemps sous l'empire.
Hallé participe activement aux travaux sur le *Codex* nubile. Il décide même d'éditer lui-même, en grande partie, le premier volume du nouveau *Codex medicamentarius* (cf. Page 187).

PARTIE IV
Fin de carrière sous la Restauration

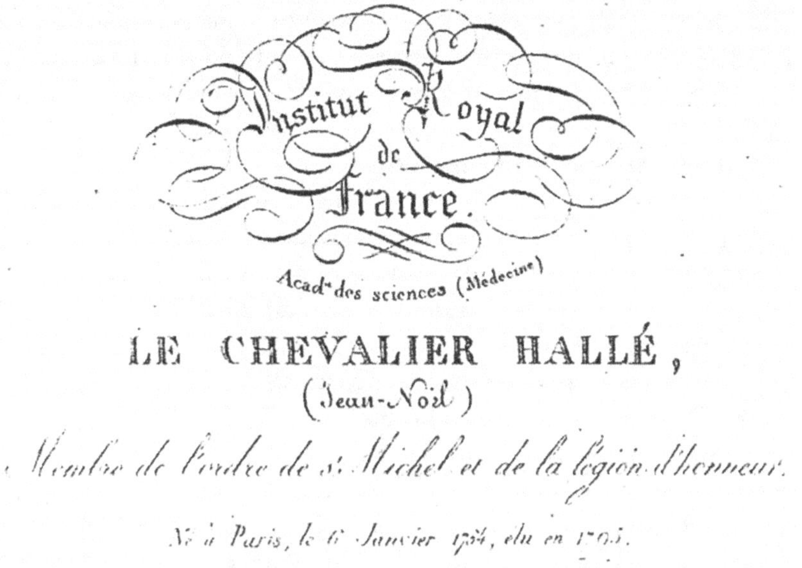

Le 20 avril 1814, l'Empereur fait ses « Adieux de Fontainebleau » à la Garde impériale et prend la route pour l'île d'Elbe. Début mai, un Bourbon entre à Paris et marque le retour de la royauté en la personne du comte de Provence sous le nom de Louis XVIII *le Désiré* (1755-1824), petit-fils de Louis XV, frère de Louis XVI et du comte d'Artois. Dès le début, le roi souhaite se rallier les notables de l'Empire par une ordonnance en date du 8 octobre 1814 qui accorde aux titulaires de la Légion d'honneur un « titre personnel » de Chevalier, à condition qu'ils disposent d'un revenu de 3000 francs provenant de terres françaises.

Hallé, légionnaire depuis des années, entre dans cette catégorie des « ayants droit » grâce à sa propriété briarde acquise en 1809. Il ne cache pas sa satisfaction de retrouver un roi à la tête de l'État français. Sa situation familiale et professionnelle ne subit aucun changement. Il continue ses travaux au sein des sociétés savantes qui changent de nom mais ne modifient pas leur rôle dans la transformation vers une médecine plus moderne. Il reste membre éminent de l'Institut devenu Royal, l'immuable professeur à la faculté de médecine et au Collège de France, l'animateur ou le correspondant de la plupart des sociétés savantes de France et de l'étranger.

Un consultant toujours très apprécié

Malgré toutes ses fonctions, Jean-Noël Hallé continue son irremplaçable travail de consultant du Tout-Paris. Sa grande expérience médico-scientifique, lui permet de développer un incomparable « coup d'œil médical », un impressionnant regard clinique qui, jusqu'au dernier tiers du XXe siècle, demeure l'essence même de la médecine française.

Un médecin proche de ses patients

Dans une lettre amicale du 20 avril 1814, Jean-Noël indique qu'il n'a pas été inquiété par le changement de régime politique, qu'il a continué ses consultations et ses cours. Il exprime nettement sa satisfaction de connaître la fin de la période révolutionnaire et des guerres napoléoniennes.
« A mademoiselle Sophie Germain, chez monsieur Mauriceau au Mans de la Sarthe. Mademoiselle et bien bonne amie,
C'est à onze jours de la date que j'ai reçu votre lettre datée de Chartres, et ce lieu que je ne rapportais pas à la direction de votre voyage, et la similitude de nom, me la faisait rapporter à une autre personne.
J'ai reçu il y a six ou sept jours celles que vous datez du vendredi saint. Ainsi tous nos dangers étaient écoulés depuis longtemps lorsque je recevais l'expression de vos aimables sollicitudes pour moi et les miens... Vous savez tout le bonheur que nous avons eu et auquel nous n'avions nullement lieu de nous attendre. Mais, votre amitié n'en est pas moins faîte pour pénétrer mon cœur et pour exciter la reconnaissance de tous les miens. Je n'ai pas réussi, en de pareilles circonstances, quiconque a un poste, a une très bonne raison pour ne pas chercher de refuge, même dans les bras de ses amis. J'aurais bien cherché à mettre en sûreté les miens, mais ils ne voulaient pas se séparer de moi. Au reste, il m'a toujours semblé qu'il y avait une providence pour ceux qui sont où ils doivent être. Au milieu même du tumulte et du bruit des canons du 30*, j'ai été à mes affaires, j'ai vu mes malades, je me suis rendu à mes consultations.
Le 29 j'avais fait ma leçon au petit nombre d'élèves qui s'y sont présentés et je n'ai eu ni peur ni mal, si ce n'est l'émotion inséparable d'un pareil baccanal et l'intérêt dont on est pénétré au milieu des maux de sa patrie.
Nous allons dormir enfin, et les pères et mères ne verront point avec effroi leurs enfants grandir et leur adolescence s'accomplir pour la boucherie.
J'offre tous mes respects à monsieur Germain dont je suis bien content que sa santé n'ait pas souffert et à madame Germain dont l'âme n'est ni formée ni portée de la tranquillité de son mari, de la peur de sa fille, et d'un

peu d'effroi personnel. Si tout est bien maintenant, si votre esprit est à vos idées favorites et se reporte sur vos amis de quoi pourrais-je me plaindre maintenant !

Je n'ai qu'à vous prier d'agréer mes tendres remerciements, l'expression de ma reconnaissance, et des sentiments de l'amitié respectueuse et sincère de votre vieil ami. Le 20 avril 1814. Hallé »

* Hallé évoque la bataille de Paris du 30 mars 1814 qui a opposé l'armée française aux forces européennes alliées contre l'empire de Napoléon. La défaite française marque la fin des opérations militaires de la Campagne de France et elle conduit à la première abdication de Napoléon puis à la Restauration des Bourbons.

Cette lettre figure dans les archives de l'Académie de nationale dc médecine à la suite d'un don de M. Chevassu.

Le doyen Leroux dans son éloge, déclare que « la nature avait comblé M. Hallé de ses dons les plus précieux : esprit, amabilité, bonté, sensibilité, gaîté, tact fin et délicat, caractère égal et ferme, franchise, discrétion, bon cœur et tête fortement organisée, tête de génie. »

Qualités qui expliquent le succès incontestable de Jean-Noël auprès de ses nombreux malades.

« Ceux qu'il soignait devenaient en quelque sorte ses enfants ; c'était un ami, un parent, qu'ils voyaient en lui, bien plus qu'un médecin : quand il ne pouvait les soulager, il détournait leur esprit par d'agréables distractions des idées tristes qui auraient aggravé leur mal » [Cuvier].

« La clientèle de M. Hallé était à la fois étendue et choisie ; c'était un praticien judicieux, sage pardessus tout, mais essentiellement hésitant. *Il savait trop pour ne pas douter.* Esprit vaste et réfléchi, il apercevait à la fois tous les détours et toutes les difficultés d'une question : il aurait voulu tous les sonder et les parcourir avant de se décider. Cette apparente faiblesse avait ainsi sa raison dans les qualités mêmes de son esprit : c'était l'étendue de son savoir et la délicatesse de sa conscience qui amenaient en lui ces perpétuelles fluctuations. Connaissant le fort et le faible de toutes choses, les avantages et les inconvénients, l'utilité et les dangers de toute médication, M. Hallé ne pouvait, comme tant d'autres, se résoudre à conclure » [Dubois].

Hallé innove dans sa pratique en reniant tous les anciens aphorismes, notamment ceux d'Hippocrate qu'il remet en cause et les remplace par des concepts plus modernes. Il croit avant tout au *coup d'œil médical*, au développement progressif d'un regard clinique basé sur l'expérience et les connaissances scientifiques.

Médecin de la famille royale

En mai 1814, le comte d'Artois, cinquième fils du dauphin Louis et de la dauphine née Marie-Josèphe de Saxe, dernier petit-fils de Louis XV et de Marie Leszczynska, sollicite Hallé pour un avis sur un mal qui le touche. Jean-Noël le consulte avec le chirurgien Pierre Guérin. Le comte guérit et va lui témoigner la plus grande attention et la plus haute estime en le prenant comme médecin traitant jusqu'en 1822, année de la mort de Jean-Noël.

Rappelons que le comte succède à ses deux frères, Louis XVI et Louis XVIII, comme roi de France et de Navarre de 1824 à 1830, sous le nom de Charles X, durant la période dite de la Restauration. Il restera le roi de France le plus âgé à son avènement (66 ans) comme à son décès (79 ans).

A la suite de cette consultation, Jean-Noël Hallé devient à nouveau le consultant des aristocrates et des nobles de la cour. L'Almanach Royal de l'année 1816, confirme son rôle dans le service de santé du roi Louis XVIII, du 6 avril 1814 au 20 mars 1815 puis du 8 juillet 1815 à sa mort.

Hallé profite de sa fonction auprès du comte d'Artois, pour recommander son gendre : « Quand M. Hallé, en 1814, eut à organiser le service médical de la maison de Monsieur, depuis Charles X, son premier soin fut de faire nommer Guéneau de Mussy Médecin ordinaire de ce prince, et presque en même temps il l'introduisait en la même qualité dans la maison de la duchesse de Bourbon. » [Dubois, p. 213]

Cette intervention révèle bien que Jean-Noël se sent plus à l'aise avec un roi qu'avec un empereur. Sous Napoléon, il n'est jamais intervenu en faveur d'un proche auprès du souverain.

En septembre 1820, Marie-Caroline de Bourbon-Sicile, duchesse de Berry, épouse de Charles-Ferdinand d'Artois second fils du comte d'Artois, demande à Hallé de l'aider à mettre au monde son futur enfant. Jean-Noël âgé de 66 ans lui conseille de solliciter Antoine Dubois, celui qui a accouché l'impératrice Marie-Louise. Le petit Henri d'Artois voit le jour aux Tuileries le 29 septembre soit près de huit mois après l'assassinat de son père, le duc de Berry.

Il existe aux archives de l'Académie des sciences une lettre de Jean-Noël envoyée, le 3 janvier 1822, à G. Dupuytren, Premier Chirurgien de S.A.R. la duchesse de Berry. Ce dernier n'a apparemment pas apprécié l'intervention de Jean-Noël auprès de la duchesse sur le choix de son accoucheur. Hallé semble très peiné de la réaction de son collègue :

« Mon cher confrère. Votre lettre en me faisant connaître la manière dont vous avez été affecté de la communication que je vous ai faîte de la résolution de Madame la D^{sse} de Berry, et la confidence inattendue qu'elle m'en a faîte, m'a fait de la peine. Vous l'avez interprétée de ma part d'une

façon tout à fait contraire à la vérité. Si votre intention est de vous en éclaircir mieux, et de me juger plus convenablement, vous pouvez en venir causer amicalement avec moi le jour que vous voulez, dans la soirée… » Il assure lui porter « toujours la même affection et la même estime. »[184]
Hallé n'aime pas faire du tort à un confrère ou à n'importe quelle personne de son entourage. A l'évidence, la faute n'était pas intentionnelle.

Protecteur et soutien de Laennec

Laennec étudie la médecine à Nantes, auprès de son oncle puis part à Paris. En 1802, il obtient de grands prix de médecine et de chirurgie et gagne son diplôme de docteur en 1804. Nommé médecin de l'hôpital Necker, en 1816, il y pratique l'auscultation et présente le 29 juin 1818 à l'Académie royale des sciences son « Mémoire sur l'auscultation à l'aide de divers instruments d'acoustique, employés comme moyen d'exploration dans les maladies des viscères thoraciques, et particulièrement dans la phtisie pulmonaire. »[185]
En fait, il s'agit d'une technique décrite par Hippocrate, sujet de sa thèse. L'année suivante, en 1819, il publie le premier des deux tomes, édités à Paris, du résultat de ses recherches, trois ans après son invention du stéthoscope : *De l'auscultation médiate ou Traité du diagnostic des maladies des poumons et du cœur, fondé principalement sur ce nouveau moyen d'exploration.* Comme souvent en France devant une innovation, l'inventeur rencontre un accueil mitigé voire hostile de ses confrères. Une partie de la presse médicale le critique, parlant même de charlatanisme, et multiplie les plaisanteries sur son cylindre.
Hallé soutient ouvertement et avoue publiquement son admiration ainsi que l'écrivain Chateaubriand. L'année suivante, Jean-Noël n'hésite pas à intervenir en faveur du médecin Breton, dans un litige qui l'oppose à Dupuytren. Il s'applique à tout entreprendre pour faire connaître et imposer son protégé.

En 1821, Jean-Noël refuse la proposition de devenir médecin des enfants de la duchesse de Berry, l'assure de son dévouement mais craignant de n'être plus à la hauteur de la tâche, il lui conseille chaleureusement l'ancien élève de Corvisart et de lui-même Laennec.
En fait, Laennec ne revient à Paris qu'en 1822 après un séjour de plus de deux ans dans sa Bretagne, à Ploaré, pour se rétablir d'un épuisement professionnel. Il apprend avec surprise que le roi vient de le nommer médecin de *Madame.* Le Breton, farci de scrupules, refuse le présent de son maître. *Madame* dut se joindre à Hallé et promettre de n'être jamais malade pour le décider à devenir médecin de Cour.

Dans une lettre à S. G. Mgr P.-V. Dombidau de Crouseilhes, évêque de Quimper, Laennec évoque le rôle et l'influence d'Hallé :
« Depuis que je suis ici (à Paris), j'ai été forcé, par mes amis, de me jeter de suite dans l'enseignement de la médecine pratique ; et quoique à part mon service d'hôpital, je ne voie des malades qu'en consultation, je ne laisse pas que d'avoir déjà, en ce genre, autant d'occupations que ma santé m'en permet. M. Hallé, mon ancien maître, vient de m'en donner une nouvelle, qui, tout honorable qu'elle est, ne laisse pas que de me contrarier un peu.
Il m'a fait nommer médecin de S. A. R. Madame la duchesse de Berri, sans m'en rien dire, et sans me donner le temps de consulter mes forces ; il ne m'a laissé que l'alternative d'accepter, ou de lui donner, en refusant, l'apparence de s'être avancé un peu légèrement.
J'ai pris le parti de lui donner preuve de bonne volonté et je suis en fonction. Quoique ma santé se soutienne assez bien jusqu'ici à Paris, je doute cependant qu'elle devienne assez robuste pour me permettre de conserver longtemps cette charge, si elle m'obligeait à beaucoup d'assiduité, ou si elle nuisait beaucoup à mon indépendance. Jusqu'à présent, au reste, je ne puis fonder cette opinion que sur la connaissance que j'ai de moi-même, car Son Altesse Royale m'a témoigné qu'elle désirait que je m'arrangeasse de manière à ce que mon service auprès d'elle ne contrariât pas mes autres occupations. »
La même année, après la mort d'Hallé, Laennec devient aussi professeur à la faculté de médecine de Paris ainsi qu'au Collège de France, en remplacement de son aimable protecteur.
Malheureusement, à nouveau terrassé par la phtisie, il quitte Paris en avril 1826, pour Kerlouarnec où il meurt le 13 août.
On lui doit le stéthoscope, la vulgarisation de l'auscultation médiate et de grands progrès dans la médecine d'observation.

Poursuite de travaux institutionnels

Âgé de 61 ans, Jean-Noël Hallé continue toutes ses activités médicales et scientifiques en particulier à la faculté ainsi que dans les Académies nouvellement créées et les anciennes sociétés savantes encore en activité au cours de la Restauration.

Faculté « royale » de médecine

Sa chaire d'hygiène à la faculté de Paris le passionne toujours autant et il continue ses recherches pour perfectionner son cours et probablement envisager de rédiger enfin l'ouvrage de référence sur ce sujet que tous ses confrères attendent depuis près de dix ans.

Discours de la rentrée en Faculté

Le conseil des professeurs charge le professeur Hallé de prononcer le discours d'ouverture des cours le 4 novembre 1815, en tant que nouveau président de la faculté. La cérémonie se déroule en séance publique présidée par P.-P. Royer-Collard, nouveau directeur de la Commission d'Instruction publique, médecin en chef de l'hospice de Charenton... Quant à Leroux Des Tillets, il occupe toujours le poste de doyen à Paris, de 1810 à 1822.

Voici quelques extraits du discours de Jean-Noël.[186]

- « ...rassurés [les médecins] sur nos futures destinées par le noble caractère, l'esprit juste et droit, l'âme vraiment française d'un Roi dont nous avons été séparés trop long-temps, ayant appris par une expérience de vingt années combien les éléments dont se compose cette institution sont nécessaires à sa perfection, combien leur réunion lui donne de force et d'utilité, combien il serait malheureux qu'on se permît de la diviser et d'en briser les liens, je me propose de vous parler de l'importance de la réunion de toutes les parties de notre art, ainsi que de la culture des sciences et des lettres pour la perfection de la médecine. »

Hallé ne cache pas sa sympathie pour le roi et sa conviction d'associer médecine, sciences et arts.

- « Il est cependant vrai qu'aucun de ceux qui ont mérité le nom de grands chirurgiens n'a été étranger aux autres parties de la médecine... A-t-il été chirurgien ou médecin ? Il a été tout ; et s'il n'eût pas été tout, ses efforts insuffisants et incomplets n'eussent point écarté le danger qui menaçait celui qui se confiait en ses lumières. Mais, osons le dire, une conséquence nécessaire de leur division a été de rendre leur enseignement moins fécond qu'il ne l'est devenu, depuis que les membres les plus distingués de l'une et de l'autre, non plus rivaux, mais noblement émules, et conspirant de concert au même but, ont réuni leurs efforts pour donner aux élèves de nos écoles nouvelles, quelle que put être leur destination, un système d'instruction dans lequel aucune partie essentielle ou utile à la perfection de l'art n'a été mise en oubli. »

Hallé reconnaît que la période révolutionnaire a apporté une nette amélioration dans l'art de guérir en créant un enseignement commun entre la médecine et la chirurgie et l'obtention d'un diplôme unique.

- « combien ne nous paraîtra-t-il pas important d'interroger l'histoire naturelle, la physique, la météorologie, l'optique, l'acoustique, la mécanique, la chimie, et de leur demander quelles lois régissent ces corps qui nous environnent, dont l'existence se mêle à la nôtre, et dont les actions et les révolutions intéressent si fortement notre santé et notre vie ! L'art vétérinaire aussi ne peut-il pas nous fournir des instructions et des exemples. Oui, Messieurs interrogez ces sciences ; mais ne recevez pas leurs réponses sans réserve et sans discernement. Songez toujours sous quelles conditions bien différentes se développent les phénomènes de l'économie animale, et ceux que l'on observe dans l'homme en particulier…C'est dans une connaissance exacte et précise des autres sciences, et dans une juste appréciation de leurs véritables rapports avec la médecine, que vous trouverez le préservatif de ces erreurs, fruits ordinaires d'une instruction superficielle, plus dangereuse à cet égard que l'ignorance. »

Ce passage plaide pour ses propres convictions que l'art de guérir doit s'enrichir de toutes les sciences. Un objectif permanent pour lui.

- « Les lettres sont pour tout ce qui tient au sentiment ce que les mathématiques sont pour toutes les sciences calculables et exactes. Il serait superflu de vous faire sentir maintenant à quel point ces avantages de l'éducation littéraire sont applicables à la médecine ; et la loi dont le Gouvernement a cru nécessaire de suspendre l'effet jusqu'à ce moment, mais qui, dans cette année même, devient obligatoire pour tous, la loi qui ne permet à personne d'entrer dans la carrière médicale sans avoir déjà obtenu le grade de *bachelier ès lettres* vous paraîtra un bienfait important pour l'instruction, et une garantie essentielle pour la société. »

Ici encore, Hallé affirme sa conviction personnelle qu'un bon médecin doit posséder une bonne éducation littéraire en plus de bonnes connaissances scientifiques.

Nous assistons au XXIe siècle à un revirement identique. Depuis la réforme des études médicales du professeur Robert Debré et la création des Centres Hospitalo-Universitaires (CHU) en 1968, nous avons assisté d'après Loïc Vadelorge et collaborateurs à une « médicalisation du certificat préparatoire aux études médicales, c'est-à-dire à un transfert des facultés des sciences aux facultés de Médecine. »[187]

En d'autres termes la propédeutique de la santé devient purement scientifique. Actuellement, les progrès spectaculaires de l'Intelligence Artificielle permettent à des machines de diagnostiquer certaines maladies mieux que le meilleur des spécialistes dans son domaine.

En effet, l'ordinateur conserve en mémoire tous les cas connus et identifiés, même uniques ou inhabituels, rencontrés dans le monde pour toutes les maladies et ces données s'enrichissent, année après année. Pour cette raison, plusieurs professeurs de médecine, membres de l'Académie nationale, pensent qu'à plus ou moins court terme il va falloir modifier en profondeur le cursus des études de médecine et remplacer des matières scientifiques dites fondamentales, comme la chimie ou la physique, par des sciences humaines et des disciplines plutôt littéraires : psychologie, philosophie, droit, notion de bien-être, communication et compassion, etc. Prise en compte du patient et de son environnement.

- « nous osons le dire avec assurance, au milieu même des commotions les plus tumultueuses des orages politiques, lorsque les besoins de nos armées enlevaient à la faculté une partie essentielle de ses coopérateurs, entraînaient comme un torrent une foule de ses élèves, elle a trouvé le moyen de ne laisser vide aucune des parties de l'enseignement qui lui est confié. »

Malgré les guerres napoléoniennes, les professeurs ont continué à former des médecins et des chirurgiens, souvent chargés d'exercer en priorité dans l'armée.

- « Les trompettes de la Renommée ne sonneront pas pour vous, et ne porteront pas vos noms aux extrémités des deux mondes ; car vos conquêtes n'effraieront point les peuples, n'affligeront point les arts, n'ébranleront pas les empires ; mais vous remporterez vos victoires dans les asiles de la douleur ; là votre gloire silencieuse sera dans les larmes essuyées, dans le calme sommeil succédant aux souffrances, dans les regards du malheureux, plein d'espérance à votre approche, dans la consolation des familles affligées. »

Hallé prévient les étudiants que la médecine n'apporte pas la gloire comme celle d'un général, d'un artiste ou d'un chef d'État.

Il termine son discours par cette phrase en latin : *Maluit et mutas agitare inglorius artes* (préférer et sillonner les compétences maculées).

Avant de conclure définitivement la séance, il annonce aux étudiants la suppression des prix et des éloges faits traditionnellement aux meilleurs élèves et aux doctorants. Il leur sera offert « un jeton à l'effigie d'Hippocrate et un ouvrage de médecine d'une valeur déterminée ; leur nom sera proclamé dans cette séance. Le prix fondé par notre collègue M. Corvisart ne sera pas non plus distribué ; mais on annoncera les élèves qui se sont distingués par leur assiduité et leur travail. »

Un intérêt persistant pour l'hygiène

Hallé présente son premier cours de l'année universitaire 1816, le 15 avril, toujours sur le thème de l'hygiène, comme chaque année depuis près de vingt ans. Son enseignement fait preuve d'une érudition rare et il essaye toujours d'obtenir une parfaite compréhension de la part de ses élèves.
Doué pour le dessin depuis son enfance, il n'hésite pas à agrémenter ses démonstrations de nombreux croquis explicatifs.
Mais surtout, Hallé s'emploie sans cesse à améliorer ses connaissances dans son domaine comme le prouve un manuscrit autographe de huit pages du chimiste L.-N. Vauquelin, daté du 27 juillet 1815 et intitulé : *Analyse de la poussière de la bibliothèque de M. Hallé.* [188]
Le fascicule décrit une longue analyse de la poussière, née des livres, nuisible à la santé des humains : origine, composition, effets pervers, traitements. « Depuis longtemps on a remarqué que la poussière des bibliothèques produit sur les personnes qui les nettoient des ophtalmies et des cuissons à la figure... C'est pour ces personnes et satisfaire au désir de M. Hallé, qui ne laisse échapper aucune occasion de perfectionner l'hygiène publique, que j'ai entrepris ce travail. »
Rappelons que Louis Pasteur ne démontre qu'en 1862, dans un mémoire, que les poussières de l'atmosphère renferment des micro-organismes qui se développent et se multiplient.

Hallé croqué par ses élèves

L'étudiant genevois A. Gosse nous a laissé une description physique de son professeur en 1816 :
« M. Hallé est petit et gros, sa figure est riante, large, ses yeux petits et animés. C'est celui de tous les professeurs, le plus affable, le plus modeste et le plus savant, qui, dans ses leçons, met un zèle particulier à se faire comprendre. »

Un autre témoignage s'accorde avec cette description :
« Son ardeur pour le travail est d'ailleurs secondée par une constitution robuste. Gros, court, vigoureux, les épaules carrées, la poitrine ample, ayant le dos bon et rond, si estimé de Diderot comme la marque d'une franche bonhomie, tout annonce chez lui l'énergie et la santé. Sous ses *cheveux épais et crépus*, provenant de la race à laquelle il tient, dit-on, au huitième degré, se dessine une forte et vaste tête, un front large, bien développé, très propre à protéger et comprimer la flamme d'une intelligence supérieure. »[189]
A l'évidence, comme nous l'avons déjà évoqué, Hallé estime avoir une ascendance généalogique africaine. (Page 59)

Rédaction d'un nouveau *Codex*

Le 8 août de *l'an de grâce 1816, et de notre règne le 22ème*, le roi Louis XVIII fait paraître une ordonnance qui précise toutes les modalités pour la rédaction d'un nouveau dictionnaire thérapeutique :

« Art. Ier. Le nouveau Formulaire, rédigé par les professeurs de la Faculté de médecine et de l'École de pharmacie de Paris et intitulé : *Codex Medicamentarius seu Pharmacopoea Gallica*, sera imprimé et publié par les soins de notre ministre Secrétaire d'État de l'Intérieur… »[190]

Sont également détaillés le dépôt légal dans un délai de six mois, les amendes en cas de non-respect des préparations de médicaments, l'estampillage, et plusieurs autres recommandations.

Les auteurs : Bouillon-Lagrange, Chéradame, Deyeux, Hallé, Vallée, de Jussieu, Leroux, Percy, Richard et Vauquelin. Il paraît sous la direction de MM. Leroux, Vauquelin et Deyeux en 1818. On trouve inscrit au verso du titre que « l'édition latine [*afin de ne pas être exploité par les empiriques*] est la seule édition officielle et reconnue par le Gouvernement ; c'est cette édition dont les pharmaciens sont tenus de se pourvoir ».

Jean-Noël travaille beaucoup sur le Codex nubile et décide d'éditer lui-même le premier volume mis en vente le 20 septembre 1818.

Comme le rappelle Percy : « Ce fut dans la corédaction du nouveau Codex qu'il déploya, dans tous les genres, une sagacité et une profondeur qui achevèrent de révéler toute l'étendue du mérite de notre collègue, de ce collègue trop modeste, qui, familiarisé également avec la langue grecque et latine, pour ne parler que de celles-là, interprétait l'une avec la plus étonnante aisance, et écrivait l'autre avec une facilité et une élégance, non moins admirables. »

Le doyen Jean-Jacques Leroux ajoute et précise : « M. Hallé, ayant été le rédacteur du Codex, le Gouvernement trouva juste de lui allouer une gratification double de celle qui avait été accordée aux auteurs de cet ouvrage. Notre confrère destina cette somme au cabinet de physique de la Faculté, qu'il a enrichi de deux superbes boussoles de Lenoir ; pour mesurer : l'une l'inclinaison, et l'autre la déclinaison [magnétique]. »

Desgenettes tient le même discours dans son éloge sur ce thème.

MM. Pavet et La Roche, docteurs en médecine, rédigent une traduction du latin en français, revue et corrigée par MM. Hallé, Leroux, Henri et Richard, membres de la commission nommée pour la rédaction et la publication de l'édition latine, version publiée chez Hacquart, éditeur propriétaire du Codex et de sa traduction, imprimeur de la Chambre des Députés, en 1819.

Il existe une deuxième édition traduite en français, datée de 1821, par Jourdan, revue, corrigée et augmentée, éditée par A.-L.-A. Fée, à Paris, Corby, Béchet (jeune), Crevot (etc.), imprimée à Paris par Rignoux.
Près de vingt ans plus tard paraît un autre formulaire, en 1839, à la suite d'une ordonnance du 10 septembre 1836. On en confie la rédaction à certains professeurs des écoles de médecine et de pharmacie, choisis au sein de l'Académie de médecine.
Enfin, un nouveau codex publié en 1884 s'enrichit de l'adjonction, avec voix consultative, de quatre membres de la Société de pharmacie de Paris. La commission décide d'y ajouter une annexe annuelle, afin de tenir le Codex constamment au courant des progrès des connaissances. La version française, aux éditions Bourgoin, complétée au cours des années, servira jusqu'en 1972. Depuis plus de trente ans, tous les logiciels de gestion de cabinets médicaux intègrent une base de données de tous les médicaments et des produits de santé.

Autres travaux d'Hallé à la Faculté

Le 25 avril 1815, la faculté de médecine de Paris adopte « des rapports de MM. Hallé, Chaussier et Deyeux, sur un remède spécifique présenté par le sieur Jacques Pauls, sur une *eau odontalgique* proposée par le sieur Le Patu ; et un rapport de MM. Pinel et Hallé sur la méthode de traiter la *rage* publiée par M. Lalouette. »[191]
Le 9 novembre 1815, Hallé participe à une commission chargée d'examiner et de mettre au point les modalités de la *réforme* inspirée par le père Élisée, de son vrai nom Marie Vincent Talochon. Devenu Premier Chirurgien de Louis XVIII, il souhaite revenir à un enseignement différencié entre la médecine et la chirurgie, et donc la création de deux collèges distincts. Le roi soutient ce projet probablement dans le but d'effacer une des réformes de Napoléon.

Comme le précise Hallé dans son discours d'ouverture des cours à la faculté de Paris en 1815, il approuve nettement la réunion des deux disciplines avec un enseignement et un diplôme commun. Un des rares bienfaits de la Révolution à ses yeux. En conséquence, il va user de toute son influence pour conserver ce qu'il considère comme bénéfique à l'art de guérir. A la mort du père Élisée le 27 septembre 1817, le roi retourne à ses douleurs et se désintéresse progressivement des affaires, oubliant les propositions de son chirurgien.
Hallé participe au rapport de la faculté de médecine, en réponse à la demande du ministre de l'Intérieur relativement à la nécessité de prévenir l'introduction de la *fièvre jaune* par la voie des communications commerciales.

Les professeurs Chaussier, Desormeaux, Leroux, Hallé et Goettingae rédigent ce rapport. Le rapporteur Desormeaux le présente à la séance de l'Institut le 28 Août 1817. Le document de onze pages, édité en 1818, figure dans le bulletin de la faculté de médecine de Paris.

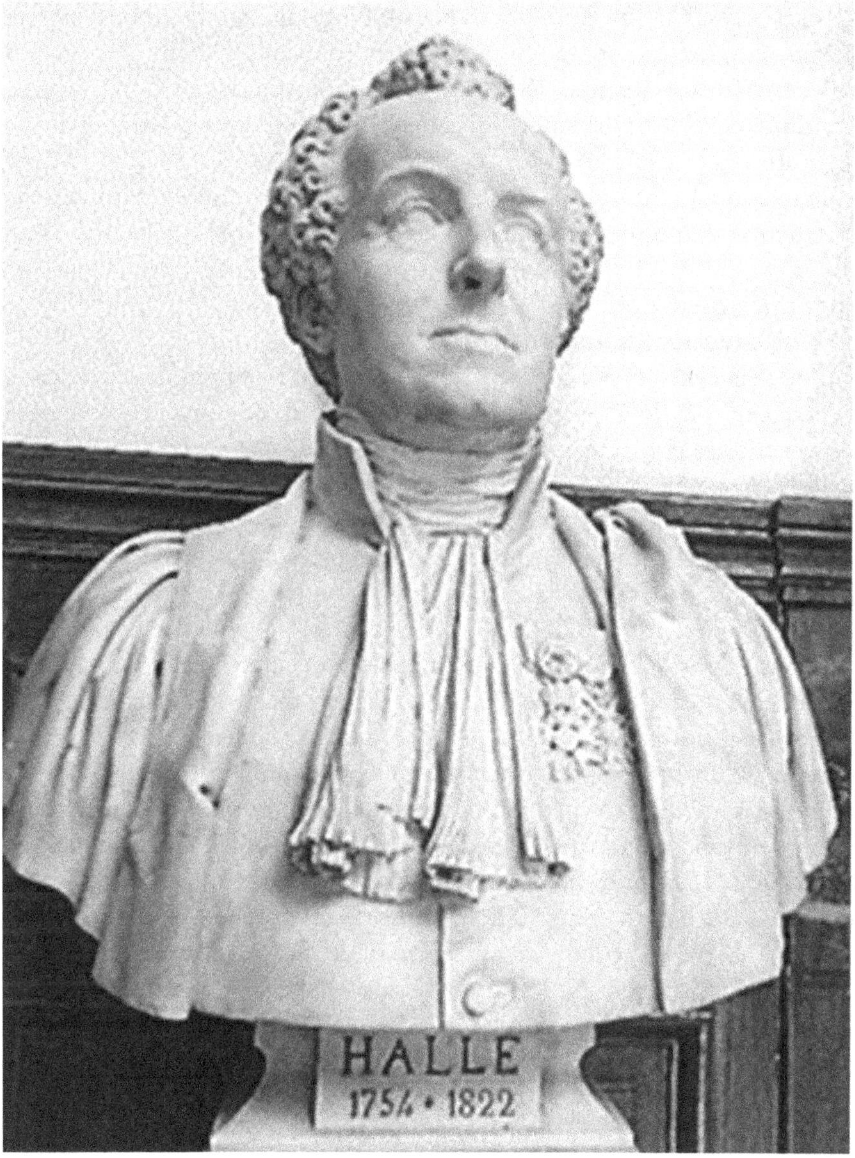

Fig. 8 : Buste en marbre de 60 cm, signé par Hyacinthe Philéas Sobre en 1877, situé dans le hall d'entrée du musée d'Histoire de la médecine au sein de la faculté, rue de l'École de médecine (75006) ; photo de l'auteur.

Hallé recommande le médecin et chimiste espagnol *Mateu Josep Bonaventura Orfila i Rotger* dit Mathieu **Orfila** à la faculté de Paris. Naturalisé français le 24 décembre 1818, la Commission d'Instruction Publique le nomme *professeur de médecine légale* dès le 1er mars 1819. Il va jouer un rôle de premier plan dans l'enseignement de la médecine française. Il publie en 1821 ses *Leçons de médecine légale* qui préfigurent son fameux *Traité de Médecine Légale*, édité et traduit à plusieurs reprises au cours des années 1830 et 1840. Le 1er mai 1831, il se voit nommé doyen de la faculté, reconduit dans cette fonction le 6 mai 1836, le 21 mai 1841 et le 29 décembre 1847, jusqu'au 28 février 1848.
Orfila introduit de nombreux changements en proposant en particulier la construction de nouveaux pavillons de dissection en 1832.

Académies de médecine

Une première tentative échoue

Comme déjà évoqué, plusieurs médecins fondent une première Académie de médecine dès le 27 septembre 1804. Il s'agit de Guillotin associé à plusieurs de ses confrères parisiens, Bourru, Desessartz, Sédillot, Léveillé, Legallois, Bosquillon et Portal.
Leur objectif, poursuivre les travaux de l'ancienne Société Royale de Médecine, éclairer la science sur toutes les questions d'hygiène publique et contribuer aux progrès de l'art de guérir.
Après le sacre de Napoléon, le 2 décembre 1804, on décide alors de substituer le nom d'Académie Impériale de médecine à celui d'Académie de médecine. Les membres se réunissent dans la chapelle désaffectée de la congrégation des pères de l'Oratoire. L'almanach de l'année 1808 signale l'adhésion d'un total de 382 membres. Cependant, à partir de 1807 des troubles commencent à apparaître au sein de l'institution. Le 31 décembre, Édouard François Marie Bosquillon, médecin, helléniste réputé et spécialiste de la saignée, démissionne sur un prétexte futile.
En 1810, l'Académie prend le nom de Société académique de médecine. Ensuite, Portal et Sédillot démissionnent à leur tour pour créer une nouvelle institution en juin 1811, le Cercle Médical et Portal s'emploie à détruire l'ex-académie de Guillotin mais les deux sociétés coexistent jusqu'en 1819.

Création de l'Académie Royale de Médecine

Le 20 décembre 1820, une ordonnance de Louis XVIII, à la demande de son Premier Médecin, le baron Antoine Portal, crée l'Académie royale de médecine, à Paris.

Elle est chargée de continuer les travaux de l'Académie royale de chirurgie fondée en 1731 par Louis XV, de la Société Royale de Médecine fondée en 1778, sous Louis XVI, et de la Société de la faculté de médecine fondée par son confrère et rival Guillotin mort en 1814.
Cette nouvelle Académie royale n'appartient pas à l'Institut qui comporte l'Académie française, l'Académie des inscriptions et belles-lettres, l'Académie des sciences, l'Académie des beaux-arts et l'Académie des sciences morales et politiques.
Son statut ne sera consolidé que le 31 décembre 2014 !

Travaux d'Hallé dans cette Académie

Louis XVIII nomme Jean-Noël, sans élection, membre de cette Académie de médecine par une ordonnance du 7 décembre 1820, probablement à la demande de son collègue, le Président d'Honneur Portal.
Dès l'ouverture de la section de médecine, Hallé en occupe le poste de président.

Parmi les travaux au sein de cette nouvelle institution savante, nous trouvons dans le Journal de Médecine de Leroux, dans le tome 36 de 1816, un *Mémoire sur la déglutition de l'air atmosphérique* qui contient un rapport rédigé par Hallé et Pinel.
Dans le même Journal, tome 38 de 1817, un autre rapport, signé par Thénard et Hallé, porte sur *un Mémoire sur les propriétés nutritives des substances qui ne contiennent pas d'azote.* [Dubois, II, p. 211]
Deux travaux dignes de vrais physiciens et chimiste mais rappelons que Jean-Noël avait travaillé sur ces molécules avec Lavoisier.

Académie des Sciences

Hallé fait partie de cette institution depuis son autorisation par la Convention. Il appartient dès l'origine à la Première Classe, celle des Sciences physiques et mathématiques qui comporte le plus grand nombre d'académiciens, soit 66 sur 144 au total.

L'Institut royal

Grâce à l'ordonnance royale du 21 mars 1816, l'Académie des Sciences retrouve son autonomie au sein de l'Institut réformé, toujours sous le protectorat du chef d'État.
Elle s'organise en deux grandes divisions comportant chacune, différentes sections :
- la division des sciences mathématiques ; elle intègre la géométrie, la mécanique, l'astronomie, la géographie et la navigation ainsi que la physique générale,

- et la division des sciences physiques ; avec la chimie, la minéralogie, la botanique, l'économie rurale et l'art vétérinaire, l'anatomie et la zoologie, la médecine et la chirurgie.

Chaque division s'adjoint un secrétaire perpétuel. Par ailleurs, l'institution crée une classe dite d'académiciens libres comportant dix membres qui bénéficient d'un droit de présence sans rémunération mais élus comme les autres académiciens. La structure de l'Académie des sciences va subir des modifications plusieurs fois en rapport avec le développement accéléré de la recherche scientifique en France.

Rôle d'Hallé

Comme à son habitude, Jean-Noël Hallé ne néglige pas son temps et participe activement aux travaux de l'Académie des sciences.
On retrouve son nom dans de très nombreux dossiers ; en voici quelques-uns.

- En 1815, Hallé découvre les travaux du médecin et chimiste espagnol Mathieu *Orfila* qu'il a déjà présenté à la faculté de médecine de Paris comme déjà évoqué. Il le fait aussi connaître à l'Académie des Sciences qui l'admet rapidement comme membre correspondant.

- Lors de la séance du 23 septembre 1816, Hallé signe un rapport critique sur le *Précis élémentaire de physiologie* de François Magendie, médecin à l'Hôtel-Dieu de Paris et à la Salpêtrière avant d'occuper la première chaire de physiologie expérimentale du Collège de France. Les rapporteurs Biot, Cuvier, Hallé et Pinel ne semblent pas apprécier ce travail, d'après les archives de l'Académie des sciences :
« Si nous voulions entrer dans les détails de cet ouvrage, nous y trouverions peu de choses nouvelles ; il ne conviendrait pas davantage de le comparer aux traités estimables de physiologie que nous possédons déjà. Celui-ci, destiné à être plus élémentaire, a dû se distinguer plus par le choix que par le nombre de faits ; plus par une précision rigoureuse, que par des discussions étendues. Si cependant même dans les limites que l'auteur s'est prescrites, nous prétendions établir qu'il est exempt d'imperfections, on ne nous croirait pas ; et les talents, ainsi que le bon esprit de M. Magendie, ne permettent pas de douter qu'il n'en fasse disparaître quelques taches légères, en perfectionnant son travail dans les éditions suivantes… »[192]
Cependant, la première démonstration expérimentale de Magendie sur la différence entre les nerfs moteurs et les nerfs sensitifs, dans leurs rapports avec les cornes antérieures et postérieures de la moelle, le fait considérer

comme un des pionniers de la physiologie expérimentale moderne toujours connue en tant de loi de Bell-Magendie.
Hallé a un a priori défavorable et va plusieurs fois s'opposer à ce confrère.

- Il existe également dans le dossier Hallé aux archives de l'Académie une lettre datée du 21 avril 1817, dans laquelle il demande à l'académicien vétérinaire Jean-Baptiste Huzard des billets pour assister à la séance du 24 avril 1817, au sein de l'Institut, dans la bibliothèque. Ce qui montre qu'il apprécie également participer comme simple auditeur.

- En 1818, Deschamps, Portal et Hallé signent un rapport sur un mémoire rédigé par Louis-François Gondret et présenté le 18 mai. Il concerne les effets de la pression atmosphérique sur le corps humain, et l'application de la ventouse dans différents ordres de maladies. Le texte lu le 7 décembre 1818 à l'Académie présente plusieurs observations sur des malades traités.
Ce texte évoque une intervention de Jean-Noël. « On doit à M. le professeur Hallé, l'idée d'introduire dans la ventouse une petite quantité d'alcool, dont la combustion très rapide favorise l'application de l'instrument. ».[193]

- Hallé porte une critique parfois sévère comme sur le mémoire d'un dénommé Burdin qui souhaite présenter les voies de la *contagion*. Il n'hésite pas à le refuser et transmettre à ses collègues un document de deux pages et demie, sans équivoque :
« Messieurs Chaptal, Monge et Desessartz… Je pense qu'on peut louer l'intention de M. Burdin, et que son désir que l'on fasse des expériences sur le fait de la contagion et sur les voies par lesquelles elle s'opère, est raisonnable et conforme au vœu de tous ceux qui sentiront l'importance d'une question qui touche de si près à l'intérêt public. Mais qu'on ne doit aucun éloge à un mémoire mal fait, qui annonce que l'auteur n'est point au fait de la question qu'il traite, ni des connaissances acquises à cet égard ; qu'on n'en doit aucun au plan d'expériences imparfaitement conçues et que ce serait compromettre la classe ainsi que la Section de médecine, que de provoquer une approbation d'un ouvrage aussi imparfait ».[194]
Cela prouve que Jean-Noël lit et analyse avec minutie tous les dossiers qu'on lui soumet.

- Un ouvrage, rédigé en 1821 conjointement par A.-J.-B. Parent-Duchâtelet, autre médecin hygiéniste, et Crevot, concerne des *Recherches sur l'inflammation de l'arachnoïde cérébrale et spinale ou histoire théorique et pratique de l'arachnitis.*

- Un rapport sur le même thème existe aux archives de l'Institut de France et de l'Académie de médecine, signé par Parent-Duchâtelet, Martinet L, Portal A, Pelletan P-J, Hallé J-N et Duméril AMC, édité à Paris par Gabon et Compagnie en 1825.
Parent-Duchâtelet se fait connaître pour son ouvrage sur la prostitution parisienne entre autres. Diplômé en 1814, il consacre ses recherches sur l'hygiène dès 1820 avec le souci de rendre plus propre la capitale.

- Enfin, il existe un ouvrage d'Hallé sur une enquête expérimentale portant sur les lois des fonctions vitales, avec quelques observations sur la nature et le traitement des maladies internes. Il existe une traduction en anglais : *An experimental inquiry into the laws of the vital functions, with some observations on the nature and treatment of internal diseases*[195] par A.P. Wilson, F. H. A. von Humboldt., J. N., Hallé, P.-F. baron Percy, J.J.C. Le Gallois.

Pour les lecteurs intéressés, il est possible de retrouver les dates de toutes les présences de Jean-Noël aux séances de l'Académie des sciences, ainsi que les thèmes abordés, dans un catalogue disponible aux archives de cette institution, ouvertes à tous, intitulé : « *Procès-verbaux de l'Académie des Sciences* (1795-1835). Tables générales alphabétiques, Paris, imprimerie nationale 1979 ; pages 313 à 315. »

Autres travaux d'Hallé à l'Institut

Jean-Noël poursuit ses recherches sur différents sujets au sein d'autres sociétés savantes qu'il continue à fréquenter. Il écrit des articles en particulier pour le Journal de Médecine, Chirurgie, Pharmacie, de Leroux, qui contient les travaux de la Société d'Émulation après 1815.
1816 : Expositions des faits recueillis jusqu'à présent concernant les effets de la *vaccination* ; rédaction du texte lu par Hallé à l'Institut le 17 août 1812

Juin 1819 : Note sur un moyen de prévenir la dégénérescence *cancéreuse* des engorgements du *sein* publié dans le Nouveau Journal de médecine, chirurgie, pharmacie par Bayle.

Après le décès le 18 septembre 1821 de son ami le baron Corvisart, Hallé propose Laennec comme successeur. Sa demande échoue car Magendie l'emporte lors de l'élection organisée le 19 novembre 1821.

D'après ses notes et sa correspondance, il apparaît que Hallé s'entretient souvent avec plusieurs collègues de l'Académie. Parmi ses principaux correspondants, on trouve : de *Jussieu* (Hallé lui soumet régulièrement ses propres expériences dans le domaine de la physique végétale), le chimiste *Berthollet* (Hallé entretient des contacts réguliers, fasciné par les expériences sur la purification de l'eau par le charbon de bois), le naturaliste *Geoffroy Saint-Hilaire* qui appelle Hallé « *le savant médecin* » et qui reconnaît sa compétence en physiologie des insectes apiropodes, le minéralogiste *Haüy* (Hallé possède une remarquable collection de cristaux sans cesse augmentée grâce à ses conseils et lui fait cadeau de quelques pièces rares trouvés en Italie en 1806 avec Ericart de Thurie).

Hallé entretient des rapports constants avec plusieurs autres savants de son temps, dans plusieurs disciplines différentes : le pharmacien et chimiste Antoine Baumé, l'astronome et cartographe Cassini de Thury, le médecin, chimiste et homme politique Chaptal, l'anatomiste et paléontologue Cuvier, l'ingénieur et physicien Coulomb, le zoologiste et homme politique le comte de Lacépède, le mathématicien, astronome, physicien et homme politique P.-S. de Laplace, le mathématicien, mécanicien et astronome J.L. de Lagrange, l'astronome J.J. Lefrançois de Lalande, le pharmacien militaire, agronome, nutritionniste et hygiéniste Parmentier, et bien d'autres déjà évoqués.

Récompenses royales

Fidèle à ses convictions, il ne recherche jamais les récompenses impériales mais il apprécie celles que Louis XVIII. lui accorde.

L'Ordre de Saint-Michel

Le 8 février 1816, le roi lui attribue le cordon de Saint-Michel, ordre royal nouvellement recréé.
Cette distinction récompense non seulement le consultant le plus réputé de Paris, mais aussi le professeur, membre de l'Institut dont l'autorité royale consulte les avis quand il s'agit de questions du domaine médical.

Très ancienne distinction accordée par les rois, cet ordre était tombé en désuétude sous le règne de Louis XIV, masqué par l'ordre du Saint-Esprit, réservé à la haute aristocratie. Louis XV la remet à l'honneur en la réservant à la magistrature, aux grandes familles du négoce, aux talents et plus particulièrement aux intellectuels.

Obtention d'une œuvre tant espérée

Le 20 février 1820, Hallé reçoit avec bonheur le grand ouvrage sur la *Description de l'Égypte*, dont qu'il avait souhaité recevoir un exemplaire en tant que membre de l'Institut.

Il a personnellement participé à cette publication imaginée par Bonaparte en 1802 et lancée en 1809. Ce don royal, adressé par le Ministère de l'Intérieur, s'accompagne d'une lettre officielle libellée au nom du « Baron Hallé ».

Une fin de vie douloureuse

Jean-Noël commence probablement à ressentir les premiers symptômes de la maladie de la pierre en 1818. Il souffre par intermittence de ce mal qui va conduire indirectement à son décès. L'année de sa mort, dans sa soixante huitième année, moins sollicité sur le plan professionnel, il semble qu'il se décide enfin à rédiger son livre de référence, sa bible médicale, sur l'*Hygiène* que tous les professionnels attendent. Malgré ses souffrances, il continue à prendre en charge la santé de la famille de *Monsieur* et surtout de tous ses fidèles patients.

La maladie terminale

Le témoignage, déjà évoqué, de l'élève genevois André Gosse décrit son professeur en 1816, M. Hallé, comme « petit et gros » avec une figure « riante, large, ses yeux petits et animés ».

La description de Réveillé-Parise déjà évoquée confirme des traits qui correspondent à un bon vivant qui aime faire ripaille ce qui expose à des crises de goutte par excès d'acide urique dans le sang, caractéristique des personnes qui aiment la bonne chère et qui portent souvent une anomalie génétique prédisposante. L'excès d'acide urique dans le sang et les urines favorise également la fabrication de microcristaux qui peuvent évoluer vers des calculs ou lithiases dans la bile et ou les urines.

En 1820, l'état de santé d'Hallé l'incite à acquérir une deuxième propriété, moins étendue, mais surtout plus proche de la capitale car il souffre lors des déplacements en voiture. Pour 48 000 francs, il achète à un conseiller du roi d'Angleterre, Monsieur White, une belle maison avec cour et grand jardin à Boulogne.

Malheureusement il n'en profitera guère car il meurt l'année suivante.

Dix ans plus tard, ses héritiers vendent cette demeure encore campagnarde à la famille Rothschild. Aujourd'hui, on peut situer son emplacement dans le territoire de l'hôpital Ambroise Paré.

Tous les documents dont nous disposons orientent vers la fameuse maladie la pierre, c'est-à-dire la présence de calculs dans les voies urinaires et la vessie.

Dans une lettre datée du 25 mai 1820, Hallé s'adresse à une amie madame Le Prieur. Il y révèle qu'il est lui-même en mauvaise santé et évoque du sang dans les urines en cas de déplacements. Mais, toujours soucieux de l'état de santé de ses patients, il s'inquiète des nouvelles qu'il a reçues de son amie.

« A Madame Le Prieur ; rue Sainte Anastase n°1, au marais, Paris

Madame et ancienne amie

Il m'a été bien pénible d'apprendre par votre excellent fils votre état pénible, et *d'être en même temps dans un état d'épuisement par d'excessives évacuations, et de douleurs* qui ne me permettent pas de sortir sans risquer d'*uriner du sang* ou de me préparer une maladie sérieuse et peut être interminable de vessie. Mon épuisement a cessé mais mes douleurs me sont restées et je n'ai pu sortir de chez moi jusqu'au moment où j'ai fait l'effort de me transporter ici (à Boulogne Grande Rue n° 54) ce que j'ai exécuté en souffrant beaucoup et me tenant à demi-couché pour souffrir le moins possible.

Mes douleurs commencent à baisser, et j'espère qu'elles finiront. Sitôt que je pourrai prudemment faire une course à Paris, je ne manquerais pas de vous consacrer le premier pas tolérable de ma liberté.

Votre cher fils, indépendamment de sa lettre que je garde mais que je n'ai pas ici, m'a peint votre douloureuse situation quand je vous verrai je vous demanderai de m'en assurer par moi-même en portant l'examen aussi profondément que vous le permettrez en attendant je proposerai à monsieur Bellot de porter sur l'utérus et d'y retenir (au moyen de la situation et des moyens d'en empêcher l'écoulement) une injection avec le suc exprimé de la ciguë auquel même on peut mêler de la poudre de ciguë agité dans ce suc. Je pense pour cela qu'on doit employer le suc pur. J'ai aussi employé avec utilité, pour calmer les douleurs, le suc de belladone mais des épreuves me font regarder comme favorable à la guérison.

On a l'avantage de limiter et d'éviter les progrès du mal, la ciguë ectopique. A l'intérieur j'emploie les pilules faites avec deux grains de poudre de ciguë (et non d'extraits), un grain de camphre, un grain d'extraits secs de *kinkina* [quinine] pour chaque pilule. On commence par cinq ou six. On augmente progressivement et on observe l'effet.

S'il m'est permis dans quelques jours de vous aller voir, ce que je demande aux nymphes de Boulogne ou à ses puissances aériennes, sylphides ou autres, ce que je les prie avec insistance de m'accorder, je vous dirais tout cela avec plus de détails.

Puisse ce que j'écris à mon ancienne et douloureuse amie, avoir quelque valeur et diminuer un peu ses souffrances ; les miennes en seront soulagées et peut-être guéries.

Je salue mon ancienne amie de toute la sincérité d'une amitié bien ancienne mais nullement vieillie.

Boulogne le 25 mai 1820 Hallé »[196]

Il joint cette ordonnance à sa lettre : « Ordonnance d'Hallé à madame Le Prieur. Il s'agit d'une potion pour empêcher le vomissement :

Eau distillée
de fl. de tilleul
de camomille
de fl. d'oranger
} de chaque une once…

+ Carbonate de soude un grosse. Sirop d'éther une once.

Ordonne cette potion par tiers, et on donne immédiatement après une cuillérée à café de jus de citron. Si bicarbonate de soude insuffisant, on donnera celui de magnésie ou les yeux d'écrevisse en poudre.

Les eaux de seltz pour boisson ordinaire. »

Il ajoute une autre ordonnance de potion antiémétique, dont il détaille la composition, et certains remèdes :

« A Boulogne le 28 mai 1820. Lorsque l'enflure des parties permettra l'introduction des injections et si les douleurs sont un peu fortes, on les calmera avec l'injection du petit-lait mêlé de suc de belladone aux proportions que l'expérience indiquera. Hallé. »

Également de Boulogne, Hallé rédige une belle lettre de condoléances à un confrère qui vient de perdre sa femme :

« Mon cher et malheureux confrère. J'ai appris, non avec surprise, mais avec bien de la douleur la perte déplorable que vous avez faite. Je ne cherche point à vous persuader combien je partage et combien je sais profondément votre douleur.

Vous êtes père et madame votre fille essuiera vos larmes et remplira votre cœur. L'intérêt que vos amis prendront à votre peine sera une consolation, car le malheur a besoin d'être partagé pour être supporté, et surtout celui qui blesse le cœur.

Sitôt que je pourrai aller à Paris je vous irai voir, j'en ai besoin.

Salut et sincère amitié. Boulogne, le 24 juin. Hallé » [également aux archives du Collège de France]

Une décision finale contestée par ses confrères

Gêné par sa maladie responsable de douleurs intenses à type de colique néphrétique, il a du mal à poursuivre ses travaux et trouve sa vie quotidienne trop perturbée.

« Un corps étranger qui, depuis quatre ans, répandait tant d'amertume sur ses jours » [éloge Percy].

Il prend donc la décision de se faire opérer pour retirer les calculs.

A son âge, l'intervention comporte des risques. Ses confrères lui déconseillent l'opération en particulier son collègue et ami Antoine Dubois, l'un des chirurgiens qu'il consulte, qui lui précise les risques dans une lettre.

Jean-Noël connaît bien les conséquences dangereuses de sa décision mais confie son choix à l'un de ses amis :

« Que voulez-vous ? Autant vaut mourir que de ne pouvoir ni travailler, ni dormir, ni reposer, ni marcher, ni même aller en voiture. Qu'est-ce que la vie à ce prix ? »[197]

Le doyen J.-J. Leroux résume bien le dilemme médical dans son éloge : « Oui, tout le monde redoutait cette opération. Chacun cherchait à en détourner M. Hallé, surtout ses confrères, MM. A. Dubois et Béclard, qui lui firent de vive voix les représentations les plus fortes et les plus raisonnables. M. Dubois remit à sa famille un mémoire médité avec M. Béclard, dans lequel il expose tous les inconvénients qui peuvent résulter de l'opération. Il discute savamment les chances diverses de la *taille*, considérée d'abord en elle-même et en général, ensuite considérée relativement à M. Hallé. Ses inquiétudes portaient 1° sur l'embonpoint de M. Hallé ; qui ajouterait aux difficultés de l'opération ; 2° sur ce que, d'après les violentes néphrites qu'il avait essuyées, il était présumable que les calculs se formaient dans les reins, qu'il y en avait maintenant plusieurs dans la vessie, et qu'il en descendrait d'autres après l'opération. M. Antoine Dubois rédige un véritable mémoire qu'il présente à Hallé. L'opération de la taille ramènera de graves accidents ; et qui pourrait raisonnablement assurer que la poitrine résistera à ce choc et n'en sera pas affectée ? Le contraire me semble à craindre. J'entrevois à peine quelques chances heureuses à travers beaucoup d'inconvénients et même de malheurs. L'opération me parait un coup de dés, ou un billet à la loterie. »

Toujours d'après Leroux : « Ce Mémoire, écrit en entier de la main de Dubois, et remis le 11 janvier dernier, m'a été communiqué par M. le docteur Gueneau de Mussy, Directeur de l'École normale, frère du gendre de M. Hallé. Il a bien voulu m'en donner une copie collationnée et certifiée. Je copie ici une phrase de la lettre dont M. de Mussy avait accompagné l'envoi du mémoire. A la fin de l'écrit que je vous envoie, M. Dubois parle comme s'il avait dû faire lui-même l'opération ; mais, depuis plus de trois semaines, il avait été arrêté qu'elle serait faite par M. Béclard, en présence de M. Dubois. Je le savais depuis cette époque, par M. Hallé lui-même. Malgré ces représentations si sages, et faites par nos habiles confrères, M. Hallé persiste dans la résolution de se faire opérer ; il ne voulut pas même consentir à attendre le mois d'avril, comme le lui conseillait M. Dubois, qui craignait tout de la constitution régnante et de la constitution particulière de M. Hallé. Notre savant collègue se persuada qu'il était dans des circonstances favorables à l'opération. Il prévoyait, l'altération de l'organe par le séjour prolongé de calculs dans la vessie, et surtout il désirait ardemment se rendre à ses travaux de cabinet, à sa chaire, à ses malades ».[198]

En résumé, Jean-Noël Hallé souffre de calculs dans les reins et la vessie et probablement d'une inflammation des voies urinaires.
L'opération dite de la taille c'est-à-dire l'ouverture de la vessie par voie abdominale pour retirer les lithiases est risquée en raison de son âge et de son embonpoint. De plus, elle n'évite pas les récidives.
Une prévention par une bonne hygiène alimentaire et la pratique d'activités physiques aurait été préférable.

D'après Cuvier et surtout Dubois d'Amiens, « avant de se faire opérer, et dans ces terribles moments où tant d'autres ne seraient occupés que d'eux-mêmes, M. Hallé voulut revoir quelques pauvres malades, de crainte, disait-il, que la longue absence qu'il allait être obligé de faire ne leur parût un oubli. »

Hallé subit son opération le 3 février 1822, d'après Frédéric Dubois, le 5 d'après Leroux. L'opérateur est Pierre-Augustin Béclard, professeur d'anatomie à la faculté de Paris et chirurgien en chef de La Pitié. Il l'opère avec habileté et l'intervention se passe au domicile de Jean-Noël en présence d'Antoine Dubois.
Aucun trouble ne survient dans les suites opératoires immédiates et Jean-Noël reste confiant dans la réussite de son intervention.
Malheureusement, au sixième jour les complications tant redoutées par A. Dubois se manifestent : une crise de goutte et surtout une « congestion dans la poitrine ».

Même à notre époque, la complication goutteuse est toujours redoutée chez un patient à risque à la suite d'une intervention chirurgicale ou d'un fort traumatisme ; l'affection se comporte comme une comorbidité, terme à la mode en nos temps de Covid !

Jean-Noël Hallé succombe le **11 février 1822**, à cinq heures du matin, d'une pneumonie post-opératoire, entouré de sa famille et de ses amis.

Funérailles, le 13 février 1822

Inhumation à Paris

On enterre Hallé deux jours plus tard au cimetière du Père-Lachaise. Trois discours sont prononcés sur sa tombe : le premier au nom de l'Institut par le baron Percy, le deuxième au nom de la faculté par le doyen Leroux et le dernier au nom de l'Académie royale de médecine par le secrétaire de la section médicale Duméril.

La faculté de médecine décide d'imprimer les discours de Duméril et de Leroux ensemble.

Ses obsèques.

Elles « furent une pompe triomphale. Un immense concours des hommes les plus honorables accompagna les restes de M. Hallé à sa dernière demeure. » [Desgenettes]

Quelques-uns de ses élèves portent son corps le jour de ses obsèques. Comme le rappelle M. Jean-Baptiste Éloi Antoine Fouquier d'Hérouel (1784-1852) dans le discours qu'il prononce à la Chambre de Paris le 2 avril 1827, cette cérémonie évoque, à cette occasion, les évènements survenus au convoi du duc de la Rochefoucauld-Liancourt également porté par ses étudiants.

Sur le site internet du cimetière figure la notice suivante :

« Jean Noël Hallé est un médecin, né le 2 janvier 1754 à Paris. Il est fils d'un peintre, Noël Hallé, surintendant des tapisseries de la Couronne. Il devient docteur en médecine en 1770 et enseigne plus tard à la Sorbonne. Il est nommé professeur au Collège de France en 1794. Il est successivement professeur de physique médicale et d'hygiène à l'École de Santé, professeur au Collège de France et à la faculté de médecine, premier médecin de Napoléon Ier, puis de Monsieur, après la Restauration. II est membre de l'Académie de Médecine et de l'Institut.

C'est Hallé qui crée en France l'enseignement de l'hygiène. Membre de l'Académie des sciences, il la préside en 1813. Il travaille beaucoup au « Codex nubile » en 1818 et est l'éditeur du premier volume du Codex *medicamentarius*. Il étudie les effets du camphre, le cancer du sein, l'hygiène ; il est l'un des promoteurs de la vaccination. C'est lui qui défend Antoine Lavoisier à son procès devant la Convention.

Ce médecin ne se fait pas moins remarquer par ses sentiments religieux et son indépendance que par son instruction médicale. Son éloge est

prononcé, à l'Institut, par Cuvier, et à l'Académie de Médecine, par Dubois (d'Amiens).
Publications : Recherches sur le méphitisme des fosses d'aisances (1785) ; Traité d'hygiène (1806) ; Histoire de plusieurs vaccinations (1806) ; des articles d'hygiène dans l'Encyclopédie et dans le Dictionnaire des Sciences médicales de 1812 à 1822 ; une édition des œuvres complètes de Tissot, 1809-1813, 11 volumes. Sources : Les médecins français, 1878. Date de création : 2007-04-02. »

Le **Nouveau Journal de Médecine, Chirurgie, Pharmacie** évoque dans son numéro de février 1822 le décès d'Hallé.
« Dans un de nos plus prochains numéros nous publierons une notice biographique sur ce médecin [Hallé], aussi généralement estimé qu'estimable. M. Marron, pasteur de l'Église chrétienne réformée, président du Consistoire » a rédigé une épitaphe[199]

« Hallé réside ici enfin vaincu par une lutte inégale. »

Percy au nom de l'Institut royal

Son texte intégral est consultable à l'Académie de Médecine.

« Institut Royal de France. Académie Royale des Sciences. Funérailles de M. le Chevalier Hallé.
Le 13 février 1822, a eu lieu les funérailles de M. le chevalier Hallé (Jean-Noël), membre de l'Académie royale des Sciences.
Arrivé au lieu de la sépulture, M. le baron Percy, membre de l'Académie, a prononcé le discours. Les sciences, l'amitié, la philosophie, la religion sont dans le deuil : l'homme savant par excellence, l'ami affectueux et sincère, le profond scrutateur de la nature, le modèle des mœurs chrétiennes, Hallé n'est plus ; voici sa dépouille mortelle sur laquelle ont déjà coulé tant de larmes, et que, pour la dernière fois, nous arrosons de nos pleurs. Avec quelle promptitude il a été enlevé au milieu de nos vœux les plus ardents et de nos plus chères espérances ... »

Leroux, doyen de la faculté de médecine de Paris

Son texte, imprimé par Didot le jeune à Paris en 1822, est conservé aux archives de cette institution.
« Messieurs. Hallé est mort. L'homme de bien n'est plus. L'objet de notre admiration est devenu l'objet de nos regrets et de notre douleur. Celui qui illustrait la faculté, celui qui nous servait de modèle dans tout ce qu'il y a de bon, de vertueux, d'irréprochable dans les sentiments et dans la conduite, de laborieux et de distingué dans les sciences, a payé le tribut à la nature : la terre va couvrir le corps de notre ami… »

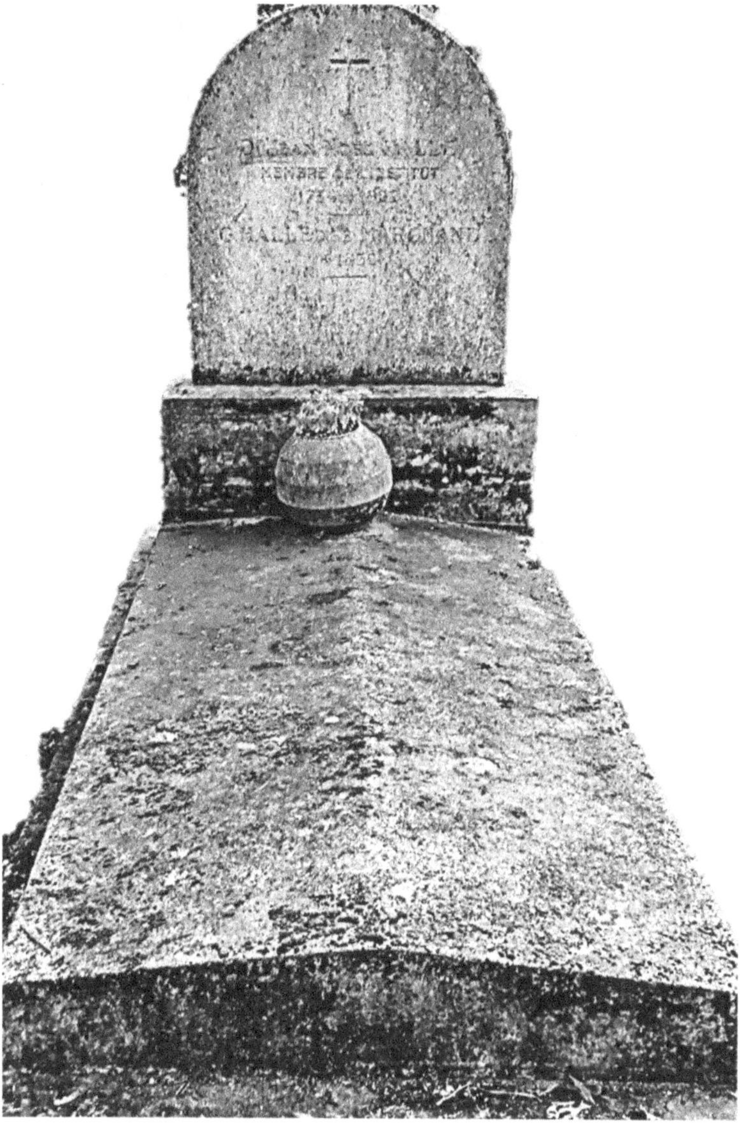

Fig. 9 : Tombe de Jean-Noël Hallé au Père-Lachaise.
La tombe de Jean-Noël se situe dans la 10e division, au bord de l'allée Latérale Sud, en haut de la division.

Le texte fait allusion à « la perfection des machines », une innovation dont il fait preuve pour la mise au point d'un *thermomètre,*[200] commercialisé par la maison Houriel. Le thermomètre métallique dont il se sert dans son laboratoire entre 1815 et 1821 est formé d'une boîte de montre dans laquelle se trouve deux lames d'acier et de laiton courbées en V, soudées ensemble et dont l'élévation de température augmente la courbure : ces lames fixes d'un côté pressent, en se courbant de l'autre qui est libre, un levier qui fait manœuvrer l'aiguille tournant autour d'un cadran.

Duméril pour l'Académie Royale de Médecine

Ancien élève d'Hallé, lui-même devenu professeur à la faculté de médecine de Paris, membre de l'Institut, secrétaire de la section de médecine de l'Académie... a été désigné pour prononcer un discours au nom notre actuelle Académie nationale de médecine.
« Messieurs. C'est au nom de l'Académie royale de médecine que nous venons aussi jeter un rameau funèbre sur la froide dépouille de notre savant confrère, de notre excellent maître. Dans ce moment de deuil et d'affliction, nous ne pourrions être les dignes interprètes de vos justes regrets. Mais nous avons entendu les énergiques soupirs que votre douleur exhalait. Messieurs, au milieu du nombreux cortège que cette triste cérémonie rassemble, nous avons recueilli vos touchantes exclamations, et nous allons en saluer les mânes de notre ami.
Adieu donc, vertueux Hallé, bon époux, tendre père, loyal confrère ! Nous vous avons connu savant médecin, praticien habile, ingénieux écrivain, homme probe et plein d'honneur ! Jouissez du repos du juste ! Vous avez été pour nous un modèle de savoir, de droiture et d'intégrité, nous ne vous oublierons jamais. Adieu ! »[201]

Reconnaissances étrangères

D'après la notice parue en tête du catalogue de vente par adjudication des livres de la bibliothèque de feu M. Jean-Noël Hallé faites par Me Mérault, il devient *Membre correspondant des Académies de Saint-Pétersbourg, de Vienne, de Madrid, et autres principales Sociétés savantes de l'Europe.*

Mes recherches ne confirment pas ces affirmations ! En effet, il semble que le rédacteur de la notice gonfle les titres de « feu Jean-Noël Hallé » pour attirer un plus grand nombre d'enchérisseurs et augmenter ainsi ses profits. D'ailleurs, je n'ai trouvé aucun autre document mentionnant un lien entre Hallé et les académies étrangères.

Académie de Saint-Pétersbourg

L'Académie russe des sciences a été créée sur l'ordre de l'empereur Pierre Ier par décret du gouvernement le 28 janvier 1724. Depuis le 21 novembre 1991, par décret du Président de la Fédération de Russie, elle représente la plus haute institution scientifique en Russie.

Pendant la période napoléonienne et la Restauration, deux présidents la dirigent N. Novossiltsev du 14 février 1803 au 3 avril 1810, puis S. Ouvarov du 12 janvier 1818 au 4 septembre 1855.
Plusieurs noms de scientifiques européens figurent dans la liste des membres ayant appartenu à cette Académie, sur Internet, mais pas Hallé.

Académie de Vienne

Joseph II crée au XVIIIe siècle une académie militaire de médecine et de chirurgie et commande à I. Canevale, pour l'abriter, un bâtiment inspiré de l'Hôtel-Dieu de Paris achevé en 1785.
Pendant la période napoléonienne, l'Autriche reste sous domination française et il ne semble pas qu'il existe des correspondants français dans les deux premières décennies du XIXe siècle, d'après le site de l'Académie des sciences de ce pays.
De plus, Hallé n'apprécierait certainement pas d'avoir des liens avec une académie militaire.
L'Académie autrichienne des sciences n'a été fondée que le 14 mai 1847 par le roi Ferdinand Ier d'Autriche comme « Académie royale des sciences à Vienne ». En revanche, comme nous l'avons évoqué, Hallé connaît et correspond facilement avec les médecins allemands Frank, père et fils, dans leur langue.

Académie de Madrid

Une association professionnelle voit le jour au XVIIIe siècle, sous l'impulsion de José Cervi, le médecin le plus éminent au service de la Couronne, et du pharmacien José Ortega, tous deux désirant renouveler la médecine madrilène. Le 12 juillet 1733, ils créent officiellement la *Matritense Medical Literary Tertulia*, un Centre d'échange de littérature médicale madrilène.
Un an plus tard, le 12 août 1734, ils modifient les premiers statuts et convertissent l'association en Académie médicale madrilène, approuvée par le décret royal de Philippe V un mois plus tard.
Pendant la période de la Révolution française et des guerres napoléoniennes, l'activité de cette académie se réduit à des mesures disciplinaires, protocolaires ou fiscales. D'après les archives disponibles sur l'Internet, il faut attendre le mois d'avril 1861 pour qu'un nouveau règlement donne naissance à la *Real Academia de Medicina.* De toute évidence, les premiers académiciens espagnols n'apparaissent qu'après cette date. Il semble peu probable que les Espagnols honorent un Français avant de nombreuses années.

On en parle encore après sa mort

Hallé étant persuadé de la réussite de son opération n'a rien prévu en cas de décès. Cependant, la mort d'une personnalité aussi manquante ne laisse pas indifférent ses amis et ses anciens collègues.
En plus des discours prononcés sur sa tombe le jour de ses funérailles, d'autres éloges vont lui rendre hommage et permettre de retracer une grande partie de sa vie privée et professionnelle.
Il existe aussi plusieurs livres publiés après sa mort qui citent son nom comme auteur associé ainsi que d'autres évènements le concernant.

Héritage de Jean-Noël Hallé

Une famille en deuil

Jean-Noël Hallé laisse à sa mort une épouse et deux enfants, une fille aînée mariée et mère de trois enfants et un fils célibataire.

Augustine Françoise, la fille de Jean-Noël, a 33 ans à la mort de son père. Comme nous l'avons déjà évoqué, elle épouse à vingt ans, le 5 septembre 1809, Philibert Gueneau de Mussy, Inspecteur Général et médecin en 1803. Ce dernier, de santé délicate, prise en charge par son beau-père, s'oriente vers une carrière libérale.
Le couple a déjà trois enfants : Noël, né en 1813 ; Marie Françoise Louise en 1816 et Marie Augustine « Caroline » en 1819. La dernière Nathalie Louise Marie va naître qu'en 1829.

Charles-Louis, à l'origine de la descendance actuelle du médecin, a 25 ans l'année du décès de son père. Il se destine à la magistrature dont il est déjà « *un des ornements* » d'après Dubois dans son éloge.
Il épouse en 1825 Agathe Félicité Marie Rendu, devient magistrat et Conseiller à la cour impériale de Paris.
De leur union va naître quatre enfants, Sophie, Félix, Charles Athanase et Geneviève Stéphanie ; tous nés bien après la mort de leur grand-père. [Voir Généalogie de la famille Hallé dans les Annexes]

Une succession familiale bien encadrée

La famille Hallé désigne Maître Albert Étienne Dautrive et son confrère notaires à Paris pour gérer la succession.
L'acte expose un inventaire des biens de Jean-Noël Hallé, après son décès le 11 février 1822. Voici le début de l'acte[202] :

« L'an mil huit cent vingt-deux, le jeudi quatorze mars, dix heures du matin. A la requête

1° de madame Marie Geneviève Marchand, veuve de M. Jean-Noël Hallé, docteur en médecine, chevalier de l'ordre royal de la Légion d'honneur & de l'ordre de St Michel, membre de l'Académie des sciences & de l'académie royale de médecine, premier médecin de S. A. R. Monsieur, professeur à la faculté de médecine de Paris & au collège de France, demeurant à Paris, rue Pierre Sarrazin n°10,

Agissant tant à cause de la communauté de biens qui a existé, entre elle & de M. feu son mari, que comme créancière de la succession de ce dernier pour raison de son droit – repriver & autres avantages matrimoniaux, le tout aux termes de leur contrat de mariage qui sera ci-après analysé, laquelle communauté Madame veuve Hallé cependant se réserve d'accepter ou de répudier ainsi qu'elle avisera.

2° De monsieur Charles Louis Noël Hallé, fils, avocat demeurant à Paris rue Pierre Sarrazin n°10

3° & de Madame Augustine Françoise Marie Hallé, épouse de M. Philibert Gueneau de Mussy, membre du conseil royal de l'instruction publique, chevalier de la Légion d'honneur, demeurant à Paris même rue Pierre Sarrazin n°10, de son mari pour ce présent autorisé.

Du dit M. Hallé & Mme Gueneau de Mussy, habilités à se porter héritier chacun pour moitié de M. Hallé leur père décédé.

Albert Étienne Dautrive et son confrère notaires à Paris soussignent à l'inventaire fidèle, description exacte : meubles, effet mobilier, linge, vêtements, bijoux, argenterie, papiers, titres…

La représentation desdits objets sera faîte par M. Jean Auguste Bailly, domestique au service de madame veuve Hallé demeurant à Paris, présent et qui a prêté serment de tout représenter, de n'avoir rien pris, ni détourné & d'ignorer…

Présence de M. Jean Baptiste Mérault, commissaire-priseur au département de la Seine, demeurant rue de l'éperon n°8… »

Commence alors une longue description de près de quatre-vingt-dix pages d'énumération détaillée de tous les biens de Jean-Noël Hallé, avec une estimation de leur prix, par exemple :

> « Une diligence, train et caisse peinte en jaune…Un cabriolet de poste 800 francs
> Environ deux cent cinquante bouteilles à 25 f
> Dix paquets de chandelles 30 f
> Trois cruches d'huile à manger 50ff
> Cent cinquante bouteilles de vin blanc, soixante bouteilles de vin de Chablis… »

Des successeurs professionnels

A la faculté de médecine de Paris, Jean-Noël occupe la chaire d'hygiène jusqu'à sa mort le 11 février 1822.
Aucun professeur se sentant capable de le remplacer, la faculté supprime la chaire d'hygiène dès le 23 avril.
Il faut attendre une ordonnance du 2 février 1823 pour recréer cette chaire que l'on confie à René Joseph Hyacinthe Bertin (1757-1828) qui va l'occuper de 1823 à 1827. Sa nomination intervient, plus d'un an après le décès de Jean-Noël, grâce à son ancien condisciple M. Jacques-Joseph Guillaume François Pierre, comte de Corbière, Ministre de l'intérieur du 14 décembre 1821 au 4 janvier 1828. Le docteur Bertin obtient son diplôme à Montpellier en 1791. Il fait les campagnes de Prusse et de Pologne en 1807, reçoit la Légion d'honneur puis devient médecin en chef de l'hôpital Cochin puis de celui des vénériens. Il a fait faire des progrès dans l'anatomie pathologique du cœur, en s'opposant aux affirmations de Corvisart sur l'anévrysme et les hypertrophies des parois cardiaques.[203]

Le baron Desgenettes reste professeur associé à la chaire pour la physique. Il affirme dans son éloge [p. 23-24] ainsi que de nombreux témoins que la renommée de cette chaire ne s'affirme que progressivement à partir de 1823.

Pour Madeline, membre de la famille Hallé, Jean-Noël laisse un héritage d'hygiéniste de référence. « Par ses recherches et son action au carrefour de la médecine préventive, de la sociologie et de la philanthropie, [il] fut à l'origine d'un nouveau courant de pensée. Cette discipline s'attachait à la recherche statistique pour comprendre la nature et le mécanisme des fléaux sociaux afin de mettre l'administration en mesure d'y remédier. Il entraîna à sa suite un groupe de savants très remarquables : Fodéré, Villermé, Bigot de Morogne, Parent-Duchâtelet, Pavet de Courtelle, etc. Les adeptes de cette famille de pensée, dont certains avaient été ses élèves, fondèrent en 1829, « Les annales d'hygiène publique et de médecine légale ». Cette initiative entraîna, la même année, la création de la « Société française de statistique universelle » dont le but était analogue. »[204]

« La famille de M. Hallé a fait présent à la faculté de son buste, qui se trouve placé entre ceux de Sabatier et de Fourcroy, et non loin de ceux de Thouret et Corvisart…
M. Hallé n'ayant fait aucune disposition à cet égard, sa famille a donné le portrait de Stoll à la faculté [celui légué par Corvisart], qui l'a fait placer sous le beau tableau de Girodet représentant Hippocrate qui repousse les offres et les présents des ennemis de la Grèce. »[205]

A l'**Académie royale des sciences,** les membres élisent, le 6 mai 1823 à sa succession, François Chaussier, son ancien collègue de travail et ancien professeur à la faculté jusqu'en novembre 1822.
Au **Collège de France**, Laennec succède à son maître, pour la chaire de médecine pratique que Hallé aurait beaucoup apprécié.
A l'**Académie de médecine** il n'y a pas de fauteuil attribué personnellement ; un nouvel élu lui a succédé.

Mise en vente de sa bibliothèque, février 1823

Un an après son décès, la famille Hallé met en vente les livres du chef de famille, vendus par adjudication par Maître Mérault, Commissaire-Priseur, rue de l'Éperon, au n°8 : « Catalogue des livres de la bibliothèque de feu M. Jean-Noël Hallé, Membre de l'Académie des Sciences, Institut royal de France... Membre correspondant des Académies de Saint-Pétersbourg, de Vienne, de Madrid, et autres principales sociétés savantes de l'Europe, dont la vente se fera le vendredi 14 février 1823, et jours suivants, à six heures très précises de relevée, en l'une des Salles de l'Hôtel de Bullion, rue J. J. Rousseau, n°3. A Paris, chez De Bure frères, Libraires du Roi, et de la Bibliothèque du Roi, rue Serpente, n°7. 1823. » [BNF Richelieu]
En fait, Hallé possède une des plus riches bibliothèques appartenant à un particulier dont le catalogue ne représente qu'une partie, certes importante, de 176 pages et un supplément de 26 pages. « Il avait hérité de son oncle d'une superbe bibliothèque et l'avait augmentée de toutes les riches productions du siècle ; il en avait profité, il était lui-même un livre vivant. » [éloge Leroux]

Ses ouvrages reflètent ses nombreux centres d'intérêt : la médecine, les sciences, la théologie et les religions, la métaphysique, la philosophie, la morale, l'économie, les beaux-arts, la musique, l'art militaire, les arts mécaniques, les belles lettres, la poésie, la philologie, l'histoire ancienne et moderne, les voyages, pour ne citer que les principaux ouvrages.

Des éloges posthumes

Trois anciens collaborateurs de Jean-Noël Hallé rendent hommage à leur ami : Desgenettes en 1822, Cuvier en 1827 et Dubois d'Amiens en 1851. Leurs textes ont été publiés. Ils contiennent la majorité des informations connues sur la vie et la carrière du professeur Hallé.

Éloge de Desgenettes à la Faculté de médecine

Le 18 novembre 1822, le baron Desgenettes, Président de la faculté, prononce pour la troisième fois le discours de rentrée universitaire en

séance publique. Il en profite pour faire un éloge sur son ami et confrère avec qui il a partagé la même chaire pendant des années. Son très long discours n'a pas été imprimé dans les actes de la faculté car nous savons qu'il a déclenché un chahut dans l'amphithéâtre aux lourdes conséquences. Plusieurs ouvrages relatent les incidents, en particulier le 5e volume des *Biographies médicales*[206] où Desgenettes fait insérer les principaux passages de son intervention.
En fait, l'orateur tout en finesse, laisse entendre que M. Hallé a conservé et pratiqué jusqu'à son dernier instant la religion qu'il avait reçue de ses pères, porteur certainement d'une foi très sincère mais avant tout libérale, il ne se croyait pas autorisé à imposer à quiconque ses propres convictions. Du haut en bas des gradins, c'est aussitôt un déferlement d'applaudissements entrecoupés de quolibets ; en effet, à l'évocation des vertus morales du défunt, des murmures se font entendre dans l'amphithéâtre...d'un ton de voix très élevé, Desgenettes ajouta, en s'adressant aux murmurateurs : « *non erubesco et angilium* » (je n'ai pas honte des anges). Pour certains, ce fut le signe d'un premier ébranlement sérieux du régime de la Restauration.
Quelques jours plus tard, en fin d'année 1822, les cours de la faculté, haut lieu au quartier latin de l'opposition aux Bourbons (particulièrement l'École pratique), sont suspendus. Trois jours plus tard, une ordonnance royale supprime les cours et annonce que la faculté sera réorganisée.
Les enseignants ne dissimulant pas leur attachement au souvenir de Napoléon, soit environ la moitié d'entre eux, sont révoqués. Il s'agit de onze professeurs, tous en place dès 1803 et chacun d'entre eux représentant en France et à l'étranger l'expert de sa discipline. Dans la charrette entourant De Jussieu, l'ancien vice-recteur et le doyen Leroux, on trouve les professeurs Chaussier, Desgenettes, Deyeux, Antoine Dubois, Lallemand, Moreau de la Sarthe, Pelletan, Pinel et Vauquelin, tous anciens collègues et souvent amis d'Hallé.

Mais la faculté de médecine ne peut demeurer longtemps fermée.
Elle rouvre en février 1823 avec la nomination de nouveaux professeurs, tous proches des Ultras. Huit d'entre eux, demeureront dans l'avenir, aussi rigoureusement inconnus qu'ils ne l'étaient au moment de leur désignation. Émergent du lot, Laennec, en l'occurrence Premier Médecin de la duchesse de Berry, qui refuse les fonctions de doyen ; également Landré-Beauvais qui les accepte, mais en se montrant le moins possible pendant tout son mandat.
« En sa qualité de doyen, M. Landré-Beauvais ne professe que durant les vacances » ironise en 1825 le périodique médical *Hygie*. Tout Ultra qu'il soit, cet élève de Pinel demeure un remarquable clinicien.

Enfin Orfila devient assesseur du doyen.

A l'arrivée au pouvoir de Louis-Philippe, le 7 août 1830, ces nouveaux enseignants se retrouvent à leur tour renvoyé, hormis Laennec.

Antoine Dubois, Deyeux, Desgenettes, Lallemand et le doyen Leroux, tous bonapartistes rescapés retrouvent leur chaire. Trop âgé, Leroux ne reprend pas sa fonction de doyen qu'il confie alors à Dubois.

En revanche, Orfila, ancien protégé de Jean-Noël Hallé et seul rescapé, conserve son poste.

Éloge de Cuvier à l'Académie royale des sciences

Éloges historiques de MM. Hallé, Corvisart et Pinel, lus à la séance publique de l'Académie royale des sciences, le 11 juin 1827, par M. Le Baron Cuvier, Secrétaire perpétuel.[207]

Dans son discours, il rappelle que « de tout temps l'ancienne Académie des Sciences a possédé d'habiles médecins », surtout ceux « qui ont cultivé dans son sein les sciences naturelles. »

Éloge de Dubois à l'Académie de Médecine

Frédéric Elionor Dubois, dit Frédéric Dubois d'Amiens (1799-1873), élu membre de cette Académie en 1836 puis Secrétaire perpétuel entre 1847 et 1873, lit son éloge sur Hallé, le 17 décembre 1851.

Son texte sur Jean-Noël, rédigé près de trente ans après sa mort, fourmille de précieuses données sur la vie personnelle et la carrière professionnelle du professeur d'hygiène.

En fait, Dubois, médecin, philosophe et historien, est resté célèbre en particulier pour la publication de différents éloges qu'il a lus en séances publiques de 1845 à 1863 sur plusieurs membres de l'Académie nationale de médecine. [Voir Bibliographie]

Des témoignages posthumes

Élèves et professeurs lui rendent hommage.

Hommage posthume d'un ancien élève

Augustin Pyrame de Candolle, botaniste suisse est venu à Paris pour y étudier la médecine à partir de 1798 puis de 1803 à 1815. Il aide Lamarck à remanier la classification de la flore française et obtient en 1804 son titre de docteur avec un *Essai sur les propriétés médicales des plantes*. Devenu professeur de botanique, il évoque ainsi son ancien maître :

« Monsieur Hallé a été sans contredit un des hommes dont les lumières et les travaux utiles ont le plus contribué aux progrès que les sciences médicales ont faits depuis la fin du siècle dernier. Indépendamment des cours publics dans lesquels, depuis plus de vingt ans, il exposait avec le plus grand zèle et la plus scrupuleuse assiduité les plus savants préceptes, il a été membre de la plupart des commissions nommées par la Société royale, par l'Institut et par la Faculté pour examiner les travaux relatifs à l'art médical. »

Traité des moyens de conserver sa santé, 1826

Manuel complet d'hygiène, ou Traité des moyens de conserver sa santé[208]; livre rédigé selon la doctrine du professeur Hallé, par Joseph Briand, pharmacien ; un ouvrage de référence sur l'hygiène en français.

Traité d'hygiène de E. Tourtelle, 1837 à 1855

Ce traité rédigé par le docteur Étienne Tourtelle (1756-1801) comporte une « *Introduction : Histoire de l'hygiène* » attribuée à J.-N. Hallé[209] et il contient une table des matières calquée sur le plan du cours de Jean-Noël Hallé.
Note de l'éditeur : « Lorsque la première édition de ce Traité eut vu le jour, le célèbre professeur Hallé écrivit à l'auteur qu'après avoir lu son livre, il était décidé à retarder indéfiniment la publication d'un ouvrage sur le même sujet, auquel il travaillait depuis longtemps, estimant que ceux qui se consacrent à la médecine trouveraient dans les *Nouveaux Éléments d'Hygiène* une instruction suffisante. Nous n'avons pas voulu cependant que plusieurs des beaux travaux partiels insérés par le professeur de Paris dans diverses collections scientifiques fussent perdus pour les lecteurs des *Éléments d'hygiène,* de Tourtelle. C'est ce motif qui nous a engagé à faire entrer dans cette nouvelle édition de ce dernier ouvrage, et à leur place naturelle, divers articles d'Hallé, et entre autres son Histoire de l'hygiène et son article *Air atmosphérique*, qu'il avait rédigé conjointement avec Nysten. L'ouvrage de Tourtelle offrait quelques superfluités, et çà et là des négligences, des incorrections et un néologisme affecté. Quelques parties y étaient traitées avec trop de brièveté ; défauts que la mort prématurée de l'auteur ne lui permit pas de faire disparaître. M. le docteur Bricheteau, notre collaborateur, et dont tous nos lecteurs connaissent le mérite et les travaux hygiéniques, a bien voulu nous permettre de faire usage, dans cette cinquième édition des *Éléments* de Tourtelle, des notes, additions et corrections qu'il a faites à cet ouvrage, et qui, jointes au mérite du livre et aux travaux d'Hallé qui l'accompagnent, en font encore le meilleur traité d'hygiène que nous possédions. Les additions de M. Bricheteau, intercalées dans le texte, sont renfermées entre deux crochets et sont signées I. B. »

Une biographie de Félix Madeline

Félix Madeline (1923-2005) est le fils de Léon-Joseph Madeline marié avec Anne-Marie, fille de Noël Hallé lui-même fils aîné de Félix petit-fils de

Jean-Noël. Sa biographie intitulée « *Jean-Noël Hallé, Médecin ordinaire de Napoléon* », éditée à Paris en 2005, 2011 (ma référence) et 2012, donne beaucoup d'informations en quelques pages, mais sans fournir de référence précise. De plus, mes recherches, m'ont permis de constater que l'auteur a recopié presque mot à mot un passage d'une biographie de Paul Ganière sur Corvisart en attribuant l'action à son aïeul !
Pour lui, l'action de Jean-Noël s'organise autour d'une seule démarche : l'observation. Ce qui signifie : écouter, regarder, sentir, palper, entendre le malade, recenser tous les symptômes pour enfin en rechercher la cause à laquelle il faudra livrer la principale bataille.

> « *La médecine des symptômes doit toujours être subordonnée à la médecine de la maladie.* »

Une lettre surprenante d'Alain Decaux

Dans cette lettre adressée aux Secrétaires perpétuels de l'Académie des Sciences, le 3 novembre 1997, le célèbre historien Alain Decaux se plaint d'un de ses futurs voisins de sa dernière demeure.

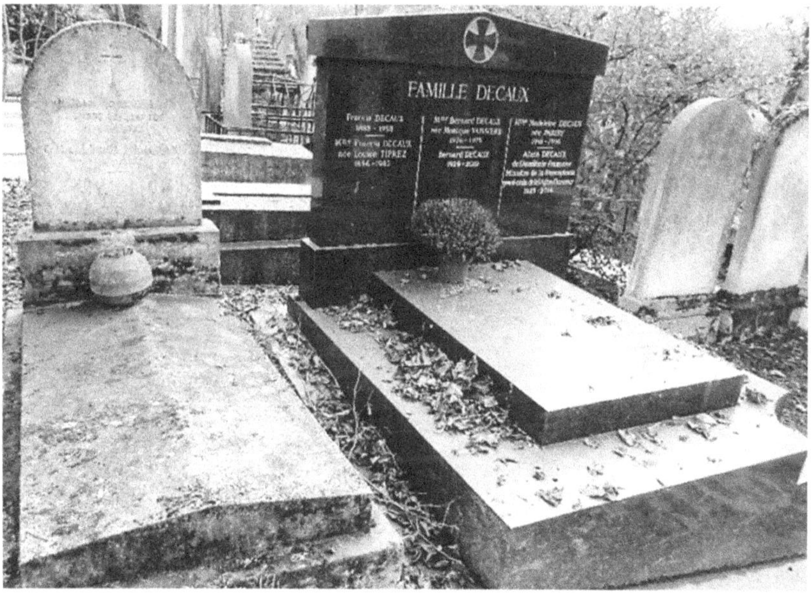

Fig. 10. Tombes d'Hallé, Decaux et Delambre au Père-Lachaise

En effet, sa tombe se situe au Père-Lachaise entre celle de Jean-Noël Hallé à gauche et de Jean-Baptiste Delambre (1749-1822) à droite. La tombe de

Jean-Noël Hallé et son épouse, « G. Hallé, née Marchand » [Marie Geneviève Marchand d'Épinay, inhumée en 1832], lui paraît en bon état. En revanche, la sépulture de Delambre, astronome, ancien membre puis secrétaire perpétuel de l'Académie des Sciences lui paraît indigne. L'historien espère que l'Académie pourra prendre en charge la restauration de cette tombe.

> Ma famille dispose, au cimetière du Père Lachaise, d'une concession perpétuelle où j'irai reposer un jour.
>
> Or, j'ai pu constater, avec un intérêt que vous comprendrez certainement, que se trouve à la gauche de cette concession la sépulture de Jean-Noël Hallé (1754-1822) que le *Larousse* considère comme le « créateur de l'enseignement de l'hygiène en France ». Il fut membre (1795), puis président de l'Académie des Sciences.
>
> Cette tombe - et je m'en réjouis - est en parfait état et bien entretenue.
>
> Cependant, à la droite de ma future demeure, s'élèvent les restes d'une pierre tombale. On ne lit plus qu'à peine le nom de l'occupant. Il s'agit de Jean-Baptiste Delambre (1749-1822), astronome, qui a laissé sa place dans l'histoire en mesurant un arc du méridien pour servir à l'établissement du système métrique. Cuvier a dit de lui que sa probité scientifique n'avait d'égale que sa modestie. Il fut membre puis secrétaire perpétuel de l'Académie des Sciences.
>
> J'avoue que le délabrement d'une pierre qui tient difficilement en équilibre et dont on ne peut lire l'inscription que grâce à un anonyme qui l'a renforcée à la craie - initiative qui sera réduite à néant par la prochaine pluie - me navre. Paris a accordé une rue à Delambre. Votre Académie ne pourrait-elle rendre à sa sépulture quelque dignité ?
>
> Je vous prie de croire, Messieurs les Secrétaires perpétuels, à l'assurance de ma haute considération. Très cordialement,
>
> Alain DECAUX
> *de l'Académie française*

Fig. 11 : Extrait de la lettre de l'historien Alain Decaux

Une rue Hallé à Paris

Cette dénomination a été attribuée le 2 octobre 1865, sous Napoléon III. La rue Hallé se situe dans le 14e arrondissement de Paris en remplacement de l'avenue de la Santé, entre plusieurs voies : rues de la Tombe-Issoire et Du Couédic ; rue Neuve-Saint-Jacques, entre trois rues : Du Couédic, Rémy Dumoncel et du Commandeur. Cette rue mesure 465 mètres en longueur et 10 mètres en largeur.

Portraits et bustes

Membre d'une famille de grands peintres, il existe plusieurs portraits de Jean-Noël enfant et adulte ainsi que des bustes.
En particulier son père le peintre Noël Hallé l'a plusieurs fois pris comme modèle.

Peintures et lithographies

Certaines représentations de Jean-Noël Hallé illustrent ce livre et sont listées dans les figures en fin d'ouvrage.

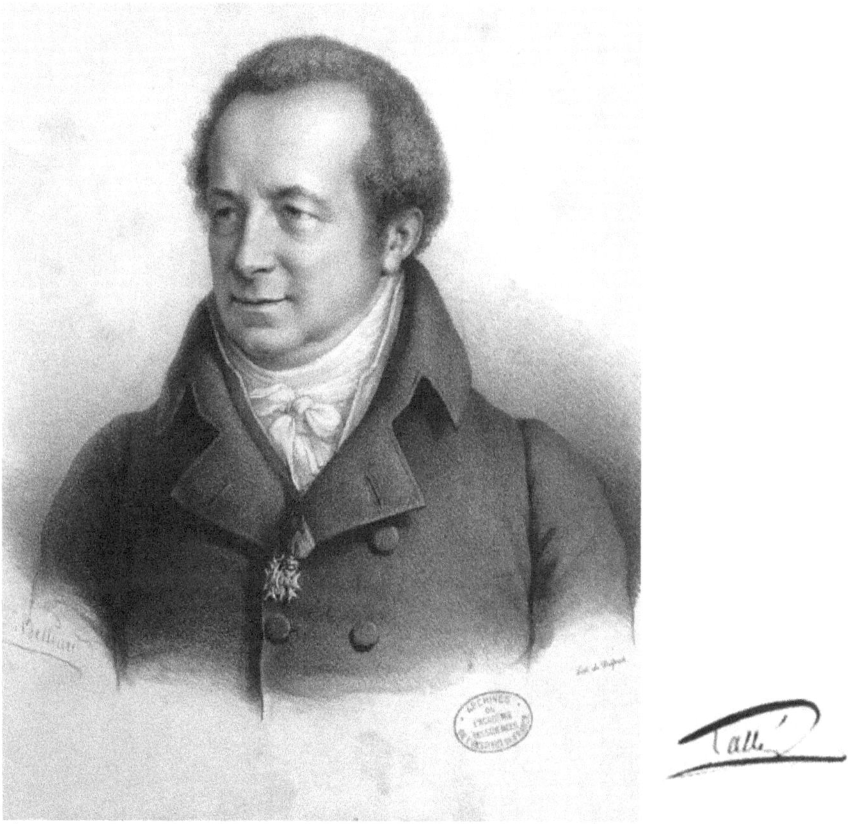

Fig. 12 : Lithographie de Delpech avec signature, petit format, 1840

Il en existe d'autres :
- Portrait de Jean-Noël vers 18 ans, peint par son père Noël, en 1772, au Grand Mesnil de Châtres en Seine et Marne.
-Lithographie de Julien Léopold Boilly (1796-1874), 1821, collection de l'Institut de France.
-Pastel de Jean-Noël par son père Noël Hallé, collection privée.

-Huile sur toile de Jean-Noël Hallé par François-Louis Gounod, père du compositeur, 1811, au Collège de France ; il effectue deux lithographies et un dessin. Villain réalise aussi une litho et Frémy un croquis.
-Dessin d'après la lithographie de Séraphin Delpech par Belliard en grand format.

Bustes

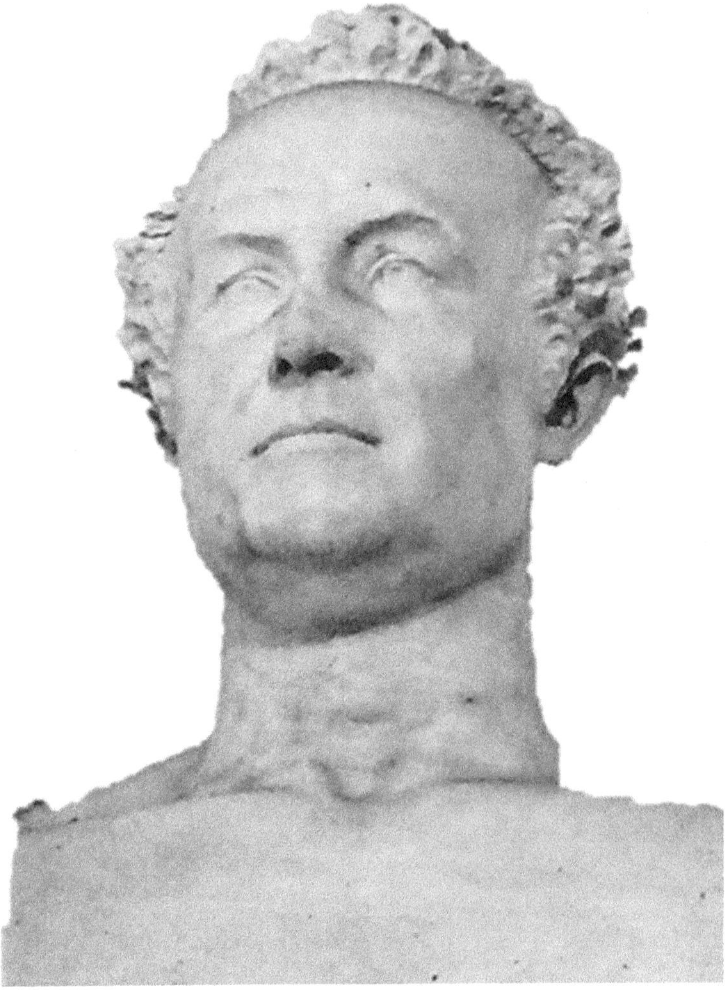

Fig. 13 : Buste d'Hallé dans le domaine privé des descendants de Jean-Noël à Paris. Photographie de l'auteur.
Autres sculptures connues :
-Buste en marbre de 60 centimètres, signé par H. Sobre en 1877, situé dans le hall de l'entrée du musée d'histoire de la médecine (75006 Paris)

-Hallé par le sculpteur Reymond, collection Corlieu.
-Un buste anonyme est entré à l'Académie de médecine probablement en 1833 mais a disparu [Art 482], comme une cinquantaine autre ; peut-être celui ci-dessous.

Témoignage personnel

En guise de conclusion, je tiens à préciser et à rappeler que pour Hallé, la médecine reste un Art et une science. Elle repose sur un don que doit posséder celui qui l'exerce. Ce don c'est « le coup d'œil médical, cette sorte d'instinct » comme le définit Cabanis, appelé aussi « le préjugement » par Jean-Jacques Leroux.

Comme médecin et professeur à la faculté de médecine de Paris, au Collège de France et à l'Académie de médecine, Hallé n'a pas fait de découverte majeure par rapport à Bichat ou Laennec.
« Hallé n'a point fait de livres, mais on lui doit une foule de Mémoires et de Rapports justement estimés, et portant tous l'empreinte de son génie observateur et de sa vaste érudition » [éloge Percy].

Comme scientifique membre de l'Académie des Sciences et de plusieurs sociétés savantes, il en est de même. Réveillé-Parise résume bien cette critique : « Soyons vrais néanmoins, ce médecin n'a laissé dans la science, ni le souvenir d'une de ces découvertes importantes auxquelles un nom est irrévocablement lié, ni une opinion, ni un système qui ait marqué son passage et tracé profondément son sillon dans la science. »

En vérité, Hallé, grâce à ses multiples activités quotidiennes et à ses recherches, il a largement contribué à la naissance d'une médecine plus scientifique et vraiment plus moderne.
On lui doit la découverte du décès par *anémie* sans perte de sang visible, le début de l'*électrothérapie* en particulier dans le domaine neurologique, des progrès en pharmacologie avec sa mise à disposition pour tout médecin (*Codex*)et surtout d'avoir porté l'*hygiène* publique et privée à un niveau universitaire capable d'influer sur la gestion des cités par nos dirigeants. Un écologiste avant l'heure.

Il a fortement contribué à ses missions premières : consultations auprès de ses malades et résolutions de diagnostics parfois très compliqués laissant ses confrères impuissants.
Il s'est comporté comme un « homme profondément instruit, qui n'a d'autre but que le progrès de la science et le bien de l'humanité…
Tous ses confrères reconnaissaient qu'il était « un des médecins les plus instruits, et certainement un des mieux instruits ». Chez lui, aucune

connaissance ne nuisait à l'autre : tout était bien placé, bien ordonné » [éloge Leroux].

Avant l'épopée napoléonienne, seuls les symptômes orientent la prescription de remède sans qu'il soit nécessaire de voir et encore moins d'examiner le malade. Par son esprit scientifique et ses connaissances dans plusieurs domaines, il apporte à la médecine sa vision de chimiste et de physicien.
Jean-Noël Hallé participe activement aux travaux de toutes les sociétés savantes de l'époque toujours dans le but de conserver et d'améliorer la santé et prolonger la vie par une *prévention* raisonnée.
Comme il le dit lui-même en 1805, la médecine du symptôme doit toujours être subordonnée à la médecine de la maladie.

Notre époque voit apparaître une nouvelle ère de l'art de guérir qui devient une médecine moderne et numérique. Dans quelques années, tous les médecins seront assistés, « augmentés » par des co-robots capables de connaître et reconnaître instantanément toutes les maladies à partir de l'énoncé de ses symptômes, de données paracliniques et statistiques.
Comme médecin, sa principale préoccupation ne sera plus de se contenter d'être un bon scientifique, il devra plus s'intéresser au patient, à l'humain. Il devra apprendre à écouter, communiquer, rassurer, expliquer...

Pour paraphraser Jean-Noël, dans un proche avenir :

La médecine du symptôme ou de la maladie devra toujours être subordonnée à la souffrance et à la compréhension du malade.

Bibliographie

(Les noms en gras représentent les auteurs des éloges, et des références souvent citées)

-Adelon, Beclard, Chomel, Cloquet, Desormeaux...*Dictionnaire de médecine, chirurgie, pharmacie, etc.* faisant suite au Journal de MM. Corvisart, Leroux et Boyer. Janvier 1822, t. 13, à Paris chez Migneret et Crochard

-Aicard J et coll. *Patria. La France ancienne et moderne morale et matérielle ou collection encyclopédique et statistique de tous les faits relatifs à l'histoire physique et intellectuelle de la France et de ses colonies.* Paris, J.-J. Dubouchet, Lechevalier et Cie éditeurs, 60, 805 p. ; 1847 (p. 282)

-*Almanachs impériaux*, Testu et Cie imprimeurs, Paris, 1805-1813

-Anonyme. *Catalogue des livres de la bibliothèque de Jean-Noël Hallé.* Librairie De Bure frères, Paris, 1823. BIU de Médecine

-Anonyme. *Hallé.* Le Progrès médical, 1928, supplément illustré. Paris, p. 46 ; cote médecine 90170

-Aubert A. *Rapport sur la vaccine ou réponses aux questions rédigées par les Commissaires de l'École de Médecine de Paris, sur la pratique et les résultats de cette nouvelle inoculation en Angleterre et dans les Hospices de Londres, où on l'a adoptée,* à Paris, chez Richard, Caille et Ravier, an 9, 72 p.

-Bayle A. L. J. *Hallé.* Encyclopédie des sciences médicales ou traité général, Méthodique et complet des diverses branches de l'art de guérir...6e division. Biographie médicale. *H*, volume 2, Paris au Bureau de l'Encyclopédie, 1841, p. 766-769

-Bayser cabinet d'expertise de. Paris, Archives Nat. Et. C, liasse 882, *contrat de mariage, 7 avril 1785* ; coll. Jacques Hallé, 1905 ; vente Paris Drouot Daguerre, 27 mars 2017, lot 19, p. 11, notice rédigée avec le concours d'Ariane James-Sarazin.

-Bourdon I. *Desgenettes. Dictionnaire de la conversation et de la lecture*, T. 58, 6e, supplément au répertoire des connaissances usuelles, Paris, Garnier Frères, 1845, p. 434-439. *The library of the University of California Los Angeles*

-Busquet Dr Paul. *Biographies Médicales. Notes pour servir à l'Histoire de la Médecine et des Grands Médecins.* 2e année, n°22, octobre 1928, Paris, J.-B. Baillière et fils, p. 342-352

-Cabanès Augustin Dr. *Dans l'intimité de l'empereur.* Albin Michel, Paris 1924, 1 vol. 501 p. BNF, département Philosophie, histoire, sciences de l'homme, 8-LB44-1954 ; rééditions en 1950, 1958 et 2018

-Cabanès A. *Au chevet de l'empereur.* Editions Albin Michel, 1924, 441 p.

-Cabanès A. *Conversations de Napoléon avec un chirurgien de la marine anglaise* ; *Napoléon jugé par un anglais,* traduit de l'anglais, publié et annoté par le traducteur, 2e édition, Emile-Paul, Paris, 1908, 492 p. Version originale de

William Warden, chirurgien de la Royal Navy qui accompagne l'empereur déchu à bord du Northumberland dès le 8 août 1815
-Caratini R. *Hallé dans le dictionnaire des personnages de la Révolution.* Collection La Pré aux Clerc, Belfond, 4 juillet 1988, 576 p
-Chéreau A. *Hallé (Jean-Noël).* Dictionnaire encyclopédique des sciences médicales ; publié sous la direction de M. A. Dechambre, série 4, t. 12, 1886, 71-72
-Chevallier Fabienne. *La naissance du Paris moderne. L'essor des politiques d'hygiène (1788-1855)*, 2009
-Chomel A-F. Archives et manuscrits liés dans Calames. Notes de lecture. Chomel 2. II, n° 1 *Anémie* 1 liasse de 5 feuillets. Chomel 1.III. n° 4 *Hallé, Guilbert & Nysten. Bains*, 12 feuillets. Chomel 1.III. n° 5 *Air atmosphérique* (Hallé & Nysten). Chomel 1.III. n° 10 *Hygiène*, 8 feuillets. *Kystes*, 17 feuillets ; dossier concernant « des moyens thérapeutiques en général »
-Constant, Premier Valet de Chambre de l'Empereur. *Mémoires sur la vie privée de Napoléon, sa famille et sa cour.* 2 tomes reliés, Fr. Beauval diffuseur, éditions de Crémille, 1969
-Cousin J. *Dictionnaire néologique des hommes et des choses* ou notice alphabétique, t. 2, Paris, chez Moutardier, 1799
-Cuvier Georges. *Éloge d'Hallé.* 1re édition le 17 août 1812, Paris, Firmin Didot, manuscrit ; cahier cousu de 12 feuillets. Ecrit inséré dans les Mémoires de l'Institut. Réédité par les éditions Chapitre.com en novembre 2015 par LEN S.A.S. 92150 Suresnes, sous forme d'un fascicule de 55 p
-**Cuvier** G. *Recueil des éloges historiques lus dans les séances publiques de l'Institut royal de France,* vol. 3, F. G. Levrault, Paris, 1819-1827, p. 345-60
-**Cuvier** G. *Éloge historique de M. Hallé, dans Mémoires de l'Académie des sciences de l'Institut de France*, Gauthier-Villars, Paris, 1830, t. 9, p. CCI-CCX & Firmin-Didot, BNF p. CCXV
-Dechambre, Amédée (directeur). *Hallé.* Dictionnaire encyclopédique des sciences médicales, série 4, t. 12, Haa à Hem. BIU Santé-Médecine, Paris, G. Masson : P. Asselin, 1886 (1877 à 1889), p. 71-72 ; et 2018
-Dechambre A., Directeur de la publication. *Bertin (1757-1828)*, notice du Dictionnaire encyclopédique des sciences médicales, série 1, t. 9, 1874.
-**Desgenettes**. *Éloge de M. Hallé prononcé devant la faculté de médecine de Paris le 18 novembre 1822*, dictionnaire des bibliographies Panckoucke, t. 5, p. 28-38 (90945 t. 8 n°5) BIU
-Dezeimeris. *Article sur Hallé.* Dictionnaire historique de la médecine ancienne et moderne, 1836, t. 3, p. 9
-**Dubois** d'Amiens E. Fr. Secrétaire perpétuel de l'Académie de médecine. *Éloges d'Hallé...*, lus dans les séances publiques 1845-1863, le 17 décembre 1851 ; 30 p. Extrait des « Mémoires de l'Académie nationale de

médecine », t. 17, & t. I. : *Broussais, Ant. Dubois. Richerand, Hallé, Boyer, Orfila, Désormeaux, Capuron, Deneux, Baudelocque, Récamier, Roux, Magendie, Guéneau de Mussy, G. Saint-Hilaire, A. Richard, Chomel, Thénard, Chervin.* Paris. Didier et Cie, et J.-B. Baillière et fils, 1864
-**Duméril**. *Discours sur la tombe d'Hallé.* Nouveau Journal de Médecine, Chirurgie, Pharmacie, 1822, t. 13, p. 249
-Dupasquier I. *1804 Les premières distributions de la Légion d'honneur.* Revue du Souvenir Napoléonien, n° 268, p. 18-21, mars 1973
-Dupont Michel. *Hallé Jean-Noël (1754-1822).* Dictionnaire historique des médecins dans et hors de la médecine, Larousse, Paris, t. 1, 1999 ; idref.fr
-Estournet O. *La famille Hallé.* Paris, Plon-Nourrit, 1905 ; texte numérisé en 2012 par l'Université de Toronto. Mémoire lu à la réunion des Sociétés des Beaux-Arts des départements, à l'École des Beaux-Arts de Paris, le 15 juin 1905
-Ganière P. *Corvisart, médecin de Napoléon.* Paris, 1951, p. 70 & 84
-Georgel A. *Armorial de l'Empire français*, in euraldic.com ou BNF, Paris, 1869
-Goldcher A. *Napoléon Ier. L'ultime autopsie,* SPM éditions, Paris, 2012, 414 p. Lauréat du prix J.-F. Coste de l'Académie nationale de médecine, 2013
-Goldcher A. *Au chevet des Bonaparte. De quoi sont-ils morts ?* Editions Soteca, 298 p., 2020
-Guépin. *Prises de notes du cours d'hygiène de M. Hallé.* Ms Angers entre 1621 et 1632 (76) & Manuscrits Ms 552 (1424). Supplément au catalogue des manuscrits de la bibliothèque de l'Académie nationale de médecine, 544 p. Ms 890 (1761) et Ms 891 (1762), vente aux enchères de Joigny (89300), en avril 2012
-Hallé Étienne, fils du Dr Jean Hallé. *Conférence du 27 août 1977 pour l'association des « Amis du Maréchal Bessières »*, organisée à Ferrières dans le Lot pour évoquer des souvenirs du docteur Jean-Noël Hallé. Texte enregistré sur une des cassettes audio en septembre 1942 par un de ses fils. Elles m'ont été prêtées par Domitille Hallé, descendante de Jean-Noël. Archives du Muséum national d'Histoire naturelle. Cote Ms 1328-1330, an 11 (1802-1803) ; support papier. 405, 504 et 337 p.
-Hallé J.-N. *BNF* : https://data.bnf.fr/fr/10398011/jean-noel_hallé.
-Hallé J.-N. *Hygiène ; extrait des leçons du citoyen Hallé, professeur de physique médicale et d'hygiène à l'école de médecine de Paris, commencées le 2 Germinal an 9 ou 23 mars 1801 de la République à l'école de Médecine*, Paris, 1801, 362ff., Cote : Ms 5606. Vendu récemment en salle de ventes avec une estimation de 500/700 €
-*Histoire de la Société Royale de Médecine. Année 1779.* Avec les mémoires de médecine & de physique médicale, pour la même année, tirés des registres

de cette Société, à Paris, imprimerie de Monsieur. Autres ouvrages : 1782, 1784-85, 1787-90, Paris, chez T. Barrois le jeune, libraire de la SRM, Mémoires, 1789, t. 10. École de santé de Paris, Didot jeune, an 6
-Huard Pierre et Huart M.J. Imbault. *Structure et fonctionnement de la Faculté de médecine de Paris en 1813.* Revue d'histoire des sciences, 1975
-Huguet F. *Les professeurs de la Faculté de médecine de Paris, dictionnaire biographique, 1794-1939,* Paris, 1991. Institut national de recherche pédagogique, C.N.R.S, 1991. Cote Médecine : 142/262917
-Hutin J.-F. *Le docteur Henri Marie Husson et l'introduction de la vaccine à Reims,* exposé en avril 2014. Histoire des sciences médicales, t. 48, 3, 2014, p. 361-377
-Huzard J.-B. *Manuscrits du fonds à l'Institut de France,* années 1806-1830, cote : HR 50 bis (ancienne cote : Ms 1976) ; 116 pièces, dont certaines écrites par Hallé
-Lacretelle P. de. *Secrets et malheurs de la reine Hortense.* Hachette, 1936
-Lamendin H. *Anecdodontes,* édité par les laboratoires Aventis, Paris, 2002
-L'École des hautes études en sciences sociales & CNRS. *Une correspondance familiale* [en ligne], Monographies, Compléments historiographiques, « Vie intellectuelle ». Mis à jour le 26/01/2017. Source souvent citée dans les références, fondée en 1949 ; EHESS et CNRS
-Legaye J. *L'enseignement de la médecine sous la Révolution et l'Empire.* Histoire des sciences médicales, t. 48, 3, 2014, p. 397-403
-Lemaire J.-F. *L'annuaire médical de Maygrier, 1809 et 1810* ; une source pour l'étude de la condition médicale sous le Premier Empire, thèse dirigée par Grmek M. D. à l'École pratique des hautes études. Paris, EPHE 1989, 1 vol., 86 p.
-**Lemaire** J.-F. *Napoléon et la médecine*, éditions François Bourin, Paris, 1992, p. 31-35 (Hallé et les études). Ouvrage de référence lorsque le nom de Lemaire est cité dans cette biographie d'Hallé++
-Lemaire J-F. *Coste, Premier Médecin des armées de Napoléon.* Stock, 1997, 418 p., p. 389
-Lemaire J-F. *Hallé Jean-Noël.* Dictionnaire de Jean Tulard, 1999
-Lemaire J-F. *L'émulatrice faculté de médecine de Paris sous l'Empire.* 29 p. 06/12/1999, bibliothèque de la Fondation Napoléon
-Lemaire J-F. *La médecine napoléonienne*, Nouveau Monde éditions. Fondation Napoléon, Paris, 2003
-**Leroux** J.-J. *Discours du doyen de la faculté de médecine de Paris*, Didot le jeune, Paris, 1822, dit sur la tombe de M. Hallé ; cote 90945, t. 35, n°4
-Madeline Félix. *Jean-Noël Hallé, Médecin ordinaire de Napoléon.* Paris, 1re édition en 2005, 2e en 2011 par l'imprimerie Office Parisien (cote : 272451 ; ma référence) ; 3ème édition, janvier 2012

-Malato M. T. *Hallé Jean-Noël, igienista francese del secolo* 18 Roma, 1958. Ex. « Collan » *di Pagini di Storia della Medicina, Miscellanea* 4. X, 4°, 2624
-Michaud Louis-Gabriel, directeur et éditeur. *Biographie universelle ancienne et moderne : histoire par ordre alphabétique de la vie publique et privée de tous les hommes qui se sont fait remarquer par leurs écrits, leurs actions, leurs talents, leurs vertus ou leurs crimes*, t. 66 ; ouvrage d'une société de gens de lettres et de savants, éditions A. Thoisnier Desplaces, L.-G. Michaud, F. A. Brockaus, Mme C. Desplaces, 1843. BNF : ark:/12148/bpt6k51674f, 349 microfiches. Léopold Joseph Renauldin « *Hallé Jean-Noël* », biographies 1857, vol. 18, p. 366
-Moreau de la Sarthe J. L. *Traité historique et pratique de la vaccine.* Bernard, libraire de l'école polytechnique,1801 ; réédition en 1989 par Champion-Slatkine, Genève et la Cité des Sciences et de l'Industrie, Paris
-Noguès B. *La maîtrise ès arts en France aux XVIIe et XVIIIe siècles.* Histoire de l'éducation, 124, 2009, p. 95-134
-**Percy**. *Discours aux funérailles de M. le Chevalier Hallé, au nom de l'Institut royal de France*, imprimé le 13 février 1822, Paris, 4 p.
-Percy Baron. *Journal des campagnes. Chirurgien en chef de la Grande Armée,* Tallandier, Bibliothèque napoléonienne, 2002, 536 p. (1re édition, 1904)
-Peyrilhe B., *Cours d'hygiène, par Mr Hallé...* suivi d'Aphorismes, Ms. Paris, 1801
-Pouderous docteur en médecine de l'Université de Montpellier, ex-médecin des armées. « *Principes d'hygiène et de médecine, rectifiés et mis à la portée de tout le monde. Suivis d'un Vocabulaire, pour expliquer les termes peu connus qui se trouvent dans cet ouvrage* ». Imprimerie de Vve Douladoure, Toulouse, 1re section, an 12, 272 p. BNF : ark:/12148/bpt6k9762801z
-Prévost A. *La Faculté de Médecine de Paris, ses chaires, ses annexes, son personnel enseignant de 1794 à 1900.* Paris, Maloine, 1900
-Quérard J.-M. *La France littéraire ou Dictionnaire bibliographique,* vol. 4, Firmin Didot frères, Paris, 1830 ; consulté en ligne
-**Réveillé-Parise** J.-H. *Études de l'homme dans l'état de santé et dans l'état de maladie.* 2e édition, T. 1, Paris, G.-A. Dentu, 1845, 362-376 *Dr Hallé* p. 320-333. *Notice sur Hallé.* Gazette médicale, Paris, 1837, t. 5, n°50, p. 785
-Saucerotte Constant Dr. Article sur *Hallé.* La Nouvelle Biographie générale, Firmin Didot, 1858, t. 23, p. 162
-Sournia J.-C. *Histoire de la médecine et des médecins*, Paris, Larousse, 1991
-Tulard J. *De Napoléon et quelques autres sujets,* Tallandier, 2019, p. 173-175
-Vial C.-E. *Soigner et être malade à la cour de Napoléon Ier : quelques documents sur la Maison médicale de l'empereur.* Revue de l'Institut Napoléon, Éric Ledru éditeur, Paris, n°216, 2018-I, p. 33-59

-Vichard P. *L'évolution du recrutement magistral en médecine de 1803 à nos jours : progrès ou régression ?* Histoire des sciences médicales, T. 32, n° 4, 1998, p. 339-352
-**Vincent** J.-F. Dictionnaire des sciences médicales. *Biographies médicales.* Base biographique. BIU volume 5, *Hallé* p. 28-38 par Desgenettes ; source de plusieurs biographies de ce livre++
-Warden W., O'Meara B. *Napoléon jugé par un Anglais: Lettres de Sainte-Hélène, correspondance de W. Warden, chirurgien de S. M. à bord du Northumberland, qui a transporté Napoléon Bonaparte à Sainte-Hélène.* Traduit de l'anglais et suivie des Lettres du Cap de Bonne-Espérance, réponses de Napoléon aux lettres de Warden, H. Vivien, Paris, 1901, 492 p. BNF, département Philosophie, histoire, sciences de l'homme, 8-LB48-3652
-Wikipédia : dossier Jean-Noël Hallé
-Willk-Brocard N. *Une dynastie. Les Hallé. Daniel, Claude-Guy, Noël* Arthéna, Paris 1995, 717 p. suite à une thèse de doctorat sur les peintres de la famille Hallé. Une référence pour les œuvres de peinture des Hallé
-Zwiebel-Muller P. *Inventaire sommaire et analytique et index alphabétique, par noms de lieux, de personnes et de matières, sur fiches (manuscrits), rédigés par Marie-Antoinette Fleury (1911-2000). Thèse 3ème cycle de La Société de l'École de médecine et la santé publique en France de 1801 à 1821.* Catalogue général des manuscrits des bibliothèques publiques de France, Paris, T. 1, 1909

Annexes

I/ Chronologie simplifiées de la vie de Jean-Noël Hallé

Étant donné l'éclectisme d'Hallé, il a réalisé et participé à plusieurs activités en parallèle difficiles à rapporter dans une biographie. D'où l'intérêt de cette chronologie qui permet de mieux suivre son parcours aussi bien professionnel que privé.

DU 6 JANVIER 1754 AU 11 FEVRIER 1822

1754	6 janv	Naissance à Paris
1755		Naissance de sa sœur Charlotte Catherine Geneviève
1769		Décision à 15 ans de s'orienter vers une carrière médicale ou scientifique
1771		Termine ses Humanités
1772	Octobre	Inscription à la faculté de médecine de Paris. Études de 1772 à 1775 jusqu'au baccalauréat médical
1775	3 juin	La famille Hallé part pour l'École de Rome où son père est nommé « Commissaire du Roi ». Jean-Noël rencontre les scientifiques Le Sueur et Jacquier
1776	mi-févr.	Retour à Paris et reprise des études de médecine
	Nov.	Anoblissement de son père, Noël que le Roi nomme Chevalier de l'ordre de Saint-Michel. Noël Hallé et sa famille emménagent au 10 rue Pierre Sarrazin à Paris
	19 déc.	Présentation de sa première thèse quodlibétaire
1777	17 mars	Soutenance de sa thèse cardinale
	20 déc.	Présentation de sa seconde thèse quodlibétaire
1778	12 mars	Soutenance de sa thèse médico-chirurgicale
	27 août	Acte des vespéries qui marque la fin des études médicales Admis en qualité d'associé ordinaire à la Société royale de médecine avec le soutien de son oncle Lorry
	14 sept.	Soutenance de la thèse de doctorat
1779	13 janv.	Lettre au doyen de la faculté de médecine pour postuler comme docteur régent
	20 janv.	Troisième et ultime recours refusé
1781	5 juin	Mort de son père Noël Hallé
1782		Consulte en cabinet à Paris et étudie jusqu'en 1785 différentes maladies en se spécialisant dans l'hygiène
1783	18 sept.	Mort de son oncle Lorry
1784		Opposition active au mesmérisme

		Commence à s'intéresser au traitement par l'électricité avec 4 rapports de 1784 à 1788
1785	Mars	Ouvrage sur le méphitisme des fosses d'aisance (SRM)
	8 avril	Jean-Noël épouse Marie Geneviève Marchand d'Épinay
1787		Début de participation à la grande « Encyclopédie Méthodique » de Panckoucke
1789		Décès de sa fille Louise âgée de 3 ans
		Naissance de sa deuxième fille Augustine Françoise Marie
1790	14 févr.	Procès-verbal de sa visite des deux rives de la Seine (SRM)
	30 août	Rapport d'expertise sur la Bièvre pour municipalité de Paris
1791		Rapport d'expertise sur la Seine présenté à ses collègues
		Première édition de son plan d'étude sur l'hygiène : *Médecine éclairée par les sciences physiques*, dans le Journal de Fourcroy
1792		Publication de plusieurs rapports sur les eaux minérales
1793	14 sept.	Reçu membre de la société philomathique
		Dissolution de la Société royale de médecine (SRM)
1794	26 avril	Traitement d'une paralysie faciale par l'électricité (début de l'électrothérapie)
	Mai	Défense de Lavoisier (guillotiné le 8) devant le tribunal
		Consulte Josèphe Rose de Beauharnais dans les geôles révolutionnaires
	6 juillet	Nommé membre du jury de sélection des livres élémentaires aux écoles nationales
	4 déc.	Nommé professeur, avec Pinel, pour la chaire de physique médicale et d'hygiène créée pour lui par Fourcroy
1795		Désigné membre du Bureau consultatif de l'École des Arts et Métiers, créée en octobre 1794
	9 déc.	Coopté membre résidant de la 1re Classe de l'Institut
1796		Nommé dans la section de médecine de l'Institut
	13 févr.	Remplace Corvisart, pour son cours au Collège de France
	11 août	Mort de son ami le docteur Coquereau
		Élu président de la société philomathique
1797		Participation à la 1re réunion de la Société de Santé de Paris qui devient la Société de médecine de Paris le 15 février
		Membre de la Société médicale d'émulation de Paris crée par Bichat en juin 1796, active jusqu'à sa mort en 1802
	Mai-juin	Présentation à l'Institut des résultats des premières expériences galvaniques (commission de décembre 1795)
	19 déc.	Naissance de son fils Charles Louis Noël
	25 déc.	Napoléon Bonaparte élu dans la 1re classe de l'Institut. Première rencontre probable entre lui et Hallé dès le lendemain, lors de leur première réunion commune
		Action en justice contre le testament de son cousin Jean-Bernard Restout (héritage de Marie Anne Hallé)

1798		Publie en français « La connexion de la vie, avec la respiration » de l'anglais E. Goodwyn.
1799		Membre de la Société des Observateurs de l'Homme, ami de l'un des fondateurs, secrétaire perpétuel, L-F Jauffret
		Publie un *Mémoire sur la distinction des tempéraments ;* thème majeur de son cours sur l'hygiène
	Déc.	Conserve son poste de professeur à l'école de médecine dès le début du Consulat puis sous l'Empire
		Création avec Corvisart et Desgenettes de la Société de santé ou de l'école de médecine
1800	Mars	Adhère à la société des souscripteurs pour l'inoculation de la vaccine, créée par La Rochefoucauld, duc de Liancourt
1801	Janvier	Consulte Elisa Baciocchi, sœur de Napoléon, à sa demande
	Février	Identifie une épidémie de fièvre jaune en Espagne (élimine la peste)
1802	9 février	Consulte Louis Bonaparte avec Corvisart
	27 oct.	Thouret le charge pour la première fois, en tant que président de l'école de médecine, de prononcer le discours traditionnel de reprise des cours à Paris.
		Chargé avec Corvisart de prendre en charge l'épidémie de grippe virulente à Paris jusqu'au printemps suivant.
		« Observations sommaires sur la maladie des ouvriers des mines d'Auzain, etc. » ;
1803		Présentation à l'école de médecine du mot *Anæmie,* 1re utilisation du mot en France ; il conseille des remèdes ferrugineux
	14 mars	Premier rapport sur les effets de la *vaccine* à l'Institut
	Avril	Membre d'une commission souhaitée par Fourcroy pour définir l'enseignement de la pharmacie
	3 août	Reçu membre Associé libre à l'Académie de Pharmacie
	18 déc.	Nommé à la première promotion des civils dans la Légion d'honneur
		Participe à l'autopsie du 2e enfant mort-né d'Elisa Bonaparte
1804	4 avril	Adhère à la Société pour l'extinction de la petite vérole en France fondée par Chaptal
		Accueil officiellement chez lui Joseph Frank, le fils du docteur viennois Johann P. Frank, un de ses référents
		Participe au comité central de la Société pour l'extinction de la variole
	19 juillet	Nommé *Médecin ordinaire* de l'Empereur sur proposition du Premier Médecin Corvisart
	Déc.	Visite avec Corvisart le Cardinal Antonelli malade, membre de la suite du Saint-Père pour le sacre à Notre-Dame de Paris

1805	Février	Élu officiellement à la place de Corvisart en tant que professeur au Collège impérial
	Mars	Corvisart le charge de consulter Pauline Borghèse
		Affirme que *la médecine du symptôme doit toujours être subordonnée à la médecine de la maladie*
1806	Avril ou mai	Approuve avec plusieurs collègues la création d'une école de cires anatomiques
	11 mai	Se rend avec un élève à Lucques à la demande d'Elisa, pour l'aider à mettre au monde un 3e enfant, après deux décès néonataux
	29 mai	Arrivée à Lucques en Italie
	3 juin	Accouchement d'Elisa
		Naissance d'Elisa Napoléone Baciocchi, la seule qui survivra à ses deux parents. Vaccination et surveillance de la petite Elisa. Grâce à sa réussite, la vaccine se répand à Lucques et en Toscane
	1er juillet	Réception d'un diplôme de *Docteur Honoris Causa* à l'Académie Napoléone
		Participation au projet de création d'une école française de cires anatomiques ; ouverte à Rouen
1807	avril	Les 15 et 19, consultations de Pauline pour nouvelle crise aiguë justifiant un examen clinique approfondi
	20 avr.	Remise d'un rapport détaillé au Dr Peyre sur Pauline
1808	1er mars	Titre de chevalier comme membre de la Légion d'honneur
	10 mars	Lecture de son rapport « sur les avantages d'un tissu imperméable pour l'habillement des troupes »
	17 mars	Création de la nouvelle faculté de médecine au sein de la nouvelle Université impériale
	14 mai	Achat du Grand Mesnil à Châtres en Seine et Marne.
		Sa chaire s'enrichit de l'*épidémiologie* médicale
		Refus de reconnaissance du livre « Hygiène ou l'art de conserver la santé », d'une société de médecins ; porte plainte
1809	19 janv.	Membre du jury de thèse pour la 1re visite officielle du Grand Maître de l'Université impériale Louis de Fontanes.
		Désigné comme un des membres du jury pour étudier de 1809 à 1811 les 80 mémoires au concours pour un remède contre le croup (décès de Napoléon-Charles)
	15 déc.	Participation avec Corvisart et Yvan à une « unité médicale d'urgence » ; signature de l'acte de dissolution du mariage entre Joséphine et Napoléon par crainte d'un malaise.
		Commence l'édition jusqu'en 1813, des œuvres complètes du médecin suisse Tissot en 11 volumes.
1810	Février	Désigné, avec Vareillaud, responsable de l'organisation du service de santé de la nouvelle impératrice, Marie-Louise

		Analyse appréciée sur le « traitement de la goutte » du sieur Pradier
1812	Février	Nouvelle crise de la princesse Pauline
	Août	Publication d'un 2e rapport sur la vaccine et lecture devant ses collègues de l'Institut
		Élu vice-président de la 1re classe de l'Institut impérial
1813		Élu président de la 1re classe des sciences et des arts de l'Institut, dans la section médecine et chirurgie
		Parution du *Codex* des médicaments ; rédacteur et co-éditeur
1814		Membre de la commission Leroux, de salubrité, pour endiguer l'épidémie de typhus dans l'est du pays
	Mai	Sollicité par le comte d'Artois malade
		Organisateur du service de santé de *Monsieur* et recommande son gendre Guéneau de Mussy comme Médecin ordinaire
1815	4 nov.	Discours à la séance publique pour l'ouverture des cours à la faculté, en tant que président du conseil des professeurs
	9 nov.	Opposition au père Élisée séparation médecine/chirurgie
1816		Attribution par le roi du cordon de Saint-Michel, distinction déjà héritée de son père
	15 avril	Reprise de son cours sur l'hygiène pour une nouvelle année à la faculté royale de Paris
	21 mars	Confirmation de son appartenance à l'Académie royale des sciences, réintégrée à l'Institut réformé
1818		Premières douleurs de colique néphrétique ; maladie de la pierre
	20 sept.	Édite le premier volume du *Codex ;* abandonne sa gratification pour du matériel de physique à la faculté de Paris
1819		Soutient ouvertement le 1er livre de Laennec sur l'auscultation, très critiqué par ses confrères
1820	20 févr.	Réception, de la part de l'Institut, de l'ouvrage tellement désiré sur la *Description de l'Égypte* ordonnée par Bonaparte
	Sept.	Sollicité par la duchesse de Berry ; recommande A. Dubois
	7 déc.	Nommé par Louis XVIII à l'Académie de médecine
		Élu président de cette Académie royale de médecine
		Achat d'une propriété à Boulogne près de Paris car les trajets en voiture déclenchent des crises douloureuses (coliques néphrétiques)
1821	18 sept.	Corvisart lui lègue son portrait du docteur Maximilien Stoll, en respect de son engagement envers le fils Stoll ; signe d'une profonde reconnaissance posthume
	Nov.	Propose Laennec pour succéder à Corvisart (Académie des sciences)

		Sollicité par la duchesse de Berry pour prise en charge de ses enfants ; refuse et recommande son protégé Laennec
1822	3 janvier	Lettre d'excuses à Dupuytren pour avoir conseillé A. Dubois comme accoucheur à la duchesse de Berry
	11 janv.	Remise par A. Dubois d'un mémoire sur les risques de l'ablation de ses calculs dans les voies urinaires
	3 fév.	Opéré par P-A Béclard assisté d'Antoine Dubois
	9 fév.	Complications : crise de goutte et congestion pulmonaire
	11 fév.	Complication par une pneumonie
		Décès à 68 ans, à 5h à son domicile parisien, entouré de sa famille
	13 fév.	Inhumation au Père-Lachaise en 10e division
		Éloges prononcés devant sa tombe par Percy, Leroux et Duméril
	14 mars	Lecture de la succession par Maître Albert E. Dautrive
	18 nov.	Éloge de Desgenettes à la faculté de médecine de Paris
1823	février	Mise en vente de sa très riche bibliothèque par Maître Mérault
1827	11 juin	Éloge à l'Académie royale des sciences par Cuvier
1851	17 déc.	Éloge à l'Académie de médecine par Fr. Dubois d'Amiens

II/ Descendances partielles de Jean-Noël

Les trois enfants du docteur Jean-Noël Hallé :

1- Louise *(1786-1789)*

2-Augustine Françoise Marie (1789-1876) mariée à Philibert Gueneau de Mussy (*1776-1834*) ; quatre enfants :

Noël Gueneau de Mussy 1813-1885
Marie Françoise Louise 1816-1880
Marie Augustine "Caroline" 1819-1879
Nathalie Louise Marie 1829-1885

3-**Charles Louis Noël** (1797-1861) marié à Agathe Félicité Rendu

Sophie 1826-1894
*Félix** 1829-1899, ingénieur aux chemins de fer [1a]
Charles Athanase 1833-1900
Geneviève Stéphanie 1840-1936

[1a] Branche *Félix** Hallé marié à Marguerite Colin de Verdière

Noël* 1859-1927 marié le 22 juin 1891 avec Thérèse Vincent [2a]
Marie 1861-1965
Pierre 1863-1885
Charles Jacques 1864-1945 épouse le 30/12/1890 G. Moreau 1870-1964 [2b]
Geneviève 1866-1963, mariée le 1er août 1889 avec Léon-P. Vivet 1862-1936
Jean 1868-1951, marié le 27/07/1901 avec Alice Fustier 1879-1976 [2c]
Élisabeth 1870-1928, mariée le 28/09/1889 avec Fr. A.T. Laurent 1863-1953
Paul Guy 1872-1955, marié le 31/07/1901 avec M.-L. Clément 1874-1902

[2a] Branche aînée de ***Noël***** Hallé marié à T. Vincent

Noël 1892-1914

Guy 1893-1948 marié le 20/01/1919 avec Julia Françoise Mauduyt 1894-1940

Anne-Marie 1894-1990, mariée avec Léon-Joseph **Madeline** 1891-1977

Marguerite 1895-1918

Paule 1897-1981, mariée le 13/06/1921 avec A.H. de Villeneuve 1893-1978

Pierre 1899-1985, marié le 27/07/1922 avec Françoise Dauchez 1899-1979

Colette 1901-2000, mariée le 24/06/1925 avec Jean Roche 1900-1960

[2b] Famille de **Charles Jacques** Hallé marié à Geneviève Moreau

« Daniel » François-Marie 1892-1974 marié à Cécile M.C.E. Valois 1895-1990

Claud'Hallé 1923-2020 marié à Odette Cugnière 1922

Domitille [enfants Cordelle : Guénaëlle/ Éric/ Mathieu/ Erwan] et Philippe ; Loïc ; Jean ; Laurence ; Valérie

[2c] Famille du Dr Jean Hallé 1868-1951

Jean-Noël 1902-1918 ; Catherine 1904-1918 ; *Étienne* 1990-1996 [Légion d'honneur, capitaine de frégate] ; Odette 1907-2010 ; Guillaume 1908-1976 ; Nicole 1910-2005 ; Aimery 1913-1960 ; Bertrand 1918-2014.

III/ Dessins de Jean-Noël Hallé

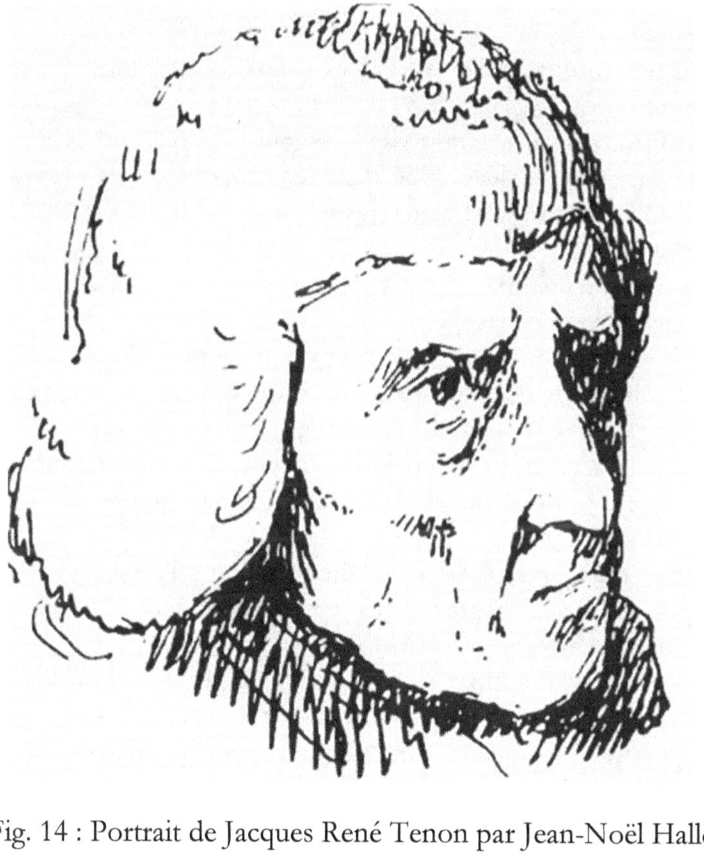

Fig. 14 : Portrait de Jacques René Tenon par Jean-Noël Hallé

Ce croquis attribué à Jean-Noël Hallé représente un portrait de J.R. Tenon (1724-1816), auteur d'un mémoire de référence sur la réforme des hôpitaux de Paris en 1788, élu député à l'Assemblée législative en 1790 et président du Comité de secours publics. Considéré comme le meilleur connaisseur de la situation hospitalière française et européenne, Tenon tente en vain une refonte du système hospitalier. Il abandonne la politique sous la Convention et se consacre à l'anatomie.
Comme le confirme le remarquable livre consacré à « Une dynastie. Les Hallé » de Nicole Willk-Brocard, Jean-Noël aime utiliser ses dons naturels pour le dessin et la peinture pour « s'amuser à croquer ses confrères pendant les séances des diverses compagnies dont il était membre ».[210]

D'autres dessins de Jean-Noël se retrouvent en salle de ventes aux enchères comme celle-ci à Paris, du 21 au 29 mars 1873 ; lot n°2072 : « Hallé, portraits de M. Charles, physicien, et de Ch. Tonon, chirurgien, dessinés pendant la séance de l'Institut le 31 janvier 1814. Deux dessins à la plume. »

IV/ Glossaire

Analeptique : qui rétablit les forces, stimule certaines fonctions de l'organisme.

Ankylostomiase : infestation de l'organisme par un ver parasite, l'ankylostome., qui se développe dans le tube digestif et provoque une éruption qui gratte, des difficultés respiratoires et digestives et finalement une anémie par perte de fer.

Anoemie : terme créé par Hallé pour désigner une perte de sang dans le corps, sans saignement visible.

Apoplexie : suspension brutale de l'activité cérébrale se traduisant par une perte de connaissance brutale, causée le plus souvent par une hémorragie dans le cerveau, une congestion cérébrale.

Aridure : sorte d'atrophie, de maigreur du corps ou d'un membre, le plus souvent par fonte de la masse musculaire ; à l'époque on parle aussi de consomption.

Atrabilaire : qui a un rapport avec l'humeur noire (l'atrabile, la bile noire) définie par les premiers médecins grecs ; correspond à un caractère irascible, aigre, renfrogné, acariâtre…

Clinique interne se rapport à la médecine ; clinique externe concerne la chirurgie.

Coaque : terme en rapport avec Hippocrate et son livre édité en 1760 « Œuvres, Coaques » ; ensemble de ses observations, de ses aphorismes.

Croup : infection des voies respiratoires supérieures (trachée, larynx), due à un virus ou une bactérie, qui touche surtout l'enfant, responsable d'un rhume, d'une toux, d'un stridor qui peut aboutir à un blocage de l'entrée d'air vers les poumons.
Endométriose : affection provoquée par la présence de tissus utérins en dehors de l'utérus dans n'importe quel organe responsable de douleurs de rythme menstruel.
Épizootie : épidémie qui touche les animaux ; certaines pouvant se transmettre à l'homme.
Esquinancie : angine ; terme utilisé autrefois pour décrire une inflammation des amygdales, du palais ou du pharynx.
Fièvre : terme utilisé facilement autrefois pour décrire une affection avec élévation de la température corporelle. Plusieurs qualificatifs la compètent : adynamique et ataxique, bilieuse (paludisme), infectieuse, intermittente (épisodes répétés, plus de trois semaines, malaria), jaune (maladie hémorragique virale avec jaunisse, douleurs musculaires), nerveuse (psychogène, stress), putride (« corruption des humeurs », mauvaise odeur par décomposition), pernicieuse (paludisme), puerpérale (en cours de grossesse), rémittente (température corporelle fluctuante mais jamais normale), tierce (intermittente tous les 3 jours), typhoïde ou fièvre rémittente vermineuse (salmonelle).
Gale : maladie de la peau due à un acarien, le sarcopte, qui creuse un sillon dans la peau.
Galvanisme : processus de création d'un courant électrique utilisé pour la contraction d'un muscle suite aux travaux de Luigi Galvani. Ces expériences ont suscité l'espoir d'identifier un phénomène électrique dans la force vitale.
Gastrorragie : hémorragie de la muqueuse gastrique ; terme créé par J. Cruveilhier pour décrire une forme de gastrite chronique avec micro ulcérations multiples.
Goutte : due à un excès d'acide urique qui précipite sous forme de cristaux dans les articulations ou dans les tissus mous ; origine alimentaire et/ou génétique.
Hedysarum gyrans : plante qui danse, originaire d'Asie du sud, souvent utilisée comme modèle pour comprendre les mécanismes de perception des plantes.
Hystérie de conversion : névrose dans laquelle se mêle des symptômes une affection médicale générale ou neurologique avec des perturbations motrices volontaires ou sensitives ne pouvant pas être expliquées par l'affection en cause.

Madreperles : provoquées par l'inhalation des poussières de nacre ou des substances hormonales.
Maladie de la pierre : lithiase ou calcul ; dans les voies urinaires ou biliaires.
Malaria : terme plutôt anglais pour désigner le paludisme.
Manie atrabilaire : caractère d'un individu disposé à l'abattement, la tristesse, la méfiance et la critique, d'après la théorie des tempéraments des disciples d'Hippocrate. Dans un sens positif, on lui attribue également la fiabilité et la maîtrise de soi.
Matrice : utérus.
Méphitisme : caractère d'un gaz, d'une odeur, d'un lieu (marais, égouts, fosse d'aisances) qui exhale une odeur toxique ou nauséabonde.
Mesmérisme : ensemble de théories du docteur Mesmer qui attribue au magnétisme animal des vertus thérapeutiques.
Onanisme : masturbation.
Paludisme : maladie parasitaire due à un Plasmodium (*falciparum, vivax, malaria*e, *ovale*), transmise par une piqûre de moustique et responsable d'une anémie parfois mortelle.
Perpneumonie ou péripneumonie : maladie contagieuse des bovins, due à un mycoplasme, petite bactérie responsable d'infections respiratoires ou uro-génitales chez l'homme ; autrefois véritable fléau et qui a maintenant disparu en Europe. Pour Corvisart dans ses aphorismes, « la péripneumonie est une phlegmasie parenchymateuse du poumon, qui doit être soigneusement différenciée de la pleurésie (phlegmasie séreuse ; le meilleur moyen de reconnaître la péripneumonie, est l'emploi de la percussion, complétée par les autres signes. La non-résonnance des parties postérieures du poumon, est d'un mauvais pronostic, parce qu'elle indique que là se fixe la maladie ; celle des parties antérieures (poitrine) fait prévoir une mort prochaine. »[211]
Peste : maladie bactérienne due à une Yersinia ; parmi les différentes formes, la peste bubonique, la plus fréquente, survient suite à la morsure par une puce infectée provenant d'un rat ou autre petit mammifère ou à l'exposition à des liquides biologiques issus d'un animal mort infecté par la peste.
Phrénologie : discipline pseudo médicale introduite en France par F. J. Gall, qui relie chaque fonction mentale à une zone du cerveau et qui soutient que la forme et les bosses du crâne indiquent différentes facultés.
Police médicale : agencement théorique combinant l'expertise médicale à l'action publique. J.P. Franck plaide pour placer la santé de la population dans toutes ses dimensions sous la responsabilité de l'État ; début de la notion de santé publique.

Rage : maladie contagieuse due à un virus qui s'attaque au système nerveux des mammifères. Se transmet généralement par la salive d'un animal domestique ou sauvage infecté lors d'une morsure ou par une griffure ; parfois mortelle.
Rhumatisme : affection douloureuse, aiguë ou chronique des articulations, des muscles et d'autres tissus du corps.
Salpingite : infection des trompes qui relient l'utérus aux ovaires ; due à une bactérie, transmise le plus souvent lors d'un rapport sexuel non protégé ; chez les femmes jeunes peut entraîner une stérilité ou une grossesse extra-utérine.
Saturnisme : maladie due à un excès de plomb ; douleur de la colonne vertébrale ou colique de Poitou ou nerveuse.
Scarlatine : maladie infectieuse due à une bactérie qui se manifeste par une forte fièvre, une angine et une éruption cutanée.
Squirre : tumeur dure, rénitente, indolente, se produisant, surtout dans les glandes (seins) et dégénérant souvent en cancer.
Suette ou fièvre miliaire : maladie infectieuse épidémique caractérisée par une fièvre importante, une éruption ressemblant à des grains de mil, une transpiration profuse et une mortalité élevée ; terme désuet.
Tempérament : aspect d'un individu résultant de l'altération des humeurs et de la réaction entre l'organisme et le milieu ambiant, selon le concept d'Hippocrate qui identifie quatre tempéraments, bilieux, atrabilaire, sanguin et lymphatique.
Cucurbitain : anneau plein d'œufs formé par un ténia et expulsé avec les excréments de son hôte.
Tétanos : maladie due à une bactérie Clostridium qui produit une toxine qui affecte le système nerveux et provoque des paralysies musculaires douloureuses.
Typhoïde : infection potentiellement mortelle due à la bactérie Salmonella *typhi.*
Vaccine : infection des bovins, utilisée pour immuniser contre la variole.
Variole : petite vérole ; maladie infectieuse d'origine virale, très contagieuse et épidémique, due à un poxvirus.
Vérole : maladie de peau, d'origine virale caractérisée par des pustules ; syphilis, variole, varicelle…

Liste des illustrations

Remerciements

Je suis tout particulièrement reconnaissant à madame Domitille Hallée, descendante du docteur Jean-Noël Hallé et ancienne étudiante de mon diplôme universitaire de podologie, qui m'a beaucoup aidé et soutenu dans ce travail rendu difficile par la dispersion des documents originaux dans la famille Hallé dès la troisième génération.
Mes recherches ont débuté grâce à ses papiers personnels et n'ont pu aboutir que par son aide constante. Qu'elle en soit vivement remerciée.
Par son intermédiaire, j'ai pu rencontrer ou joindre par téléphone plusieurs membres de la grande famille Hallé : Henri, Daniel, Marguerite, Marie-Agnès… Madame Catherine Plauchu et d'autres. Un grand remerciement à tous pour leur aide.

Comme dans toutes mes recherches sur l'épopée napoléonienne, j'ai grandement bénéficié du soutien et de l'aide active des membres de la Fondation Napoléon. Un grand merci à son directeur général Thierry Lentz qui, de plus, a accepté de préfacer cet ouvrage.
Madame Prévot, responsable des bibliothèques, m'a procuré des documents essentiels et difficiles à obtenir pour certains.
Monsieur Houdecek m'a aidé à déchiffrer des manuscrits illisibles et retrouver des sources grâce à son ordinateur « magique ».

Mon travail doit beaucoup aux contenus d'archives publiques.
Le professeur Pierre Bégué, Président de l'Académie nationale de médecine en 2014, ancien collègue dans la lutte contre la drépanocytose, m'a facilité l'accès au dossier de Jean-Noël au sein des archives de son honorable institution.
Merci au bibliothécaire de cette Académie, Damien Blanchard de m'avoir donné une version numérisée du tableau de Jean-Noël Hallé par Hullin de Boischevalier pour la couverture de mon livre, et l'autorisation de le reproduire.
Merci à monsieur Thierry Pin, chargé d'études documentaires aux Archives nationales, département des publics de Paris qui m'a transmis gracieusement le dossier complet du notaire Albert Étienne Dautrive chargé de la succession de Jean-Noël Hallé, soit 96 pages manuscrites !
Mes remerciements à messieurs Amaury Lefébure et Christophe Pincemaille des Musées de Malmaison pour les recherches dans leurs archives sur les liens entre Joséphine Bonaparte et Jean-Noël Hallé.

Un grand merci au personnel de la Bibliothèque Inter Universitaire de Médecine (BIUM), rue de l'École de Médecine, pour leurs explications sur le fonctionnement du service de l'histoire de la médecine et qui m'a permis de consulter sur place plusieurs ouvrages rédigés par Jean-Noël malgré la Covid et expliqué la consultation par internet.

Grâce au personnel de l'Institut des Sciences et du Collège de France à Paris, j'ai pu accéder aux dossiers sur Jean-Noël Hallé dans leurs archives et consulter tous les documents mis à ma disposition.

Un remerciement particulier à madame Nicole Willk-Brochard qui m'a donné des conseils pour faire connaître le docteur Jean-Noël Hallé peu évoqué dans son incomparable ouvrage, de 717 pages, consacré aux peintres de la famille et à leurs œuvres : « Une dynastie Les Hallé », livre publié par Arthéna en 1995.
J'espère que mon livre plaira autant que le sien aux nombreux descendants actuels de Jean-Noël.

Enfin, un hommage particulier au docteur Jean-François Lemaire, historien de référence dans le domaine de la santé sous Napoléon Bonaparte, décédé le 3 septembre 2021.
J'appréciais beaucoup nos discussions, en particulier sur la mort de Napoléon Ier.
En apprenant mon projet sur Jean-Noël Hallé, il m'avait encouragé dès le début à poursuivre mes recherches, qu'il avait envisagé lui-même d'entreprendre. Comme moi, il le considérait comme le plus grand médecin de l'époque, digne d'être connu de nos jours.
J'espère que mon livre va contribuer à cette reconnaissance amplement méritée.

Table des matières

Références

[1] Cité par le capitaine de frégate Étienne Hallé, arrière-petit-fils de Jean-Noël, lors de sa conférence sur son aïeul, le 27 août 1977, pour les « Amis du Maréchal Bessières »
[2] Éloge d'Hallé par Percy en 1822.
[3] Le docteur Tourtelle, rédige un livre en 2 volumes, très apprécié par Hallé. 2e édition publiée à Paris, par Levrault frères, après la mort de Tourtelle en 1802, puis rééditée de 1837 (consultable sur Gallica) à 1855. Le nom d'Hallé a été ajouté comme auteur dans les rééditions en incluant ses apports sur l'Histoire de l'hygiène ainsi que plusieurs de ses articles parus dans divers ouvrages
[4] La Société de Médecine de Paris (SMP) existe toujours. L'auteur de cette biographie fait partie de ses membres depuis 2019 ! L'association, reconnue d'utilité publique par un décret du 5 février 1878, se veut indépendante, pluridisciplinaire et ouverte ; sa principale vocation, la formation médicale continue dans un climat amical
[5] Éloge funèbre d'Hallé par Jean-Jacques Leroux, doyen de la faculté de médecine de Paris, en 1822
[6] Ganière, p. 36
[7] J'ai personnellement effectué mon service national de 1977 à 1978 comme médecin dans le service d'immunologie du centre de transfusion sanguine des armées de l'hôpital Percy, à Clamart (92140) ce qui me donne probablement un regard plus admiratif sur ce chirurgien. Plusieurs des noms qui vont suivre ont fait partie de mon parcours professionnel
[8] Baron Percy, 2002, le 4 juillet 1807, p. 331-336
[9] Ibid., page 455 ; en 1809 pendant la guerre d'Espagne
[10] J'y ai travaillé, au cours des années 1990, comme Praticien Attaché dans le service de diabétologie du professeur Jean-Jacques Altman avec lequel j'ai collaboré sur les complications du pied diabétique
[11] Fondé en 1947 par deux professeurs de médecine de la Faculté de Paris, ce congrès représente la première organisation de formation médicale continue en France avec plus de 200 sujets abordés chaque année dans pratiquement tous les domaines de la médecine et de la chirurgie. J'ai participé aux « Entretiens de Bichat » comme conférencier de 1986 à 2012 dans mes deux domaines de compétence, la médecine du sport et la podologie
[12] Terme créé par Jean Cruveilhier pour son « Anatomie pathologique », t. 2, 1ère partie, 1842. Napoléon a souffert de cette maladie et en est mort ; cf. Goldcher Alain. Napoléon Ier. L'ultime autopsie
[13] Réveillé-Parise, p. 323
[14] Nicole Willk-Brocard & « Biographie universelle ou dictionnaire contenant la nécrologie des hommes célèbres de tous pays » de Charles Weiss
[15] Actes d'état civil, extraits des registres de l'Hôtel-de-Ville de Paris détruits dans l'incendie du 24 mai 1871, Slatkine Reprints, Genève, 1972, p. 171-172

[16] Jean Restout, dit II ou le Jeune, épouse en 1720 Marie Anne Hallé ; leur fils, le peintre Jean-Bernard Restout compte parmi ses élèves son beau-frère, Noël Hallé, et plusieurs autres grands peintres dont le célèbre Maurice-Quentin de La Tour

[17] Marguerite de la Fosse est la grand-mère maternelle de Jean-Noël et la sœur de Charles de la Fosse

[18] François Lorry exerce plutôt dans le domaine juridique. Avec son épouse Marguerite de la Fosse, ils donnent naissance à cinq enfants : Paul Charles, Anne Madeleine, François (de la Marjelle), *Anne-Charles*, Françoise *Geneviève.* La plupart des membres de cette famille font carrière dans le droit excepté Anne-Charles, médecin réputé. Notice dans Nouvelle Biographie générale publiée par Firmin Didot frères sous la direction de M. le D. Hoeffer, t. 31, Paris, 1860, p. 688-690 ; en ligne sur archives.org

[19] Archives de Paris. État-Civil, registres des baptêmes de la paroisse Saint-Benoît

[20] Critique du Salon de 1763 par Denis Diderot

[21] Définition de « Hygiène » dans l'Encyclopédie de Denis Diderot et d'Alembert ; volume 8, 385a–388a, sur enccre.academie-sciences.fr…

[22] Aicard J. et al. *Patria*, 1847, p. 282

[23] BNF, département droit, économie, politique, F-21059. Notice accessible en ligne sur catalogue.bnf.fr/ark:/12148/cb338305396

[24] L'édit de Marly prévoit des sanctions financières contre ceux qui exercent la médecine sans avoir obtenu une licence. Autre particularité, l'enseignement doit durer au moins trois ans, ce qui correspond aux études réalisées par Jean-Noël pour obtenir son baccalauréat médical

[25] Dr Constant Saucerotte. *Les médecins pendant la Révolution*, Louis Pariente éd., Paris, t.1, 1994 & Article sur *Hallé,* Nouvelle Biographie générale de F. Didot, 1858, t. 23, p. 162

[26] Son élève Jean-Nicolas Corvisart publie son principal ouvrage à titre posthume

[27] Pierre Joseph Desault, Chirurgien chef de l'Hôtel Dieu, fonde l'école chirurgicale du XIXe siècle et forme Bichat, Dupuytren, Larrey, Chopart…

[28] Lemaire, 1992, p. 34

[29] Ibid., p. 30 & dans son article sur « *L'émulatrice Faculté de médecine de Paris* », p. 7

[30] Busquet. Le latin reste la langue officielle de la faculté d'où l'inscription d'Hallé sous une version latine du nom

[31] Le baccalauréat existe depuis le XIIIe siècle en France avec l'apparition de l'université de Paris. Il confère le premier grade après des études dans une des quatre facultés : arts, médecine, droit et théologie. Napoléon Ier en 1808, le transforme en un grade d'État.

[32] Ordre fondé par Louis XI, le 1er août 1469, sous le nom de « l'Ordre et aimable compagnie de monsieur saint Michel ».

[33] Dr Jean Hallé (1868-1951), fils de Félix Hallé, petit-fils de Charles Louis Noël et père d'Étienne ; cf. Annexe II

[34] BNF *Parisiis,* 1777, ark:/12148/cb36889885t (et…887h dans le catalogue Richelieu)

[35] Hallé. *Quaestio medica. An detur in corpore animato vis tonica ? Édité par [Parisiis]*, Quillau

[36] *An radiorum solarium sanitati conferat ?*

[37] BNF Richelieu, *Parisiis,* 1777 : ark:/12148/cb368898896

[38] BNF *Parisiis*, 1778, 8 p. : ark:/12148/cb36889890d

[39] Busquet, p. 346

[40] Dubois Fr. Éloge de M. *Hallé*...lu en séance publique de l'Académie de Médecine (1845-1863), Paris, édité chez J.-B. Baillière, 1852. Cote : 90945. L'histoire est aussi relatée dans les biographies d'Anne-Charles Lorry

[41] Antoine Dubois, chirurgien obstétricien, futur Médecin accoucheur de l'Impératrice Marie-Louise ; renommé pour le perfectionnement des forceps

[42] Busquet, p. 347

[43] Dans une liste des membres de la SRM de 1778, Hallé est désigné comme docteur régent dans l'Almanach royal de 1779 ; cf. Busquet, p. 346

[44] P.V. IX, p. 103 ; version intégrale dans le livre de Willk-Brocard. p. 611-616

[45] Valois : famille amie de longue date des Hallé. Daniel François Marie Hallé (1892-1974) descendant de Jean-Noël, épouse une Valois, Cécile ; voir annexe II

[46] Archives nationales. Minutier central des notaires parisiens, C, liasse 882, 7 avril 1785 ; liste des tableaux dans Willk-Brocard, p. 667-668

[47] Mémoires de la SRM et éloges de Cuvier et de Dubois

[48] Cabanis, médecin et député français, est un des réformateurs de l'enseignement de la médecine. Il prend la fonction de professeur adjoint à la Clinique du perfectionnement entre 1794 et 1795. Sous l'Empire, il devient comte puis sénateur

[49] Bichat, médecin et biologiste : « La vie est la somme totale des fonctions qui résistent à la mort. » En 1794, il se rend à Paris où il devient le collaborateur, le protégé et l'ami du prestigieux chirurgien P. Desault, au Grand Hospice de l'Humanité (ancien Hôtel-Dieu) où il va pratiquer plus de 500 autopsies ainsi que des expériences sur les animaux ! Il publie les travaux de Desault (en ligne sur BIU Santé, Paris Descartes, cote 90090)

[50] Broussais, autre médecin et chirurgien breton, condisciple de Chateaubriand au collège de Dinan dont les pères se connaissent. Élève de Bichat, Cabanis et Pinel, il passe sa thèse de médecine en 1802. Médecin ordinaire en 1804, au camp de Boulogne, connu comme « l'empereur de la médecine » sous la Restauration, il reste l'auteur d'un « système » doctrinal, adulé de son vivant, abandonné après sa mort

[51] BNF : ark:/12148/cb305706052

[52] Vidal, ouvrage de référence sur les médicaments disponibles dans notre pays que possédait tout médecin. De nos jours, il existe des dictionnaires concurrents et des versions numériques intégrées aux logiciels médicaux professionnels. Il existe toujours une version du Vidal® grand public

[53] Rapport édité par l'imprimerie de Monsieur, en 1781, 28 p. Académie de médecine, Collège de France, BIU (cote 90957 t.129, n°2) et BNF ark:/12148/cb30570602

[54] Réveillé-Parise, p. 330

[55] Ouvrage publié à Paris aux éditions Apud Méquignon ; également disponible dans la Collection Wellcome Library, 2e édition en 1788 par J.P. Meranto
[56] Joseph Briand. Manuel complet d'hygiène, 1826, p. 154
[57] Diderot D. & D'Alembert J.- Encyclopédie, 1ere édition t. 3. djvu/139
[58] Ibid., t. 4. djvu/187
[59] Ibid., t. 9. djvu/946
[60] Chez Mérigot jeune, libraire et chez Genet, ancien huissier-Priseur ; le catalogue contient la biographie de Coquereau. BNF ark :/12148/cb30570606d
[61] Hahnemann, médecin luthérien d'origine saxe, qui sous l'inspiration de Paracelse fonde l'homéopathie et favorise son développement. Il arrive à Paris le 27 juin 1835 avec sa famille et obtient l'autorisation d'y exercer. Une cinquantaine de médecins pratiquent déjà l'homéopathie à Paris à cette époque
[62] Gall, contraint de quitter l'Autriche de François II, s'exile en France dont il admire des idées révolutionnaires. L'Académie des sciences condamne ses travaux pour leur manque de scientificité. Napoléon doute fortement : comment peut-on affirmer, à la palpation du crâne, qu'un individu a une tendance au vol si la société ne reconnaît pas le droit à la propriété ! Pour lui, et plusieurs grands médecins, Gall n'est qu'un charlatan
[63] Sur Wikipedia « magnétisme animal », article de qualité bien documenté
[64] SRM 126, dossier 13
[65] Bernardin de St-Pierre, *Harmonies de la nature*, 1814, p. 101 & Études et harmonies de la nature par mises en ordre et annotées par M. l'abbé Dauphin, éditeur Vagner (Nancy), 1853, p. 402 et 249
[66] Édité à Paris, en 1782, par Ph. -D. Pierres, Imprimeur Ordinaire du Roi & de la SRM. Réédition en 1785 par ordre du gouvernement, 184 p. La machine de Pilatre de Rozier est citée, ainsi que les conseils de Lavoisier pour la vidange des fosses ; également cité dans l'éloge Cuvier
[67] L'antiméphitique, ou, Moyens de détruire les exhalaisons pernicieuses & mortelles des fosses d'aisance…1782, Philippe-Denis Pierres éd.
[68] Imprimé par la ville de Lyon, en 1785 ; accessible sur archive.org « Réplique au docteur M. Hallé » by Janin, Jean, 1730 ou 1731, n° 86862491 ; Hallé, J. N. Recherches sur la nature & les affects du méphitisme des fosses d'aisance. N° 2001131115.
[69] Lettre en ligne sur Internet
[70] Le nombre d'exemplaires varie selon les sources : 212 volumes répartis en 157 de texte sur deux colonnes et 55, de planches pour la BIUM, 206 volumes dont 47 de planches pour la notice FRBNF33366462 de la BNF et 102 livraisons formant une cinquantaine de dictionnaires, leur nombre variant selon le titre retenu pour certains dictionnaires composés d'une partie principale et de parties annexes plus ou moins développées pour la notice FRBNF40964281.
[71] URL pérenne de cette page sur biusante.parisdescartes.fr/histmed/medica.
[72] Chomel 1, III, n° 10. La première page reprend des éléments de l'article Hygiène de l'Encyclopédie Méthodique. Médecine, t. 7, Paris, 1798, p. 373-437 ; les notes suivantes résument les conceptions de Jean-Noël Hallé concernant le même sujet.

[73] Réveillé-Parise, p. 332 ; cf. Figures 4, 5 et 6 « cheveux crêpus »
[74] Cattet et Gardet. *Essai sur la contagion*, 1802, p. 282-284 ; 72, 107, 130, 493... en ligne.
[75] Bluche F., Rials S., Tulard J. *La révolution Française*. Que sais-je ? Puf, 1989, 125p
[76] Ganière, p. 22
[77] Busquet, p. 648
[78] O'Connor J. J., Robertson E. F., Lagrange J. L., dans *MacTutor History of Mathematics*, université de St Andrews. Original archivé le 2 mai 2006
[79] Fonds déposés à la bibliothèque de la Sorbonne au service du Livre ancien ; archives disponibles sur Gallica « Bulletin des sciences, 1797 »
[80] Il existe un numéro thématique aux Archives parlementaires de 1787 à 1860, avec une première série 1787-1799
[81] BNF ark:/12148/cb301481953
[82] Lemonier : chirurgien, membre correspondant à l'Académie des sciences. Paru dans la « Revue Encyclopédique ou Analyse raisonnée des productions les plus remarquables dans la littérature, les sciences et les arts », t. I, p. 457
[83] Marat, médecin des Gardes du Corps de Monseigneur le Comte d'Artois, publie son livre à Paris, chez Clousier et chez Nyon et Belin 1782, 5 livres brochés. Original : Journal de physique, t. 20, p. 79
[84] Cotes : SRM 118A et SRM 118B dossiers 83-104/SRM 118B dossier 101
[85] Archives de la Société philomatique MSAUC 130, 1790-1826 Sorbonne, Liasse 4, pièce 38 ; en ligne sur calames. abes
[86] BNF « Magasin encyclopédique », 1798, 80 p., ou Journal des sciences, des lettres et des arts. t. 4, p. 355 ; ark:/12148/cb305229207
[87] Jean Tulard, https://francearchives.fr/commemo/recueil-2004/40005
[88] Message du Directoire daté de l'an VI… cité par Foucault. La médecine aux XVIIe et XVIIIe siècles :
medarus.org/Medecins/MedecinsTextes/divers_institutions/medecine_4_17-18.html
[89] Armelle Le Goff Conservateur en chef du Patrimoine. *Écoles de santé (1794-1802)* ; Répertoire numérique détaillé des cotes F/17/1065/A, F/17/1065/B, F/17/1144, F/17/1146-1147, 1ère édition, Archives nationales, Pierrefitte-sur-Seine, juin 2005
[90] J. Bernard, J.-F. Lemaire, A. Larcan. *L'Acte de naissance de la médecine moderne. La création des écoles de santé, Paris,* 15 avril 1995. Les empêcheurs de penser en rond… p. 80 et 90
[91] Réimpression de l'Ancien Moniteur. Mai 1789-1799, avec des notes explicatives, vol. 22, Paris, Bureau Central, 1843, p. 664 & Lemaire, 2003, p. 196.
[92] Jean Legaye, L'enseignement de la médecine sous la Révolution et l'Empire. Histoire des Sciences médicales, t. 48, n° 3, 2014, p. 397-404
[93] Bernard, Lemaire, Larcan. Idem ci-dessus : *Les fondements du décret* par J.-C. Sournía.
[94] SRM, cote 115B, pièces 9-21/pièce 11, 1789.
[95] Thomas Le Roux. *Le siècle des hygiénistes*. La Vie des idées, 14 juin 2010 ; ISSN 2105-3030, à lire en ligne
[96] Chéreau, 1886, p. 71-72.

[97] Archives du Recueil périodique, 2 rue d'Ulm à Paris 75005 : *Précis historique de la Société de Médecine de Paris,* t. 2, 1797

[98] Rougeon J.C. *Les archives de la SMP, de l'an 4 (1796) à nos jours : aperçu historique.* L'Union Médicale, 1882, 3ème série, p. 82. Article de Georges Bouliner (chercheur CNRS), 1996 : *Note sur les 150 premiers membres résidants de cette société de la SMP,* Histoire des Sciences médicales, t. 30, n°4, 1996

[99] Discours devant la maison de Bichat par Raphaël Blanchard, président de la société française d'histoire de la médecine. In : Bulletin de cette société, 1967, p. 274

[100] Pierre Astruc. *La genèse et les débuts de la Société médicale d'émulation de Paris,* dans La Semaine des hôpitaux de Paris, 1936, vol.12, n°16, p. 474-483

[101] Ganière, p. 84 ; discours de Leroux des Tillets en séance publique de l'Ecole de Médecine, 1807

[102] J. Copans et J. Jamin. *Aux origines de l'anthropologie française,* Paris, Le Sycomore, 1978.

Jean-Luc Chappey, *La Société des Observateurs de l'Homme (1799-1804).* Des anthropologues au temps de Bonaparte, Paris, Société des études robespierristes, 2002, 573 pages. Dominique Kalifa Revue d'histoire du XIXe siècle, 2005-31. La « Société de 48 » a cent ans, en ligne

[103]Archives nationales F 15-1917

[104] Jean Flahaut. Codex national français, Revue d'Histoire de la Pharmacie, 48, n°327, 3e trim. 2000, p. 337-344

[105] BNF, 4-T9-35. Liste du 1er avril 1807, publiée à Paris, Chez Ballard, en 1807 ; numérisée par la BIUM avec un supplément daté du 20 juin 1807

[106] Cabanis. *Coup d'œil sur les révolutions et sur la réforme de la médecine.* Imprimerie de Crapelet, Paris, chez Crafart, Caille et Ravier

[107] C. Mullié. *Desgenettes.* Biographie des célébrités militaires des armées de terre et de mer de 1789 à 1850, volume 1, éditions Poignavant et Cie, Paris, 1851, p. 417-420

[108] Lemaire. *L'émulatrice,* 1999, p. 24

[109] Pierre Huard et M.J. Imbault-Huart, 1975

[110] Réveillé-Parise, p. 327-328

[111] S. Frioux et coll. *Hygiène et santé en Europe de la fin du XVIIIe siècle aux années 1920,* (F.-E. Fodéré), éditions Sedes, novembre 2011

[112] Jean-Noël Hallé. *Hygiène.* Extraits de ses leçons, 1801. 742 pages numérisées, 362 ff., écrits recto-verso en 1 f. blanc ; en ligne sur BIU Santé Paris Descartes.

[113] Réveillé-Parise, p. 325.

[114] Dr Pouderous, 1804. *Des aliments* de la page 79 à 169, surtout p. 79 et 96.

[115] Bayle, p. 766-769

[116] Bibliothèque médicale, recueil périodique d'extraits des meilleurs ouvrages des médecines et des chirurgies par une Société de médecins, seconde de l'année, t. 6, à Paris chez Gabon et Compagnie libraire et Vinçard, Bibliothèque impériale, 1803, p. 195-203

[117] Ibid.

[118] Archives et manuscrits de la Bibliothèque de l'Académie nationale de médecine. Papiers d'Académiciens et de savants. Fonds Chomel en ligne sur Calames.abes

[119] Livres du Dr A. Goldcher.

[120] Lemaire, *L'émulatrice*, 1999, p. 24

[121] 2e édition, 240 p., Paris, Méquignon l'aîné ; BNF : ark:/12148/cb30570609f

[122] Réveillé-Parise, p. 326

[123] Cote : Wellcome Library. *This work is available under the Creative Commons, Public Domain Mark.* N° 86821493

[124] BNF : discours de 43 p. : ark:/12148/cb30570612b

[125] *Excudebat Petrus Galterius Lutetiae Parisiorum*, 1544, 534 p. ; édité par Guidi Guido et imprimé par Gaultier Pierre à Paris. On y lit en note l'Épître de Vidius à François Ier, commanditaire du traité, et les Privilèges du pape Paul III et de François Ier

[126] Pascale Zwiebel-Muller, thèse de 1909

[127] BNF : ark:/12148/cb305706083

[128] Bayle, p. 766-769

[129] Rapport imprimé par Migneret, imprimeur du Journal de Médecine, n° 20, 1813. Estimé à 3500F lors d'une vente aux enchères, il se trouve sur Internet, numérisé en 2008 aux archives de la bibliothèque *Wellcome, 183 Euston Road* à Londres

[130] Réveillé-Parise, p. 323

[131] Archines nationales F 15-1919

[132] Lemaire, 1992, p. 118.

[133] 1845, p. 328

[134] Paris, Ladvocat, collection « Mémoires contemporains, 1831-1835, 18 vol., en ligne. Mémoires probablement rédigés et améliorés par Balzac

[135] Almanach national de France de l'an 9 de la République, édité chez Testu, p. 543

[136] Monsieur A. Lefébure, directeur du musée et C. Pincemaille, chargé d'études documentaires, attaché au château de Malmaison ont effectué des recherches à ma demande dans leurs archives. D'après ce dernier, on lit dans *Les Mémoires de Mlle Avrillon, première femme de chambre de l'impératrice* (Mercure de France, coll. Le temps retrouvé, Paris, 1984, p. 292) : « Malgré l'intervention d'un teinturier qui fut chargé par l'éditeur de rédiger l'ouvrage, le témoignage de Mlle Avrillon constitue une source de première main, suffisamment solide pour que nous lui accordions foi. »

[137] Jourdan Annie et collaborateurs. *Louis Bonaparte, Roi de Hollande*, Nouveau monde éditions/Fondation Napoléon, p. 256, sur *l'hygiène.*

[138] Roederer cumule plusieurs fonctions. Pendant l'épopée napoléonienne, il devient l'ami intime de Lucien Bonaparte et d'Elisa Baciocchi. Il laisse plusieurs ouvrages historiques et littéraires. Dans ses *Mémoires* parus en 1856, il brosse un portrait d'Elisa dont il a probablement été l'amant

139 F. Masson. *Napoléon et sa famille* 1802-1805, vol. 2, Paris, 1906, p. 13 & Comte Roederer, Œuvres, publiées par son fils le baron A.-M. Roederer, Paris, Firmin-Didot frères, 1853-1859, 8 vol., t. 4, p. 128-129

140 Le Dr Jean Hallé, exposé du 20 novembre 1948, sur « La Cour de la Princesse Elisa à Lucques d'après les lettres et les souvenirs de son médecin Jean-Noël Hallé. »

141 Len Ortzen. *Vénus impériale : l'histoire de Pauline Bonaparte-Borghèse*. Londres, Constable, 1974, p. 84. B. Nabonne. *Pauline Bonaparte : La vénus impériale*, Hachette, 1962, 264 p.

142 Madeline, 2011, p. 55

143 Certaines de ces données accompagnent un lot du 28 mars 1807, estimé à 2300 €, vendu à Fontainebleau par le commissaire-priseur Osenat. Forbin, devenu membre de l'Institut, succède à Vivant Denon à la tête des Musées royaux en 1816, réorganise le Louvre et poursuit ses travaux personnels de peinture.

144 F. de Baudus. *Pauline Bonaparte. Princesse Borghèse*, éditions Perrin, 448 p., 2018, p. 191

145 Bulletin des Amis de Malmaison, 2001, n°35, p. 43 & Dr Cabanès, 1924

146 Réveillé-Parise, p. 331

147 Abbé J.-B.-J. Boulliot. *Biographie ardennaise ou Histoire des Ardennais qui se sont fait remarquer par leurs écrits, leurs actions, leurs vertus ou leurs erreurs*, t. 1, vol. 2, Paris, 1830, p. 297

148 Ganière, p. 27-29

149 Archives FF 2532, statistique individuelle de Paris de 1809. État général des fonds de la Police générale, t. 2 et 5 fusionnés.

150 Ganière, p. 34.

151 Dubois (d'Amiens), t. I, 1864 p. 134

152 J. Bourguignon. *Corvisart Premier Médecin de Napoléon*, édition des Laboratoires Ciba, Lyon, 1937

153 Ganière, p. 36-37 & p. 44

154 B.-P. Lécuyer. *L'hygiène en France avant Pasteur, 1750-1850* ; in : Salomon-Bayet C., *Pasteur et la révolution pastorienne*, Payot, 1986

155 Almanach 1809, p. 77-78 & 1810 ; Réveillé-Parise ; C.-E. Vial 2018, p. 33-59…

156 J.-F. Lemaire, 2003

157 Mémoires de Constant. François Beauval, 1969, vol.1, p. 69. D'autres auteurs ont repris cette anecdote : Lemaire, 2003, p. 131 ; Dr Paul Busquet p. 649, etc.

158 Cabanès, 1908, p. 145

159 Échange confié par Étienne Hallé, lors de sa conférence du 27 août 1977

160 « Voici le bottin mondain sur internet. Le vrai. Celui de la noblesse d'Empire. A consulter sans modération. » Jean Tulard qui tient à remercier Georges Raton pour le travail de recherche et de compilation réalisé. Sans son aide précieuse, la réalisation de ces pages n'aurait pu être possible

161 Revue du Souvenir napoléonien, n°313, Paris, juillet 1980, p. 3-24

162 Gotteri N. *Noblesse d'Empire*. Revue Napoléon, Paris, 2008, 240 p.

163 Ganière, p. 81. Archives nationales 02-179, 02-187, 02-193 et 02-816

[164] Lemaire, 2003, p. 159 et 182

[165] Ganière, p. 84

[166] Archives nationales. Nomination. T. I, inventaire analytique F/17/13555 Sciences mathématiques, physiques et naturelles par M.-E. Antoine et S. Olivier : F17 1009B dr 2192 et 1331B dr 8

[167] Dossiers personnels. Avant 1789 à *H* ; Hallé, Jean-Noël (Chevalier). Codes extrêmes aux archives, 15 CDF 144. Date : 1805-1975

[168] Réflexions…Paris, Didot jeune, 1793, p. 162-176 et 233-252. Observations… n°43, Paris, au bureau du Journal de Physique, 1793, p. 81-94

[169] R. Mandressi, L. Talairach-Vielmas. *Modeleurs et modèles anatomiques dans la constitution des musées médicaux en Europe, XVIIIe-XIXe siècle.* Revue germanique internationale, 21, 2015, 23-40

[170] Almanach de France, édité par Testu ; les deux premières classes, p. 556-558, 684

[171] Tulard J. *De Napoléon et quelques autres sujets*, 2019, p. 173-174

[172] Percy. *Mémoires et Campagnes du Baron Percy*, éditions Remanences, Paris, 1984, p. 248 & 473

[173] Notice vendue aux enchères pour 1500 Fr et consultable aux archives de l'académie des sciences ; 2 p.

[174] H. Bazin. *Les membres du Comité Central de Vaccine, une poignée d'hommes qui ont bien mérité de leur patrie, et même de l'humanité.* Bull. de l'Académie nationale de médecine, 2001, 185, n°4, 749-765. Jenner: *An inquiry into the causes and effects of Variolae vaccinae*

[175] Imprimé par Baudouin F.-J., Paris. BNF : ark:/12148/cb31138013k

[176] H. Bazin, référence ci-dessus

[177] Réveillé-Parise, p. 331

[178] Lemaire. *La vaccination tardive de la Grande Armée.* In : Impact Médecin, 9 juin 1984

[179] BNF 55 p. : ark:/12148/cb30570604q

[180]Réédition par Chapitre.com, imprimée par LEN S.A.S. 92150 Suresnes, en novembre 2015, petit fascicule de 55 p.

[181] Édité par JS Chaudé à Paris et à Montpellier chez Sévalle & sur Gallica ; p. 23

[182] Bayle, p. 769 et 768

[183] Napoléon Bonaparte. Correspondance générale, publiée par la Fondation Napoléon, 15 volumes, Fayard, de 2004 à 2018. Tome premier, lettre 10, p. 54.

[184] Archives de l'Institut. Lettre vendue récemment par Ader Paris, lot 360, pour 200€, une page et demie, avec portraits gravés joints

[185] BNF blog Gallica : invention du stéthoscope par Chantal Puech

[186] Imprimé de 25 p. par Didot jeune. BNF Tolbiac, ark:/12148/cb30570613p

[187] L. Vadelorge, F. Bourillon et coll. De l'université de Paris aux universités d'Île-de-France, Presses universitaires de Rennes, 2016, p. 118

[188] Gazette de Drouot n°28, 17 juin 2019 à Paris, lot n° 74

[189] Réveillé-Parise, p. 332.

[190] BNF : ark:/12148/cb305940916

[191] Publié en mai 1816, dans le Journal de Médecine de Leroux pour la Société Médicale d'Émulation., t. 36, chez Migneret et Crochard, à Paris, p. 103

[192] Chez Méquignon-Marvis à Paris ; disponible sur Gallica

[193] Publié par J. J. Blaise, libraire de S.A.S. Madame la Duchesse d'Orléans Douairière, en mai 1819, p. 47

[194] Gazette Drouot, n°28 du 17 juillet 2019. Lot n° 276. Vente Rossini 326 estimée à 80 - 200 €

[195] Republié et partiellement réimprimé à partir des *Philosophical Transactions* de 1815, 1817 et 1822 ; en ligne sous *the Creative Commons, Public Domain Mark*. 1826

[196] Lettre de 3 pages, vendue aux enchères, 200 Fr, consultable aux archives du Collège de France ainsi que l'ordonnance d'une page et demie.

[197] Réveillé-Parise, p. 333

[198] Cité aussi par Busquet, p. 650

[199] Adelon, Béclard, 1822, p. 179

[200] Texte rédigé par Hallé et Thillaye dans l'article intitulé *Thermomètre* dans le Dictionnaire des sciences médicales, volume 55

[201] Texte de Duméril publié dans le Nouveau Journal de Médecine, Chirurgie, Pharmacie, en 1822, t. 13, p. 249.

[202] Archives nationales : minutes et répertoires (avril 1804 - 14 juillet 1826). Minutier central des notaires de Paris. 1ère édition électronique, le 18 juin 2013 ; MC/RE/C/16, p. 227

[203] Sur Bertin : M.A. Dechambre, notice du dictionnaire encyclopédique des sciences médicales, série 1, t. 9, 1874, p. 184

[204] F. Chevallier, p. 13-15.

[205] A. Mahul. Annuaire nécrologique ou Supplément annuel et continuation de toutes les Biographies ou Dictionnaires historiques, contenant la vie de tous les hommes célèbres par leurs écrits, leurs vertus ou leurs crimes, morts dans le cours de chaque année, à commencer de 1820, Paris, Baudouin fr., 8 vol. BNF vol. 3, 1822, p. 109-116

[206] Dictionnaire des sciences médicales. Biographies médicales du Dr Busquet, p. 37-38 & Paris, Panckoucke, t. 5, 1822, p. 28

[207] Cuvier, 1827, p. 345-60 (cote : 32779) & 1830, p. CXLVII

[208] Edité par J.-S. Chaudé (Paris), 1826, 8, 670 p. BNF 8-TC11-216

[209] Paris, bureau de l'Encyclopédie des sciences médicales, t. 7, 1837, 398 p. (Première édition accompagnée d'additions et des notes, par M. Bricheteau Isidore. Consultable sur Gallica

[210] Willk-Brocard, p. 218

[211] Les inédits des maîtres de la médecine française. *Aphorismes de médecine clinique par le baron Corvisart*. Recueillis par F.-V. Mérat ; publiés par le docteur P. Busquet, Paris, 1929. Deuxième section Maladies aiguës.

Structures éditoriales du groupe L'Harmattan

L'Harmattan Italie
Via degli Artisti, 15
10124 Torino
harmattan.italia@gmail.com

L'Harmattan Hongrie
Kossuth l. u. 14-16.
1053 Budapest
harmattan@harmattan.hu

L'Harmattan Sénégal
10 VDN en face Mermoz
BP 45034 Dakar-Fann
senharmattan@gmail.com

L'Harmattan Cameroun
TSINGA/FECAFOOT
BP 11486 Yaoundé
inkoukam@gmail.com

L'Harmattan Burkina Faso
Achille Somé – tengnule@hotmail.fr

L'Harmattan Guinée
Almamya, rue KA 028 OKB Agency
BP 3470 Conakry
harmattanguinee@yahoo.fr

L'Harmattan RDC
185, avenue Nyangwe
Commune de Lingwala – Kinshasa
matangilamusadila@yahoo.fr

L'Harmattan Congo
219, avenue Nelson Mandela
BP 2874 Brazzaville
harmattan.congo@yahoo.fr

L'Harmattan Mali
ACI 2000 - Immeuble Mgr Jean Marie Cisse
Bureau 10
BP 145 Bamako-Mali
mali@harmattan.fr

L'Harmattan Togo
Djidjole – Lomé
Maison Amela
face EPP BATOME
ddamela@aol.com

L'Harmattan Côte d'Ivoire
Résidence Karl – Cité des Arts
Abidjan-Cocody
03 BP 1588 Abidjan
espace_harmattan.ci@hotmail.fr

Nos librairies en France

Librairie internationale
16, rue des Écoles
75005 Paris
librairie.internationale@harmattan.fr
01 40 46 79 11
www.librairieharmattan.com

Librairie des savoirs
21, rue des Écoles
75005 Paris
librairie.sh@harmattan.fr
01 46 34 13 71
www.librairieharmattansh.com

Librairie Le Lucernaire
53, rue Notre-Dame-des-Champs
75006 Paris
librairie@lucernaire.fr
01 42 22 67 13

www.ingramcontent.com/pod-product-compliance
Lightning Source LLC
LaVergne TN
LVHW010949061026
849535LV00006B/1637
9782140338670